临床超声诊断

彭丽丽◎著

吉林科学技术出版社

图书在版编目(CIP)数据

临床超声诊断 / 彭丽丽著. -- 长春 :吉林科学技术出版社, 2019.5

ISBN 978-7-5578-5535-2

Ⅰ. ①临… Ⅱ. ①彭… Ⅲ. ①超声波诊断 Ⅳ. ①R445.1

中国版本图书馆CIP数据核字(2019)第113996号

临床超声诊断

LINCHUANG CHAOSHENG ZHENDUAN

出 版 人　李　梁
责任编辑　李　征　李红梅
书籍装帧　山东道克图文快印有限公司
封面设计　山东道克图文快印有限公司
开　　本　787mm × 1092mm　1/16
字　　数　363千字
印　　张　15.5
印　　数　3000册
版　　次　2019年5月第1版
印　　次　2020年6月第2次印刷

出　　版　吉林科学技术出版社
发　　行　吉林科学技术出版社
地　　址　长春市福祉大路5788号出版集团A座
邮　　编　130000
发行部电话/传真　0431-81629529　81629530　81629531
81629532　81629533　81629534
储运部电话　0431-86059116
编辑部电话　0431-81629508
网　　址　http://www.jlstp.net
印　　刷　北京市兴怀印刷厂

书　　号　ISBN 978-7-5578-5535-2
定　　价　98.00元

前　言

超声诊断经过了50多年的发展历程，终于形成了一门崭新的临床学科，现今超声已和X线、CT、MRI与核医学成像技术并驾齐驱，共同组成了现代医学影像技术。值得指出，超声诊断在医学影像学中具有重要的地位。

本书共分十四章，包括胸部疾病超声诊断、心脏及心血管疾病超声诊断、肝脏疾病超声诊断、胆系疾病超声诊断、胰腺疾病超声诊断、脾脏疾病超声诊断等内容。每一脏器均包括解剖概要、检查方法、正常超声表现，每种疾病均包括简要的病因病理、超声检查方法。本书内容简明扼要、条理清楚，并附有近300幅超声图片，便于读者图文结合，对照参阅。

写作本书时力求严谨，但由于水平和时间所限，错误与不足之处，敬请读者批评指正。

编　者

目　录

第一章　胸部疾病超声诊断

第一节　胸部解剖概要

胸部分为胸腔和胸腔内容两部分,胸腔又分为胸壁和膈,胸腔内容又分为中间的纵隔和两侧的肺及胸膜。

胸壁(ehest wall):由胸骨、肋骨、胸椎及其间的关节连结构成的胸廓与附着或覆盖在胸廓的皮肤、肌肉、筋膜、血管、神经等软组织一起构成,胸壁以腋后线为界分为胸前外侧壁和胸后壁。层次包括:皮肤、浅筋膜、深筋膜及胸壁浅层肌、肋骨(或肋间肌)、胸内筋膜、壁胸膜。

横膈(horizontal fissura):位于胸腹腔之间,为一扁而薄的阔肌,呈穹隆状,左右各一。右侧穹隆顶高于左侧,在右锁骨中线达第5肋高度。膈有3个裂孔,其中主动脉裂孔为主动脉与胸导管通过处;食管裂孔,有食管与迷走神经通过;腔静脉孔为下腔静脉通过处。膈在各起始部之间常形成三角形裂隙,裂隙中仅有两层筋膜,没有肌纤维,是膈的薄弱区。腹部器官可经过裂隙突入胸腔,形成膈疝。

纵隔(mediastinum):是两侧纵隔胸膜间脏器和结缔组织的总称。其前界为胸骨,后界为脊柱胸段,两侧为纵隔胸膜,向上达胸廓上口入口,向下抵横膈。通常以胸骨角和第4胸椎体下缘的水平面将纵隔分为上纵隔和下纵隔。下纵隔又以心包为界分为前、中、后三部分,胸骨与前侧心包间称为前纵隔,后侧心包与脊柱之间为后纵隔,前后纵隔之间相当于心包的位置为中纵隔。上纵隔内主要有胸腺、出入心脏的大血管、迷走神经、膈神经、气管、食管及胸导管等器官。前纵隔仅有少量淋巴结和疏松结缔组织。中纵隔主要含有心包、心脏及连接心脏的大血管根部。后纵隔内含有胸主动脉、奇静脉、胸交感干、支气管、食管、胸导管及淋巴结等。

肺(lung):位于胸腔内、纵隔的两侧。每侧肺呈不规则半圆锥形,上端肺尖呈钝圆形,高出锁骨内侧1/3,2～3cm。下部肺底向上凹坐在膈肌上,肋面对向肋骨和肋间肌,内侧面对向纵隔有支气管、肺动脉、肺静脉出入,称为肺门。右肺比左肺略大,被斜裂和水平裂分为上、中、下三叶。左叶只有斜裂将左叶分为上下两叶。肺表面包有脏层胸膜,肺内含有大量气体,呈海绵状,质软而轻,比重小于1,能浮于水面。

胸膜及胸膜腔:胸膜是覆盖在肺表面、胸廓内面、膈上面及纵隔侧面的浆膜。被覆于肺表面的部分称脏层胸膜,被覆于胸壁内面、膈上面及纵隔两侧的部分称壁层胸膜。正常胸膜厚0.2～0.4mm,脏壁两层胸膜紧贴在一起,在肺根部互相延续,在左右两肺周围形成完全分开的封闭潜在的腔隙,称为胸膜腔。腔内仅有少量浆液,以减少呼吸时两层之间的摩擦。胸膜腔在移行处,留有一定的间隙,肺缘不伸入其间,称胸膜窦。每侧肋胸膜和膈胸膜返折处有肋膈窦,其位置最低,胸膜炎症渗出常积聚于此。

第二节　探测方法

一、仪器

胸部超声检查，以高分辨率线阵和凸阵实时超声仪为首选。胸壁、胸膜腔及接近胸壁的肺内病变，多用线阵或凸阵探头，探头频率以5～7.5MHz或5～10MHz超宽频带探头为宜。对深部肺及纵隔病变，宜选用扇扫式或小凸阵探头，探头频率通常用3.0～3.5MHz。经胸骨上窝、锁骨上窝及剑突下，用扇扫式探头更有利于观察上纵隔、肺尖、肺上沟、肺底及膈肌病变。下纵隔病变，可通过食管超声内镜进行检查。彩色多普勒(CDFI)有助于观察肺实变、肺不张和肺内肿物与肺内血管和支气管的关系。

二、探测方法

参照胸部X线和(或)胸部CT所提示的病变部位，选择扫查途径和范围：

(一)肋间隙扫查

经胸壁肋间隙扫查是胸部超声检查最常用的检查方法，适用于胸壁、肋骨、胸腔、胸腔内及近胸壁肺内病灶的探测。病人取坐位、仰卧位、俯卧位、侧卧位。探头沿肋间隙自上而下逐一进行横向扫查或经胸壁矢状扫查，可清晰显示胸壁各层次结构。为了解病变与胸壁或肺的关系、近胸壁肺内病变侵犯胸壁程度，可在呼吸时实时观察胸壁与肺的相对运动状态。

(二)胸骨上窝及胸骨旁扫查

适于前及上纵隔病变。胸骨上窝扫查，病人肩下垫枕，取头低后仰位，同时将头略转向左侧或右侧对观察也有帮助。胸骨旁扫查，病人宜取患侧朝下侧卧位，使纵隔结构移位，有利于进行观察。

(三)锁骨上窝扫查

适用于肺尖及肺上沟病变，病人取坐位、仰卧位，探头置于锁骨上窝。

(四)肋缘(剑)下扫查

适用于膈肌和膈旁肺及胸膜病变，病人取仰卧位或侧卧位，探头置于肋缘下或剑突下，通过肝脏或脾脏显示膈肌、膈胸膜。探测时一般在深吸气下进行。

第三节　正常声像图

(一)肋间隙探测声像图

胸壁各层组织可分别显示：皮肤为线状高回声，皮下脂肪为弱回声，肋间外肌、肋间内肌、肋间最内肌三层显示为不均匀实质弱回声。两层胸膜呈一光滑线状高回声难以分开，正常情况下超声不能区分脏、壁层胸膜，其内的肺组织呈一片强烈回声或多次反射，不能显示肺内结构，但可见其随呼吸有上下运动。呼吸时两侧胸膜各自随胸壁和肺移动，在两者间可出现线状弱回声。探头置于肋骨上时，仅显示肋骨外板为平滑的带状强回声，其后为声影。在婴幼儿声束可透过肋骨时,肋骨内、外板呈高回声,中间为弱回声。

(二)肋缘(剑)下经肝和脾探测声像图

横膈与肺交界面为向上凸起光滑的弧形带状强回声,覆盖于肝和脾的上缘和左缘,高分辨率超声显示膈肌为2～3mm弱回声带,其上方为肺底部肺组织回声。

(三)经胸骨上窝探测上纵隔声像图

冠状及矢状切面可显示主动脉弓的横断面、头臂动脉、上腔静脉、左头臂静脉、右肺动脉、左心房及其附近的组织结构。声束向腹侧倾斜,内可见下腔静脉和升主动脉以及气管前间隙。平行主动脉弓扫查,主要显示主动脉弓长轴,头臂大血管及其起点、降主动脉、主肺动脉间隙、右肺动脉和左方及其邻近组织结构。在婴儿期,于胸骨后方,气管、大血管前方,可见胸腺,分左右两叶,呈均匀实质性低回声,并有包膜。

(四)右胸骨旁探测纵隔声像图

经肋间探头向内倾斜横向扫查,在隆凸水平可显示升主动脉横断面,及其后方的右肺动脉、左头臂静脉、上心包隐窝。在左心房水平,可显示升主动脉及上腔静脉横断面,右上肺静脉进入左房。纵向扫查,可显示右主支气管前壁、整个升主动脉纵断面、左房、右肺动脉及其后方的隆凸下间隙。略向外倾斜纵向扫查,可显示纵断面的上腔静脉进入右房、上腔静脉后方是右肺动脉。

经胸骨上窝和胸骨旁扫查纵隔,可将其分为以下各区:①主动脉上区:为主动脉弓上方间隙,应见到整个主动脉弓及其分支,头臂静脉和上腔静脉分支;②右气管旁区:位于右支气管上方,头臂动脉下方间隙,应见到头臂动脉、右头臂静脉、升主动脉和右肺动脉;③主-肺动脉窗:为主动脉弓下方及肺动脉干、右肺动脉及左主支气管上方间隙;④血管前区:位于升主动脉、上腔静脉及主肺动脉干前方,胸骨后间隙;⑤隆凸下区:为气管隆凸下方、左房上方间隙,此区可见升主动脉、右肺动脉和左房;⑥心包旁区:为心脏的前后,应见到左房、左室及两侧心包脂肪垫。正常除心脏、大血管外,以上所有纵隔间隙的结缔组织和脂肪,声像图均呈均匀高回声。

第四节　胸壁疾病的诊断

胸壁除乳腺及皮肤外,其他组织如肋骨、肋软骨、胸骨、脂肪、神经、血管、肌肉及淋巴组织,可发生多种疾病,其中以外伤、炎症和肿瘤最常见。超声诊断的意义在于:

(1)鉴别胸壁肿块的性质,判断其大小、侵袭深度及与胸腔内有无关系。

(2)判定胸壁脓肿的深度、范围及来源。

(3)引导胸壁病灶穿刺活检及引流。

(4)对肋骨和胸骨骨折也有很高的诊断准确率。

一、胸壁炎症疾病

胸壁炎症包括:软组织、肋骨、肋软骨及其周围的炎症。其中非化脓性炎症以肋软骨炎为代表,化脓性炎症包括皮下脓肿、胸大肌下脓肿、穿透性脓胸、肋骨骨髓炎等,无热性脓肿以胸壁结核为代表。

(一)胸壁结核(tuberculosis of chest wall)

1.病理

胸壁结核包括胸膜周围结核、肋骨周围结核及结核性脓肿。绝大多数继发于肺、胸膜结核,结核菌经淋巴途径侵入胸骨旁或肋间淋巴结,首先引起胸壁淋巴结结核,继而形成脓肿,侵入周围胸壁软组织,向胸壁内、外蔓延,侵蚀和破坏肋骨或胸骨。

2.临床表现

胸壁结核临床上以无痛性肿块和无热性脓肿为主要特征的疾病,破溃后形成瘘管,全身可有发热、不适、盗汗等症状。

3.超声检查

胸壁结核的声像图表现:早期病灶较小,限于肋间软组织内,呈椭圆形,内部呈不均匀低回声,干酪坏死后出现无回声区,逐渐增大沿肋间呈梭形,并可见点状钙化,但肋骨无异常。脓肿较大时,可穿破肋间肌,在皮下及胸膜外形成脓肿,包绕肋骨,或内外呈哑铃形,肋骨结构仍保持完整。脓肿晚期侵袭肋骨或胸骨时,可见骨皮质不规则变薄、回声中断或消失。死骨形成时在脓腔中可见不规则片状、斑点状强回声后伴声影。脓肿向胸壁深层及胸内侵袭时,可在胸膜外形成无回声区,凸向肺野,边缘不光整(图 1-1),并可见低回声不规则窦道形成,壁层胸膜回声增强模糊不清,晚期胸膜发生钙化。

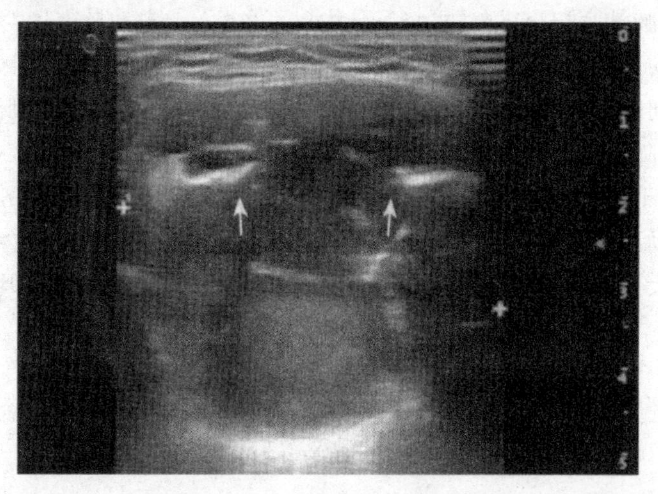

病灶侵袭肋骨,骨皮质回声中断(箭头所示),脓肿向胸壁深层及胸内侵袭,凸向肺野

图 1-1 胸壁结核

(二)肋软骨炎

1.病理

肋软骨炎分为非特异性肋软骨炎(Tietze 综合征)和感染性肋软骨炎。Tietze 综合征是一种自限性非特异性非化脓性软骨疾病,组织学上肋软骨以坏死性为主,炎症改变较轻。好发于上胸部肋软骨连接处,尤以左侧第 2 肋软骨最常见。多发生于 20～30 岁年轻女性。

2.临床表现

肋软骨炎突出的临床表现为病变的肋软骨膨隆、肿大,有明显的自发性疼痛和压痛,局部无红、热改变。

3.超声检查

肋软骨炎的声像图显示，肋软骨交界处增大，局部回声减低，透声性较健侧增强，周边部回声减弱，但无液性暗区出现，可伴有软骨膜增厚。

二、胸壁肿瘤

胸壁肿瘤是指除皮肤、皮下、乳腺外的胸壁深层组织肿瘤，包括骨骼、骨膜、肌肉、血管、脂肪、淋巴、结缔组织等部位的肿瘤。80%以上为骨性胸壁肿瘤。原发性软组织肿瘤较少见，大部分为良性，常见的有脂肪瘤、血管瘤、纤维瘤、神经鞘瘤和淋巴管瘤等，其中脂肪瘤最为多见。软组织恶性肿瘤多为肉瘤。原发性胸壁骨肿瘤，多为恶性，以软骨肉瘤最多见，其次为骨肉瘤、尤因肉瘤及骨髓瘤等。转移性比原发性多见。良性骨肿瘤和瘤样病变有软骨瘤、骨瘤、纤维异样增殖症等。

(一)软骨肉瘤

1.病理

软骨肉瘤占胸壁原发性恶性肿瘤的45%～60%，30～40岁成人多发，20岁以上少见。肿瘤发展速度较快，易发生钙化。肋骨或胸骨破坏，向软组织内发展可形成较大肿块，向胸廓内外凸出。可引起病理骨折。

2.临床表现

临床表现没有特异性。多表现为缓慢发展的胸壁疼痛，可触及肿块。

3.超声检查

软骨肉瘤的声像图显示，肋胸骨破坏，骨皮质回声中断，肿瘤向胸内外生长，呈梭形，凸向肺野，肿瘤肺侧壁回声不减弱，胸壁侧基底较宽，边缘呈锐角。早期胸膜回声完整。肿瘤内部呈较均匀低回声，当发生钙化时，可见斑片状强回声；发生黏液变性时，可见无回声区，胸膜受累后可发生胸腔积液。较大的肿瘤，压迫邻近肋骨使之变形。

(二)肋骨转移瘤

1.病理

肋骨转移瘤，多由肺癌、乳腺癌、前列腺癌、甲状腺癌、肝癌及恶性胸腺瘤等血行转移而来，少数由肺癌和乳腺癌直接侵袭所致。常见于老年人。转移的肋骨局限性溶解破坏，呈梭形肿大，可发生病理骨折。

2.临床表现

肋骨转移瘤的主要症状为胸壁出现肿块及疼痛，或因病理骨折而被发现。

3.超声检查

肋骨转移瘤的声像图显示，肋骨局限性梭形肿大，骨质破坏，骨皮质变薄或回声中断，肿瘤多呈较均匀低回声，肿瘤边界多较清楚，肿瘤无后方衰减(图1-2)，很少发生软组织肿块，可先后出现多处肋骨回声相同的病灶。彩色多普勒超声可见肿瘤内动脉血流信号异常。超声引导下穿刺活检可明确诊断。

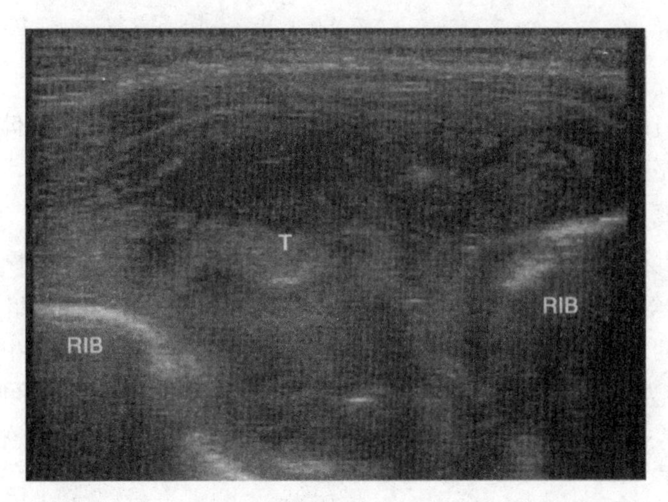

肿瘤呈不均匀低回声，边界较清，周围骨质被破坏，骨皮质回声中断　RIB：肋骨；T：肿瘤

图 1-2　肋骨转移瘤

(三)胸壁脂肪瘤

1.病理

脂肪瘤是最常见的胸壁软组织肿瘤，可发生于皮下，肌层间及胸壁内(胸膜外)。脂肪瘤质软，呈扁平分叶状，有少量结缔组织间隔及包膜，与周围组织分界明显。

2.临床表现

肿块生长缓慢，一般无症状，挤压时偶有刺痛感。肿块表面皮肤正常。

3.超声检查

胸壁脂肪瘤的声像图显示，脂肪瘤呈中等回声，内部回声不均伴较多线状高回声，边界清晰或不清，皮下脂肪瘤断面呈扁平形，肋间脂肪瘤可呈哑铃型，部分向外延伸至筋膜下，部分凸向胸内。胸壁内面的脂肪瘤，紧贴胸内壁并向肺侧隆起，但肋骨及胸膜回声无异常。彩色多普勒超声显示肿瘤内部多无血流信号。

(四)神经鞘瘤

1.病理

神经鞘瘤是一种起源于神经髓鞘的良性肿瘤，在胸壁常发生在肋间、后肋椎旁。肿瘤由梭形神经鞘细胞构成，质地硬，有完整包膜，呈圆形或梭形，可发生变性、坏死液化，常突入胸腔内生长。

2.临床表现

神经鞘瘤多生长缓慢，出现肿块和疼痛是常见的临床症状。

3.超声检查

神经鞘瘤的声像图显示，肿瘤呈圆形或椭圆形，边界清晰，包膜完整，内部为较均匀低回声，后方回声增强，常见囊性变、坏死、出血。肿瘤位于壁层胸膜外，凸向胸膜腔内或肺内，肿瘤边缘倾斜呈锐角。肿瘤较小时，呼吸时可随胸壁活动，无骨质改变。彩色多普勒超声显示肿瘤内有少许血流信号。

第五节 胸膜疾病的诊断

一、胸腔积液

(一)病理

胸腔积液(pleural effusion)可分为渗出性和漏出性两种。前者因胸膜内感染和各种刺激所引起,多继发于肺、胸膜或纵隔炎症和肿瘤,少数由腹内炎症(如膈下脓肿等)波及。渗出液可以是稀薄的浆液性、浆液纤维蛋白性或黏稠脓性,有时呈血性、乳糜性或胆固醇性。后者常由于肝肾疾病及心功能不全所引起。胸膜腔内脓性渗出液潴留称为脓胸。

(二)临床表现

年轻病人胸膜炎多为结核性,中年以上病人,可能为恶性肿瘤,有心力衰竭者应考虑为漏出性积液。炎性积液者多伴胸痛和发热。胸腔积液在500ml以上时,可感到胸闷,大量积液时有心悸、气促等症状。

(三)超声检查

1.游离性胸腔积液

正常时脏壁两层胸膜合二为一,呈一光滑的回声带,其间的微量液体不易被测出。当胸腔积液时,胸膜的壁层与脏层分开,两层间出现无回声区,这是胸腔积液声像图的最基本、最重要的征象(图1-3)。两层胸膜分离的范围与宽度视积液量而定。

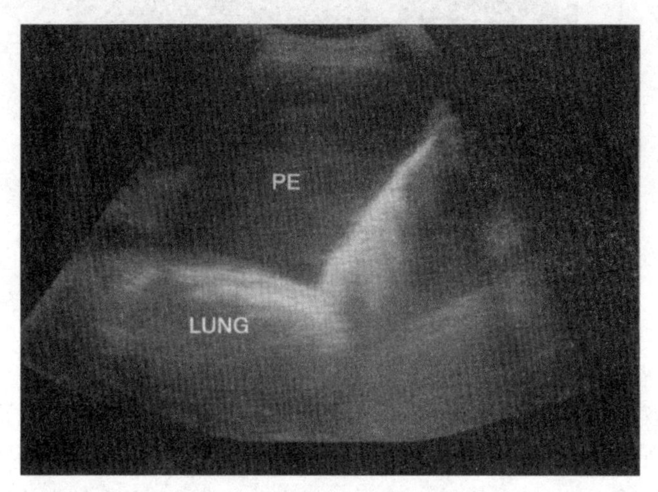

PE:胸腔积液;LUNG:肺

图1-3 游离性胸腔积液

少量积液因重力作用位于胸腔底部,于肺底与膈肌之间呈现长条带形无回声区,位于后侧肋膈窦的液性暗区呈三角形。其形态和宽度随呼吸、体位而变动,具流动性;吸气时肺下叶膨胀,液体被挤压分散,肋膈窦液区变小或消失;呼气时又重现或增大;健侧卧位时液体流向内侧,外侧液性区变小或消失。

中等量积液(液性区上界不超过第6后肋水平),胸腔积液超出肋膈窦向上扩展,压迫肺下叶，液性区范围增大，深度加宽。由于重力作用，坐位呈上窄下宽分布。呼吸及体位变动，液性无回声区的深度和范围也随之改变，胸廓下部液性无回声区深吸气时增宽，胸廓上部变小；呼气时则相反。由坐位改为仰卧位，液体下注至背侧，肺上浮，因此腋后线胸腔积液无回声区最大，腋中线及腋前线胸腔积液厚度减少或消失。

大量积液（液性区上界超过第6后肋水平），肺被压部分或全部向肺门纵隔方向萎缩，体积变小，膈肌下移，膈回声光带变平。心脏向健侧移位，大部分胸腔呈液性无回声区，此时呼吸和体位改变，对胸腔积液无回声区厚度影响不大或变化甚微。萎陷的肺呈均匀弱回声，中心部可见支气管的残留气体强回声，深吸气时增多。

胸腔积液的透声性80%是清晰的，多为漏出液或早期浆液性渗出液。有20%透光性较差，多属浆液纤维蛋白性渗出液、血液或脓液，因此在液性无回声区中，可有长短不定的细纤维带状回声，漂浮于胸腔积液中，左侧与纵隔邻近时，可有与心搏一致的有节律的摆动，或两端与胸膜粘连，大量纤维渗出并沉积在一起，互相构成网络状，常见于结核性及化脓性胸腔积液中（图1-4）。肋膈角回声，在漏出液或初期渗出液，呈锐利清晰三角形；渗出液出现纤维素沉着，胸膜增厚，则逐渐模糊，呈毛玻璃样或肋膈角变钝闭塞。在胸膜上出现乳头状或结节状突起者，多见于肿瘤性或结核性胸腔积液中。如需明确胸腔积液性质，应在超声引导下进行胸腔穿刺，送检胸腔积液常规、生化、结核PCR及脱落细胞检查。

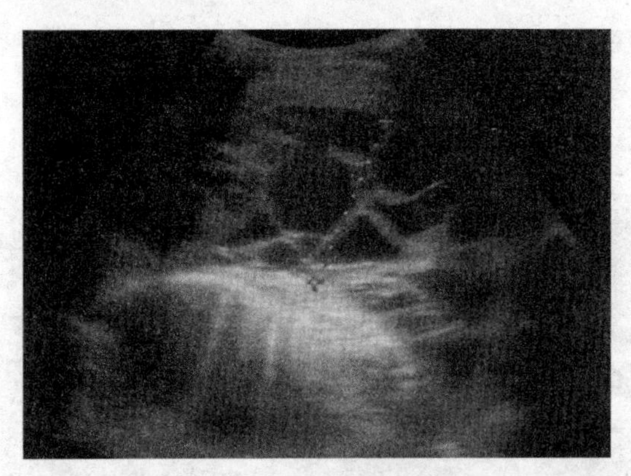

胸腔积液内可见大量纤维渗出、沉积，呈网格状

图1-4　多房性胸腔积液

2.局限性胸膜积液

（1）包裹性积液：胸腔积液在胸壁与肺之间，局限于一处，形成大小不等的圆形、卵圆形或半月形无回声区、凸向肺内，与肺野间分界清楚，近胸壁侧基底较宽，两端呈锐角。腔壁增厚，内壁多不光滑，有时腔内有分隔，并可见粗大点状或条状回声，液体无流动性表现（图1-5）。

（2）肺底积液：从肋缘（剑突）下探测容易显示，无回声区在肺底与膈之间呈条带状或扁平状，凸向膈上，边缘清楚，肺侧边缘回声增强，有包裹时变换体位无回声区大小不变。

（3）叶间积液：胸腔积液位于叶间裂，为小范围的局限性积液，呈外窄内宽的片状无回声区，超声较易漏诊。

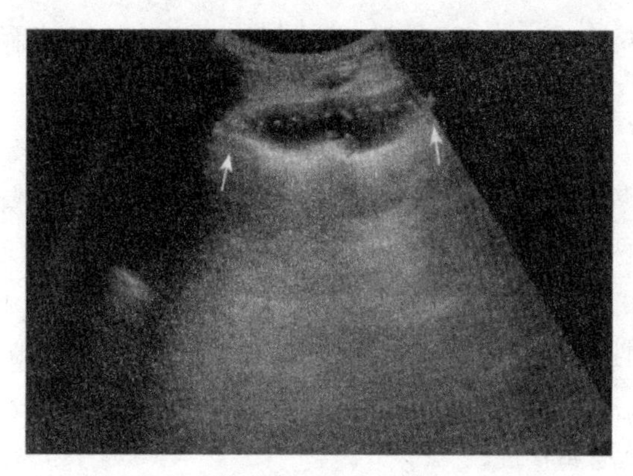

积液呈半月形,凸向肺内,与肺野分界清晰,
两端呈锐角(箭头所示)

图 1-5　包裹性胸腔积液

3.化脓性胸膜炎(简称脓胸)

急性脓胸多继发于邻近器官感染,如肺炎及肺化脓症,少数由食管穿孔或膈下脓肿蔓延而来。慢性脓胸多为结核性或由于急性脓胸引流不畅延误治疗的结果。脓胸时,胸腔积液呈混浊黏稠脓性,或干酪样,腔壁增厚,常呈包裹性,有时可发生钙化。有时脓腔内容稠稀分层。声像图表现,液性暗区内有漂动的散在高回声点,随体位变动和剧烈振动而移动;浓汁稠厚处,则呈不均匀弱回声或高回声,反复转动病人身体,分层现象消失,代之以弥漫性弱回声,且有漂浮和翻滚现象。壁、脏层胸膜呈不规则性增厚,回声增强,胸膜钙化时,可见局限强回声并伴声影。超声引导下穿刺置管引流已成为胸腔积脓最有效的治疗方法。

(四)临床价值

超声对胸腔积液的诊断有重要临床价值,它可帮助定位、定量、指导穿刺引流和鉴别胸部 X 线密度增强阴影是胸膜增厚、肺实质性病灶,还是胸腔积液或包裹性积液。少量胸腔积液 X 线难以诊断时,超声探测肋膈角内有液性暗区即可明确诊断。

二、气胸

(一)病理

胸膜腔内积气,称为气胸,气胸的形成多由于肺组织、支气管破裂,空气进入胸膜腔,或因胸壁伤口穿破胸膜,胸膜腔与外界沟通,空气进入所致。气胸通常分为三大类:自发性气胸、创伤性气胸和人工气胸。

(二)临床表现

起病大多急骤,典型症状为突发胸痛、继而胸闷或呼吸困难,并可有刺激性干咳。

(三)超声检查

气胸的主要超声表现是动态观察时缺乏肺的呼吸移动,即无肺滑动征,胸膜间隙消失,呈粗糙的强反射回声,无彗星尾征。存在液气胸时,可有移动的液气平面,液体内的气泡呈高回声反射。

三、胸膜肿瘤

原发性胸膜肿瘤中,以间皮瘤最常见,其他如纤维瘤、脂肪瘤、血管瘤较为少见。转移性胸膜肿瘤比原发性多见，常为肺癌、食管癌、纵隔恶性肿瘤、乳腺癌等经血行转移或直接侵犯。

(一)胸膜间皮瘤

1.病理

胸膜间皮瘤起源于胸膜间皮细胞或胸膜下结缔组织，按生长方式分为局限性纤维性间皮瘤和弥漫性恶性间皮瘤两种。前者80%为良性，多为单发，30%～50%肿瘤有短蒂，肿瘤呈圆形，包膜，大小不等，最大直径可达30cm。肿瘤坚实，切面呈灰黄色，不向周围浸润，一般不产生胸腔积液。弥漫性恶性间皮瘤，常以大片灰黄色肿瘤充填一侧胸腔包围和压缩肺。肿瘤组织为上皮性，可发生出血、坏死。多伴有浆液性、浆液血性或血性胸腔积液和胸膜增厚。容易向膈肌、肺门、纵隔、心包浸润扩展。

2.临床表现

局限性间皮瘤多无明显不适或仅有胸痛、活动后气促；弥漫性间皮瘤有较剧烈胸痛、进行性呼吸困难、消瘦等症状。

3.超声检查

(1)局限性间皮瘤：肿瘤与胸壁相连，呈圆形或扁平形，有完整包膜回声，内部为较均匀实质性低回声，基底宽，与胸壁夹角多呈钝角，有时可见小的囊性变所产生的无回声区和钙化强回声。肿瘤邻近胸膜可均匀或不规则增厚。恶性者一般轮廓不规则，内部回声不均匀。当伴有胸腔积液时，肿瘤显示更为清晰。

(2)弥漫性恶性间皮瘤：胸膜弥漫性增厚，可达膈上而包裹肺。肿瘤多呈结节或结节融合状低回声，边界不规则，与胸壁界限不清(图1-6)。较大者，内部回声不均匀，发生坏死、出血时可有灶性无回声区。肿瘤后部多有衰减。常伴有血性胸腔积液。

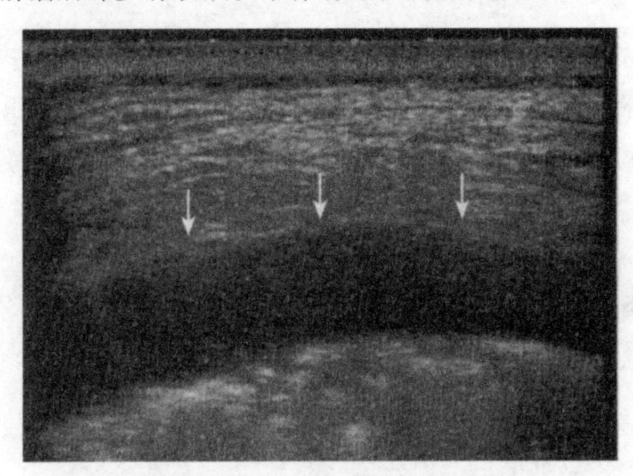

胸膜弥漫性增厚，边界与胸壁界限不清(箭头所示)

图1-6　弥漫性恶性间皮瘤

(二)转移性胸膜肿瘤(metastatic pleural tumor)

1.病理

转移性胸膜肿瘤较原发性多见，大部为血行转移，少数为邻近器官恶性肿瘤直接侵犯。原发肿瘤最多为肺癌，其次为乳腺癌、纵隔肿瘤、卵巢癌及胰腺癌等。壁层与脏层胸膜均可受累，转移灶常为多发性。

2.临床表现

转移性胸膜肿瘤常因发生胸腔积液，出现胸痛、呼吸困难等症状。

3.超声检查

转移性胸膜肿瘤的声像图显示，肿瘤通常位于脏层及(或)壁层胸膜表面，单发或多发。多合并胸腔积液，呈结节样或乳头状，内部回声为低-中等回声，胸膜侧基底宽，与胸膜呈钝角，也可表现为局部胸膜明显不均匀增厚，表面不光整，向胸腔内凸出。彩色多普勒检查肿瘤内多能检测到血流信号。转移瘤通常与周围组织边界欠清，有时可导致胸膜粘连。

(三)胸膜局限性纤维性肿瘤

1.病理

胸膜局限性纤维性肿瘤(LFTP)起源于间皮下结缔组织，66%～80%来源于脏层胸膜。

2.临床表现

临床上一般无临床症状，少数也可出现胸部症状，如胸痛、呼吸困难等。

3.超声检查

声像图上显示为紧贴胸膜的实性低回声结节，多呈圆形或椭圆形，较小者内部回声均匀，较大者内部回声不均匀，发生坏死、出血时可见灶性无回声区，良性者边界清晰，恶性者呈侵袭性生长，一般无钙化，部分肿瘤合并同侧胸腔积液。

4.临床价值

胸膜肿瘤，声像图均缺乏特异性，应与包裹性胸腔积液，石棉肺的胸膜斑和弥漫性胸膜增厚、恶性淋巴瘤等鉴别。定性诊断需依靠超声引导下穿刺活检。

第六节　肺部疾病的诊断

目前肺组织病变的诊断主要依靠X线、CT、MRI及支气管镜检查。超声检查因受肺内气体的干扰及肋骨、肩胛骨等的影响受到限制。当肺内占位性病变接近胸壁或存在大片肺实变、不张或有胸腔积液存在时，超声对肺内的相应病变诊断及鉴别诊断有较高价值，成为又一新的辅助检查手段，正逐渐受到临床重视。

一、肺肿瘤

在肺肿瘤的影像学诊断中，超声是一种有价值的补充方法，超声对肺肿瘤的诊断有助于判断病变性质、对肿瘤进行分期、引导穿刺活检、评估外科手术及监控治疗效果。

(一)肺癌(bronchogenic carcinoma)

1.病理

根据肺癌细胞的分化程度、形态特征，将肺癌分为鳞状上皮细胞癌(简称鳞癌)、未分化小细胞癌、未分化大细胞癌、腺癌、混合型肺癌等，其中鳞癌最常见，占50%，其次为腺癌、小细胞未分化癌，小细胞未分化癌是恶性程度最高的肺癌。根据肿瘤发生部位将肺癌分为中央型、周围型和弥漫型三类，中央型是指癌肿发生在段支气管以上的支气管，即发生在段支气管和支气管的肺癌；周围型是指发生于段支气管以下的支气管的肺癌；弥漫型指癌肿发生于细支气管或肺泡,多弥漫地分布于两肺。

2.临床表现

主要临床症状有咳嗽、胸痛、咯血痰、呼吸困难及感染发热。有时无症状,偶在胸部透视被发现。

3.超声检查

肺癌的声像图所见:

(1)肺癌肿块呈结节状或不规则类圆形团块,内部呈实质性弱回声或等回声多见,轮廓清晰(图 1-7)。腺癌多呈弱回声或等回声,较均匀;鳞癌多较大,强弱不均;小细胞癌多呈均匀弱回声或无回声。较大肿瘤或合并出血坏死者,则内部回声不均匀,并可见内壁不光滑的无回声区。与支气管相通的空洞,有时在无回声区中,可见不规则点状强回声。

(2)肿瘤对胸膜、胸壁侵犯程度,是临床分期、判断手术适应证、决定治疗方式、判定预后的依据。在声像图上,仅脏层胸膜受累,肺胸膜线状回声中断、增厚或消失,呼吸时肿瘤尚可随肺移动。肿瘤累及壁胸膜有粘连或侵犯胸壁时,肿瘤与胸壁分界不清,呼吸时肿瘤与胸壁同步运动或无活动(表 1-1)。

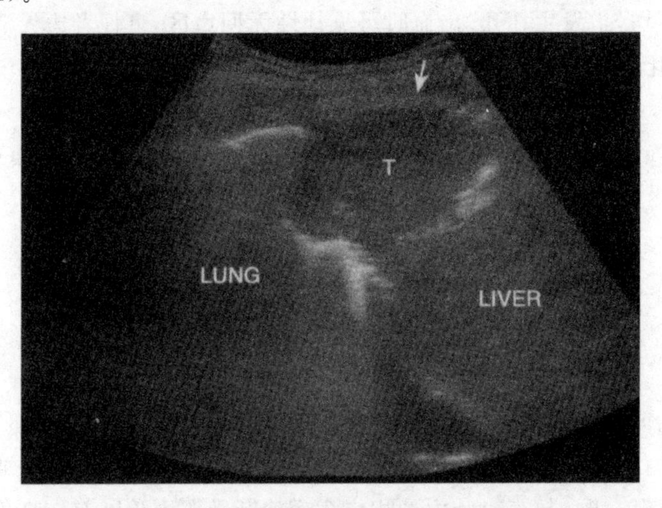

肿瘤呈均匀低回声,类圆形,与肺胸膜相连,但胸膜光滑、连续

(箭头所示)LIVER:肝;T:肿瘤;LUNG:肺

图 1-7 周围型肺腺癌

表 1-1 肺癌胸壁侵犯分期及超声征象

分期	病理所见	超声征象
P0	癌组织未达肺胸膜表面	肿瘤表面有非含气肺组织且不与胸膜连续
P1	癌组织已达肺胸膜	肿瘤与肺胸膜相连,但胸膜平滑、连续、无增厚及纤维素形成
P2	癌组织超越肺胸膜表面	肺胸膜回声中断、缺损、增厚、有纤维素沉着,但呼吸时肿瘤可移动
P3	癌组织侵入壁层胸膜及相邻胸壁和纵隔脏器	肿瘤与壁层胸膜粘连,胸膜回声消失、增厚、呼吸时肿瘤移动受限或消失

(3)中心型肺癌:超声检查一般较困难,当肿瘤引起叶、段支气管阻塞时,以实变肺为超声窗,常可显示肿瘤。声像图上肿瘤呈结节状、团块状或形态不规则状,内部呈实质性弱回声,分布均匀或不均匀,边界多较清晰,位于实变肺近肺门的一端。左侧中心型肺癌,肿瘤团块有时在左室长轴及胸旁四腔观上,于左房后上方出现实质性肿块,内部均匀或不均匀,左房受压,后壁向腔内隆起成弧形。肿瘤阻塞的外周肺实变内可显示扩张增宽的支气管液相,肿瘤压迫肺门部可见肺内动脉支扩张,彩色多普勒可显示高速血流。合并中、大量胸腔积液时,中心型肺癌位于肺门部的肿块更易被显示。

(4)膈肌附近肺底部肺癌:于肋缘(剑突)下探测,在膈肌的条带状回声上方,可见边界清楚的弱回声实质肿块,内部均匀或不均匀,形态不定。胸膜未被波及时,膈肌回声带光滑、平整;肿瘤侵及胸膜及膈肌时,出现局限性增厚膈回声带中断缺损,深呼吸肿瘤随膈一起活动。可有局限性肺底积液无回声区。

(5)彩色多普勒超声检测:肺癌病灶内部及周边可检出低速、低阻有搏动性血流、连续性低速血流或出现动静脉瘘血流信号,部分血流可伸向肿瘤内。

(6)超声造影检查:由于肺脏双重血供的起源不同,超声造影剂的到达时间也有差别。正常人右心在注射造影剂后1～5秒开始显影(提示肺动脉期),而左心在8～11秒开始显影(提示支气管动脉期),因此病灶内造影剂的增强时间小于6秒常提示肺动脉供血,相反大于6秒提示支气管动脉供血。病灶的增强程度以脾脏增强程度为参照,高于其增强程度定义为明显增强,反之为轻微增强。

由于肺癌的血供主要来源于支气管动脉,偶有肺动脉参与供血,因此肺癌在“肺动脉期”呈无或轻微增强,而在“支气管动脉期”呈轻微或明显增强,该特征性表现是超声造影诊断肺癌的重要依据。造影动态增强后主要表现为肺癌内部及边缘的新生血管走行扭曲、紊乱,呈典型“螺旋状”。这些新生血管的生成与肿瘤增强程度密切相关,研究表明腺癌增强程度高于鳞癌。

(7)食管内镜超声:用于判定肺癌淋巴结转移和中心性肺癌对邻近大血管的浸润程度。声像图上,可见血管受压变形,肿瘤浸润和包绕血管,血管搏动和呼吸时,血管与肿瘤间的滑动消失。肺门周围及纵隔淋巴结肿大。

4.临床价值

超声对早期肺癌、弥漫性及中心性肺癌难以显示。此外,胸骨和肩胛骨等的掩盖区、纵隔胸膜、脊柱旁深部等区域也是超声检查的盲区。唯有对邻近胸壁的周围型肺癌,肿瘤与脏层胸膜间肺组织较薄≤1.0cm,或发生阻塞性肺实变,以及合并胸腔积液者,超声才能显示出肿瘤病灶。CDFT对判定肿瘤的良恶性、观察肺癌化疗及放疗疗效有重要意义。目前临床上仍需依靠穿刺活检明确病理性质,超声引导下肺占位病变的活检操作简便,能避开支气管、血管,成为更安全有效的方法,临床有较高的实用价值。

(二)肺错构瘤(hamartoma)

1.病理

肺错构瘤是肺正常组织胚胎发育障碍所形成的肿瘤样病变,起源于肺周围支气管组织,肿瘤主要由软骨和纤维组织构成,可含上皮、平滑肌、脂肪及骨组织等,可发生钙化。一般为单发,呈圆形或分叶状,有包膜,大小不一。周围型错构瘤多位于肺的边缘部胸膜下,与正常肺组织分界清楚。

2.临床表现

肺错构瘤生长极慢,多无症状,偶在X线检查时被发现。

3.超声检查

肺错构瘤的声像图显示,肿瘤呈均匀或不均匀性低回声,中心部可有条束状高回声,肿瘤的边界清晰光滑、整齐,有时边缘可见钙化,呈圆形或椭圆形,后部回声减弱,很少侵犯胸壁(图1-8)。纤维型错构瘤,可有囊性变,出现不规则无回声区。应与炎性假瘤、结核瘤、肿瘤等鉴别。

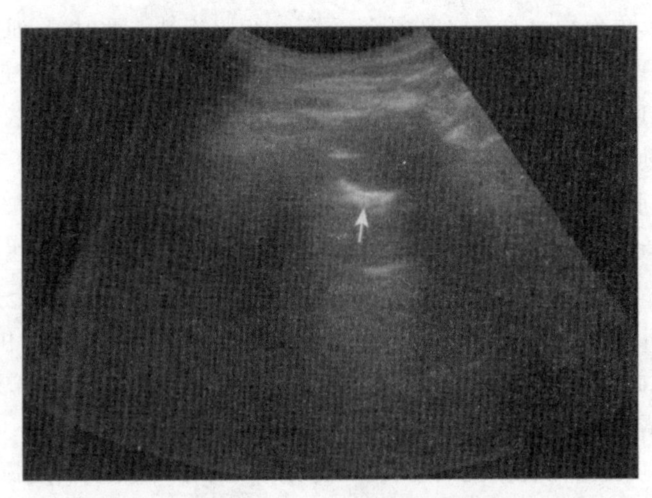

肿瘤呈圆形,内部回声均匀,边缘可见钙化(箭头所示)

图1-8 肺错构瘤

(三)先天性肺囊肿(pulmonary cyst)

1.病理

先天性肺囊肿,一般为先天性支气管潴留性囊肿,可分为单房或多房性,囊液澄清或为血性,囊壁菲薄,表面光整,内层有纤毛上皮或柱状上皮细胞被覆,外层有腺体、平滑肌、软骨和纤维组织。一般囊肿不与支气管相通。

2.临床表现

小囊肿一般无症状,囊肿过大压迫邻近组织或纵隔,产生呼吸困难;发生感染时有发热、咳嗽、咳痰等症状。

3.超声检查

较大的邻近胸壁的囊肿,声像图上,囊肿呈圆形,边界清楚,内部为无回声区,囊壁光整回声较高,后壁回声增强。与支气管相通的含气囊肿,上部可见强烈气体回声,下部为液体无回声区。合并感染时,与肺脓肿相似,囊肿壁增厚,内部回声不均匀。

(四)支气管腺瘤

1.病理

支气管腺瘤为良性肿瘤,有恶变倾向。病理分类癌型和唾液腺型,前者多见。好发于大支气管,右侧多于左侧,多数病人可以在支气管镜下探及。3/4属于中央型支气管腺瘤,1/4属于周围型支气管腺瘤。

2.临床表现

临床上多发生于30～40岁,女性多于男性,多无症状,少数可出现反复咯血、阻塞性肺不张。

3.超声检查

周围型支气管腺瘤位于胸膜下时超声可显示,呈圆形,可有浅分叶,内部回声多为均质等回声,多无钙化,后壁回声清楚,多无衰减。恶变时,包膜不完整,内部回声不均质。中央型支气管腺瘤只在伴有肺实变时才可被超声探及,腺瘤向支气管内呈息肉样生长,超声可观察其形态及大小。

(五)肺包虫囊肿病

1.病理

本病见于我国西北,系感染犬棘绦虫蚴所引起,好发于右肺下叶,易破入支气管合并感染。

2.临床表现

患者一般无症状,继发感染时则有发热、咳嗽、胸痛等症状。

3.超声检查

肺包虫囊肿多为圆形、卵圆形,边界清晰,囊壁厚而规则,典型时见环形强回声钙化,囊肿随呼吸稍有变形。常为多房性,并可见"囊中囊",也称"母子囊"。囊内多为无回声液性暗区,内可见强回声漂浮物系脱落的囊壁组织,与支气管相通时,囊内可见气体反射。破入胸腔则可见部分囊壁残缺,胸腔内大量胸腔积液伴点片状强回声。

二、肺炎症性病变

(一)肺脓肿(lung abscess)

1.病理

肺脓肿是肺的化脓性炎症,发生坏死、液化形成的,浓汁形成后积聚于脓腔内,张力增高,最后破溃到支气管或胸膜腔内,前者咳出大量浓痰,空气进入脓腔,形成脓气腔;后者产生脓气胸。邻近肺边缘的脓肿,常发生局限性胸膜炎,引起胸膜粘连和渗出。

2.临床表现

临床表现为高热、胸痛、咳嗽、咳痰、气短等症状。

3.超声检查

肺脓肿的声像图显示,早期脓肿病灶呈类圆形,边界不清,内部呈不均匀弱回声,并可见含气小支气管强回声。坏死液化,脓肿形成后,病灶中心部可见不规则无回声区,脓腔周围回声增高,有纤维包膜形成时,边界回声较清楚。脓肿与支气管相通时,脓肿上方可见气体为强回声反射,下方可见浓汁及坏死物质为弱回声的分层现象。合并胸膜腔积液或脓胸时,则可见胸膜增厚及包裹性或游离性液性暗区。超声引导下抽吸获取样本进行病原学检查具有重要意义。

(二)肺结核(pulmonary tuberculosis)

1.病理

肺结核是常见的肺部疾病,结核病灶以慢性增生、渗出和肉芽肿型病变为特征,继之发生干酪样变、液化及空洞形成。并可继发胸膜炎和其他器官结核。

2.临床表现

临床症状有低热、乏力、体重减轻、咳嗽、咯血、胸痛和呼吸困难等。

3.超声检查

(1)结核瘤:声像图上,多显示为不均匀实质性团块,呈圆形或椭圆形,轮廓较清晰,边缘光整,周边部回声较强,中心部分干酪样呈弱回声。空洞液化部分为无回声区,并有较厚的弱回声壁。有钙化的结核瘤,可见点状强回声。

(2)干酪性肺炎声像图上,病灶区显示为较均匀弱回声,病灶内可见含支气管的管状或点状强回声(图 1-9)。

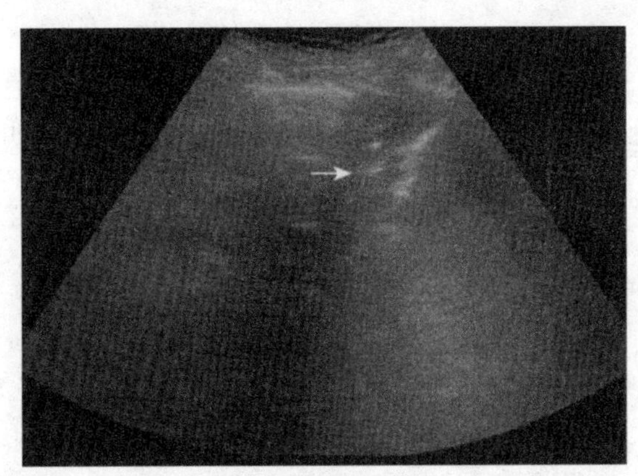

病灶显示为较均匀的弱回声,内有点
状强回声(箭头所示)

图 1-9　干酪性肺结核

(3)慢性纤维空洞型肺结核病灶区呈不规则回声,强弱不等,空洞内显示为强烈气体回声。病灶边界不清,常可见胸膜增厚。心脏向病灶侧移位,双侧肺受损,常有右心系统内径增大、肝瘀血肝静脉增宽等改变。

4.临床价值

肺结核的诊断,主要依赖 X 线、CT 检查。超声检查对某些类型结核也只是起辅助诊断作用,如大片的干酪性肺炎、慢性纤维空洞型结核、接近胸壁的结核瘤、合并胸腔积液的浸润型结核和结核性胸膜炎等。

(三)肺炎(pneumonia)

1.病理

可由多种病原体引起,由肺炎双球菌引起的大叶性肺炎,病理改变为肺泡内和间质炎症细胞浸润,浆液纤维蛋白渗出,继而发生肺实变,最后溶解咳铁锈色痰,病灶吸收而愈。

2.临床表现

大叶性肺炎临床上起病急,有高热、寒战、胸痛、咳嗽、呼吸困难、全身酸痛等症状。

3.超声检查

声像图上大叶性或肺段性肺炎显示肺实变,内部回声增强(似肝脏回声),边界清晰,其内可见含气支气管的管状强回声(支气管气相)(图 1-10),后方有时出现彗星尾征和含液支气管所形成的管状无回声(支气管液相),以及由肺实质内残留空气所引起的散射点状强回声等三项改变,胸膜回声光滑连续或轻度凹陷,部分可有少量胸腔积液。彩色多普勒超声检查可于支气管旁显示肺动、静脉血流图和频谱。

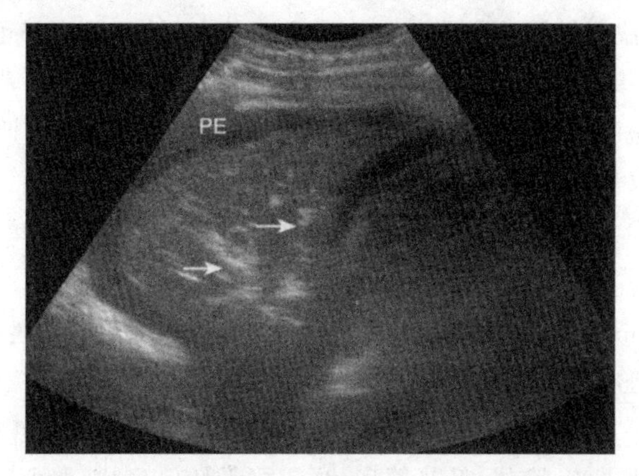

肺实变,内部回声增强,似肝脏回声,其内可见含气的支气管的管状强回声(箭头所示),并伴有少量胸腔积液;PE:胸腔积液

图 1-10　**大叶性肺炎**

三、肺隔离症

1.病理

肺隔离症(pulmonary sequestration)是一种少见的先天性肺部疾病。本病特点是部分肺组织被胸膜包裹而与正常肺组织互相隔离,无正常支气管相通,其血液供应动脉来自胸主动脉或腹主动脉的异常分支,静脉回流到半奇静脉或门静脉系统。隔离肺的肺组织,肺泡发育不全,没有功能。分肺内型和肺外型两种,肺外形 77%位于肺下叶与膈之间,80%在左侧。

2.临床表现

此病多无症状,偶由胸部 X 线透视被发现。

3.超声检查

只有肺外形肺隔离症可用超声诊断。声像图上,多见于左、右下叶基底段,肺实变呈类三角形低回声区,其内可见多发散在液性暗区,呈蜂窝状,有较粗伴行血管进入肿块内,类似肝实质样肿块,边界清楚,彩色多普勒血流显像,可见到异常供应动脉血流来自胸或腹主动脉即可提出拟诊。

四、肺不张

1.病理

肺不张(atelectasis)指全肺或部分肺呈收缩和无气状态。根据病因分类,肺不张可分为压缩性肺不张和支气管阻塞引起的阻塞性肺不张,压缩性肺不张多由大量胸腔积液、气胸、胸腔内肿瘤所致。

2.临床表现

肺不张的临床表现主要取决于病因、肺不张程度和范围,以及并发症的严重程度等。可有胸闷、气急、呼吸困难、干咳等症状。

3.超声检查

肺不张表现为肺内部分或完全无气体时，形成实变图像。声像图上多表现为楔形的均匀高回声区域，其形态取决于被阻塞的支气管大小和部位，压缩型肺不张可见伴有含气支气管的管状强回声（支气管气相）或含液支气管的管状无回声（支气管液相）。彩色多普勒检查可清晰显示不张的肺组织内血流呈“树枝样”分布，从肺门或段支气管向外延伸。阻塞型肺不张二维声像图和彩色多普勒表现与压缩型肺不张类似，但一般无含气的支气管回声。

五、肺炎性假瘤

1.病理

炎性假瘤（inflammatory pseudutumor）为某些非特异性炎症慢性增生导致的肿瘤样病变。由多种细胞成分组成的炎性肉芽肿，周围有假性包膜，边缘较光整。

2.临床表现

临床上常有间歇性干咳、胸痛、低热等症状，或可无任何症状，偶由胸透被发现。

3.超声检查

声像图上，一般为单发性圆形或椭圆形结节，边界回声清晰，内部多为低回声，胸膜回声多较平整或轻度凹陷。连续观察生长缓慢。应与结核瘤、肺癌、错构瘤等鉴别。

第七节　纵隔常见疾病的超声诊断

一、纵隔肿瘤

纵隔肿瘤大部分来自胸腺、淋巴结、神经组织和纵隔间叶组织。其中以胸腺瘤和畸胎瘤最多，神经源性肿瘤及恶性淋巴瘤次之，胸内甲状腺瘤、支气管囊肿为第三位，其他则少见，前四者占全部纵隔肿瘤的3/4（国内统计以神经源性肿瘤最多，其次为畸胎类肿瘤，胸腺瘤为第三位）。纵隔肿瘤中25％～30％为恶性，淋巴肿瘤大部分为恶性，胸腺瘤有45％向周围浸润。各种肿瘤又有其好发部位：上纵隔好发甲状腺肿瘤、胸腺瘤、畸胎瘤、神经源性肿瘤等；前纵隔多见胸腺瘤、畸胎瘤、胸腺囊肿、恶性淋巴瘤、胸内甲状腺肿等；中纵隔多见恶性淋巴瘤、支气管囊肿、心包囊肿等；后纵隔多见神经源性肿瘤及肠源性囊肿。超声可显示肿瘤发生的部位、形态、大小、内部结构、与周围脏器的关系，并可在超声引导下行穿刺活检。前纵隔及上纵隔肿瘤超声检查的敏感性为90％，特异性为99.6％。经食管内镜超声（EUS）对纵隔病变的定性、定位诊断具有重要作用，可直接确定病变范围、性质及病变与重要器官的关系。同时EUS引导下穿刺活检，对纵隔肿瘤诊断有重要意义，同时对制订治疗方案有指导作用。

（一）畸胎瘤（Teratoma）

1.病理

纵隔是生殖腺外最易发生畸胎瘤的部位，纵隔畸胎瘤占纵隔肿瘤第二位（20％），好发生于上纵隔及前纵隔，可分为囊性、实质性、混合性三种，80％为良性。良性囊性畸胎瘤，有完整包膜，边缘光滑，肿瘤内容有黄褐色液体或含毛发黄色皮脂物质，除皮肤外，还含有气管或肠管上皮、神经、平滑肌及淋巴组织，甚至骨及软骨等组织。囊性畸胎瘤一般呈圆形或椭圆形。实质性畸胎瘤，常以实质性结构为主，含液部分较少，呈圆形或不规则分叶状，恶性变的倾向较大。

2.临床表现

出生时即可发病，但常于成年后因胸痛、咳嗽或体检时偶尔发现。

3.超声检查

畸胎瘤的声像图表现：

（1）囊性畸胎瘤：为圆形、椭圆形或分叶状、多为单房，也可为双房或多房，肿瘤大部分呈囊性，肿瘤外壁光滑清晰，内壁可见实质性的结节状、团块状回声，附着于囊壁并凸向囊腔，有时囊肿内容为稀薄液体与油脂样皮脂同时存在，两者分层，后者漂浮于上方显示为高回声，前者显示为无回声区，称为脂液分层征。部分囊性畸胎瘤，油脂液状物充满囊腔，则显示为较均匀类实质回声，周边部可有高回声光团。肿瘤的后部回声不减弱或增强。

（2）混合性畸胎瘤：肿瘤外壁光滑，肿瘤内部不均匀，兼有实质回声，回声较高，与肝实质相似和液性囊腔无回声区并存，两者界限较清楚，有时实质区内可见强回声伴有声影（图 1-11）。

（3）实质性畸胎瘤：肿瘤内大部分呈实质性较均匀的低回声，与不规则团块状、斑片状高回声并存，肿瘤边界回声清晰。含有骨或牙齿时，可出现局限性强回声，伴有明显声影。如肿瘤呈分叶状，内部呈不均匀低回声，边缘不规则，增大较快合并胸腔及心包积液时，常为恶变的表现。

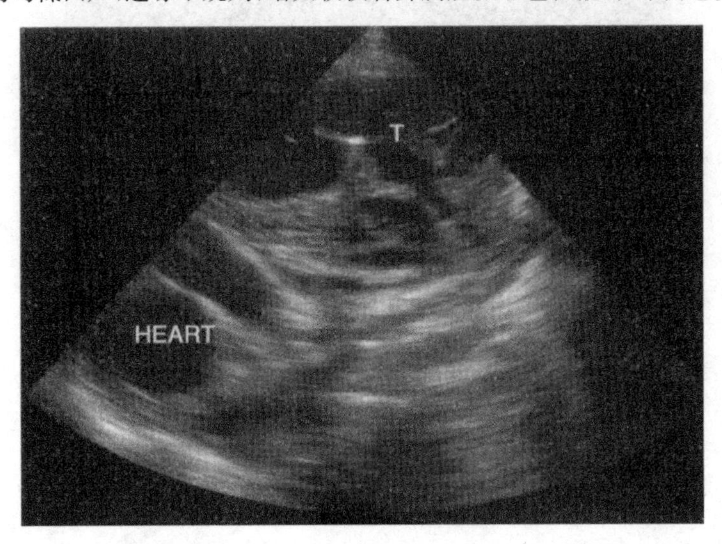

肿瘤边界清晰，内部回声不均，呈囊实混合性回声

HEART：心脏；T：肿瘤

图 1-11　混合性畸胎瘤

（二）胸腺肿瘤

1.病理

胸腺瘤（thymoma）占纵隔肿瘤的 20％～30％，占前纵隔肿瘤第一位。胸腺瘤含有胸腺上皮细胞和胸腺淋巴细胞，上皮细胞型具有恶性趋势。胸腺瘤为实质性，切面多呈分叶状，内部结构均一，两面光滑，边界清楚，多数有纤维包膜，有时发生囊性变、出血、坏死及钙化。恶性者

可发生多发性胸膜转移种植。

2.临床表现

半数患者无症状，在查体时偶然发现；少数患者有瘤体侵犯或压迫邻近纵隔结构所引起的胸部局部症状，如咳嗽、胸痛、呼吸困难、吞咽困难等；部分患者可出现全身症状，如减重、疲劳、发热等非特异性症状。另外，胸腺肿瘤有多种伴随症状，最常见的有重症肌无力、单纯红细胞再生障碍性贫血、低丙种球蛋白血症等。

3.超声检查

胸腺瘤的声像图表现：

(1)良性胸腺瘤：声像图上多呈圆形、椭圆形，部分呈分叶状，边界清晰光滑，常有明显的包膜回声，肿瘤内部多呈均匀低回声，有囊性变时，可见小无回声区，完全囊变时呈囊肿样改变。部分呈地图状不均匀实质性回声。有钙化灶时，则出现斑点状强回声。彩色多普勒显示血流分布均匀，以静脉血流为主。

(2)恶性胸腺瘤肿瘤：包膜回声不完整，边缘回声不规则，呈锥状突起，内部回声不均匀、强弱不一，可向周围组织浸润(心包、血管)，并有胸膜及远隔转移征象(图1-12)。彩色多普勒显示血流分布紊乱，以动脉血流为主。

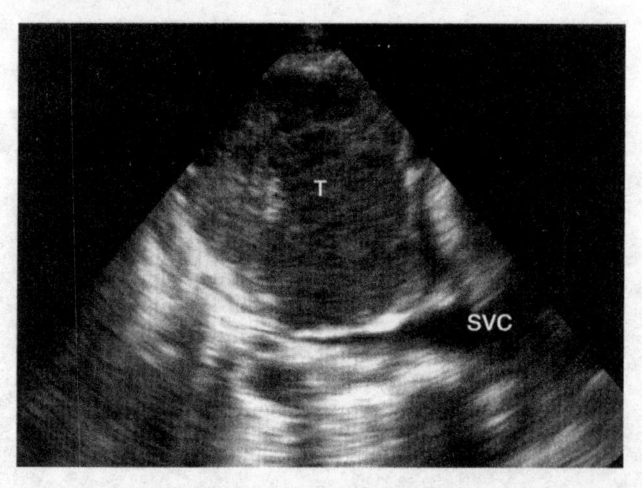

肿瘤包膜不完整，内部回声不均匀，压迫上腔静脉

T：肿瘤；SVC：上腔静脉

图1-12 恶性胸腺瘤

(三)神经源性肿瘤

1.病理

纵隔神经源性肿瘤占纵隔肿瘤15%，大部分从交感神经干或肋间神经发生，少数发生于迷走神经、膈神经和喉返神经。其中来源于神经纤维的良性肿瘤有：神经纤维瘤、神经鞘瘤；来源于神经节细胞的良性肿瘤有：神经节细胞瘤、嗜铬细胞瘤及副神经节细胞瘤。恶性者则分别有恶性神经纤维瘤及神经母细胞瘤或神经节母细胞瘤等。成人以神经纤维来源者多见，小儿以神经节细胞来源的肿瘤多见。大部分发生在后纵隔。

2.临床表现

一般无症状,多在X线检查时被发现。生长快较大的肿瘤,可有压迫症状。神经节细胞瘤,可出现腹泻、高血压、面红、出汗等症状。

3.超声检查

(1)神经鞘瘤:声像图上,肿瘤为实质性,呈圆形、椭圆形或分叶状,轮廓清晰,边缘整齐,有完整包膜回声。内部回声为均匀中低回声,可发生脂肪和囊性变及出血,出现大小不等的无回声区。彩色多普勒超声显示血流不丰富。恶性神经鞘瘤形态不规则,无包膜,内部回声不均匀,可有不规则无回声区(图1-13)。

(2)神经节细胞瘤(ganglioneuroma):声像图上,肿瘤为实质性,呈圆形或椭圆形,边界清晰,有完整包膜回声,内部为均匀低回声,发生囊性变时,可见大小不等无回声区。彩色多普勒超声显示肿瘤内少许血流信号。此瘤多见于儿童,生长快,常有压迫症状。

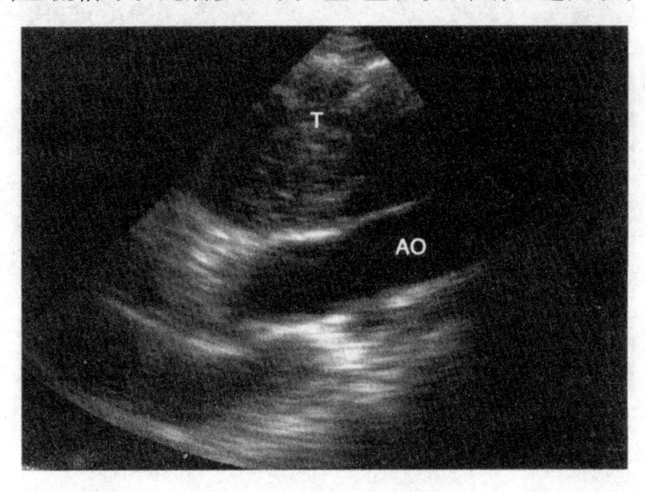

肿瘤形态不规则,无包膜,内部回声不均匀,与主动脉界限不清 T:肿瘤;AO:主动脉

图1-13　恶性神经鞘瘤

(3)神经母细胞瘤:声像图上,肿瘤为实质性,常较巨大,形状不规则,边缘不整齐,边界清晰,无包膜,内部为不均匀中低回声,偶可见无回声区或钙化样强回声。彩色多普勒显示肿瘤内血流不丰富,可探及动脉血流。

(4)神经纤维瘤:声像图上,肿瘤为实质性,多为圆形、椭圆形或分叶状,边界清晰,无完整包膜,内部回声为均匀中低回声,可有后方回声增强。彩色多普勒显示肿瘤内血流不丰富。

(四)淋巴瘤(lymphoma)

1.病理

淋巴瘤是一组起源于淋巴结或其他淋巴组织的恶性肿瘤。纵隔淋巴结可能为淋巴瘤的原发部位,也可能是全身淋巴瘤的一部分。多见于前纵隔和中纵隔。可见于任何年龄,以30～40岁多见。淋巴瘤可分为霍奇金淋巴瘤和非霍奇金淋巴瘤两大类。纵隔淋巴瘤以前者多见。纵隔霍奇金淋巴瘤大多数为结节硬化型,包括不规则的细胞区和周围的纤维组织带。非霍奇金淋巴瘤为含有分化程度不等的淋巴细胞、组织细胞或网状细胞的结节状或弥漫性增生,多为双侧发病。

2.临床表现

纵隔淋巴瘤临床以单个或一组淋巴结无痛性肿大为特征。淋巴结可融合成团块，压迫和浸润邻近器官，则可发生心包或胸腔积液、肺不张，并可见肝脾肿大。

3.超声检查

淋巴瘤的声像图表现：

(1)淋巴瘤引起淋巴结明显肿大或融合成团块时，声像图可显示为单发或多发性圆形、椭圆形，或互相融合成分叶状不规则形病灶，轮廓清楚，内部为较均匀弱回声或无回声(图1-14)；有时内部不均匀，高回声和低回声并存。彩色多普勒显示病变内部及周边血流较丰富，并可探及高速动脉血流。

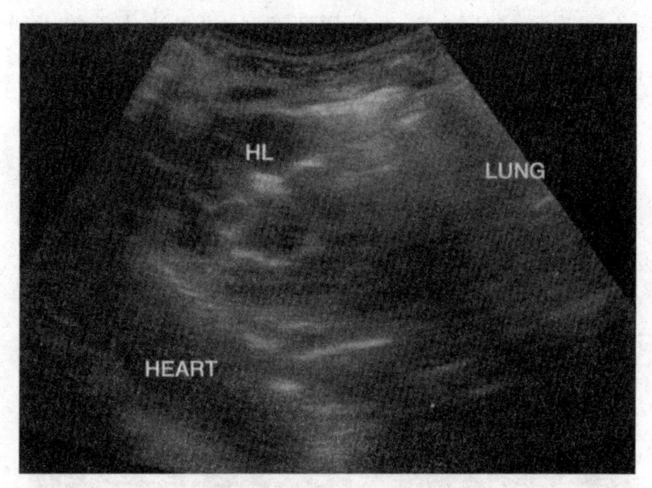

淋巴结肿大、相互融合，呈分叶状不规则形病灶，内部呈较均匀低回声　HL：霍奇金淋巴瘤；LUNG：肺；HEART：心脏

图1-14　霍奇金淋巴瘤

(2)淋巴瘤并发心包或胸腔积液时，可在相应部位探测到积液的无回声区。

(3)淋巴瘤位于肺门可压迫支气管，引起肺不张或阻塞性肺炎时，有相应的肺部回声变化。

(4)可见颈部、腹部、腋下、腹股沟淋巴结肿大，肝脾肿大及转移灶。

(五)胸骨后甲状腺肿瘤

1.病理

胸骨后甲状腺肿瘤多位于上纵隔，接近胸廓入口，常与颈部甲状腺相连。

2.临床表现

临床上女性多见，10%的患者伴发甲状腺功能亢进。临床上少有症状，偶有气管、食管或上腔静脉受压的相应症状。

3.超声检查

除极少数纵隔内异位甲状腺肿之外，绝大多数胸骨后甲状腺肿瘤与颈部甲状腺相连，超声可通过胸骨上窝、锁骨上窝及胸骨旁扫查，嘱患者做吞咽动作时，胸内肿块与颈部甲状腺同向运动，是判断胸骨后甲状腺肿瘤的重要依据。彩色多普勒超声可有助于证实病变起源器官。气管受压时可向一侧移位。

(六)纵隔囊肿

1.病理

纵隔囊肿种类繁多,大多是先天发育异常所致。如来源于气管或支气管芽的气管和支气管囊肿,来源于前肠芽的食管囊肿和胃肠囊肿,以及由于中胚层组织发育异常所致的心包囊肿和囊性淋巴管瘤等。这类囊肿一般不发生恶变。

2.临床表现

临床上多数患者无症状,仅于常规体检或其他原因行胸部X线检查时发现,少数患者囊肿过大时可出现胸骨后压迫、恶心、呼吸困难、咳嗽、吞咽困难等症状。

3.超声检查

超声可清晰显示心包囊肿、支气管囊肿和食管囊肿。声像图上显示为纵隔内圆形或卵圆形的无回声暗区。心包囊肿可随心脏搏动而有同步移动,多为单房性。支气管囊肿多位于中纵隔的中上部,多为单房性,可见环形强回声包膜,深呼吸时其形态可有大小的改变,并随气管活动。食管囊肿一般位于后、上纵隔。部分囊液呈高黏稠状态,呈均匀类实质回声时,彩色多普勒超声显示病变内无血流可有助于诊断。此外,还有胸导管囊肿、淋巴囊肿、神经性肠囊肿等均表现为纵隔内的囊性占位,较罕见。

二、膈疝

1.病理

腹腔或后腹膜脏器或组织穿越横膈进入胸腔而形成膈疝。膈疝分为创伤性膈疝与非创伤性膈疝,后者可分为先天性和后天性两类,左侧多见。

2.临床表现

多无临床症状,疝口较大疝入内容物较多时,可有上腹部或胸骨后受压感及不适,亦可出现心脏、呼吸和胃肠道症状。

3.超声检查

(1)食管裂孔疝:由于裂孔扩大,部分胃底嵌入胸腔称为胸腔胃,若胃底与食管下段直接相连称为短食管型,若胸腔胃位于食管旁侧称为食管旁疝。声像图显示胸腔胃在膈上中纵隔后呈囊性液性暗区,囊壁为胃壁层次结构,囊内为含有消化液及食物的混浊液体,并可见到漂浮的不均质高回声斑点,并有气体强回声反射,饮水后内容物漂浮运动明显,且囊腔扩大。

(2)腰肋裂孔疝:位于胸后方,嵌入内容进入后纵隔,多为横结肠、肝、肾等。结肠声像图显示为后纵隔条状或弯曲管状混合性回声,内可见气体强回声反射,可见结肠袋结构,随深呼吸移动。纵隔肿块为肾疝时探及典型肾包膜、肾实质及中央集合系统强回声,同侧肾区肾脏缺如。右侧纵隔实质性肿块,纵隔肿块为肝疝时,可探及典型肝包膜、肝实质以及肝内管道结构。

(3)胸肋裂孔疝:位于前纵隔,疝入内容多为胃、结肠及大网膜等。

第二章　心脏及心血管疾病超声诊断

第一节　冠心病

一、冠状动脉解剖

心脏的血液供应来自升主动脉的左、右冠状动脉。

右冠状动脉起自主动脉右冠窦，沿冠状沟向右下行，达右缘后，转向心脏后面，再沿后室间沟走行为后降支，沿途发出的主要分支有右圆锥动脉、右室前支、右缘支、右室后支和左室后支等，主要供应右房、右室、部分左室后壁及窦房结和房室结(图 2-1)。

左冠状动脉起自主动脉左冠窦。向前行一段后分为前降支和左旋支。

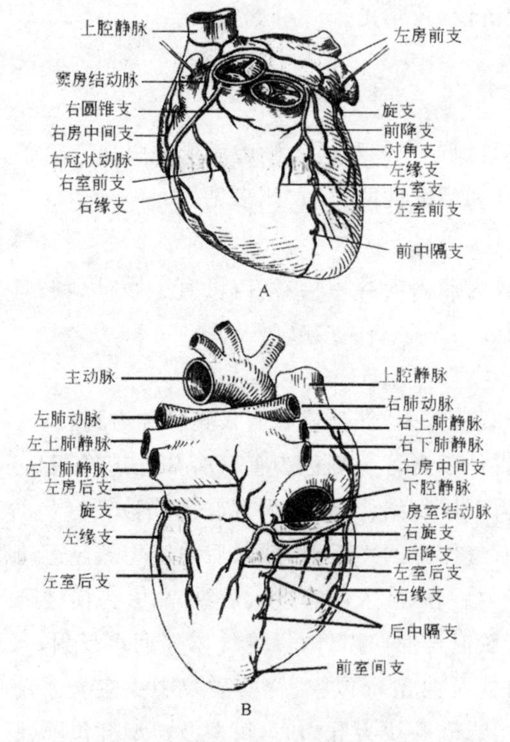

A.冠状动脉分支前面观；B.冠状动脉分支后面观

图 2-1　冠状动脉解剖示意图

前降支沿前室间沟下行，至心尖部转向后室间沟，主要分支有左圆锥动脉、右室前支、左室前支、前中隔动脉及对角支，主要供应部分右室前壁、左室前壁及前外侧壁、室间隔前 2/3。

左旋支于冠状沟内向左侧环绕走行，至左室侧壁后方，主要分支有左室前支、缘支、左房支、左室后支。主要供应部分左室前壁、左室高侧壁及后外侧壁、左心房及窦房结。

左右心室壁的血液供应如下：

右室前壁：由右冠状动脉和左冠状动脉前降支营养。

右室后壁：由右冠状动脉及其后降支营养。

左室前壁：由左冠状动脉旋支、前降支及其斜支营养。

左室高侧壁：由旋支营养。

左室后壁：由旋支和右冠状动脉后降支营养。

左室下壁：由右冠状动脉后降支营养。

室中隔：前 2/3～3/4 由左冠状动脉前降支营养，后 1/3～1/4 由右冠状动脉后降支营养。

二、室壁节段与冠脉供血关系

二维超声心动图的室壁节段划分有多种方法，包括九节段、十六节段及二十节段法。最为常用的是美国超声心动图学会推荐的十六节段法。

十六节段划分法：将左室二尖瓣和乳头肌短轴水平各划分 6 个节段，心尖短轴水平划分为 4 个节段(图 2-2)。

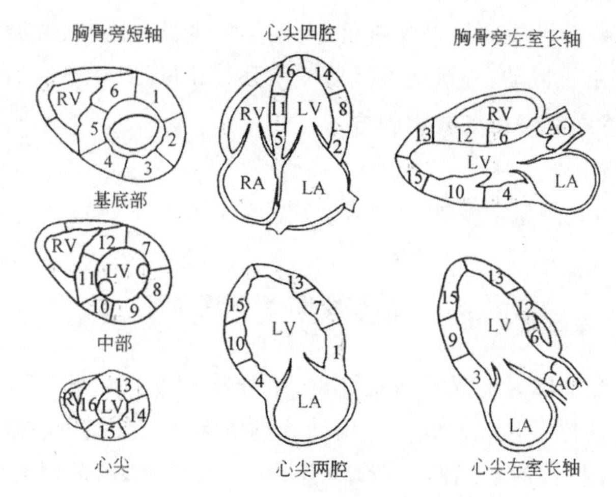

图 2-2　十六节段划分法超声示意图

室壁节段划分与冠状动脉各分支的供血范围存在较好的对应关系。十六节段划分法与冠脉供血关系：

前降支供血：左室前壁 1、7 区，前间隔 6、12 区，心尖前、侧、下壁及间隔 13～16 区。

左旋支供血：左室高侧壁及侧后壁 2、8 区。

右冠状动脉供血：后间隔及下壁 4、5 区及 10、11 区。

右冠状动脉后降支供血，部分可左旋支供血或两者共同供血：左室后壁及下侧壁 3、9 区。

通常，室间隔前 2/3、前壁及心尖为前降支供血，高侧壁、正后壁为左旋支供血，侧后壁及后下壁或为左旋支供血或为右冠状动脉后降支供血，后间隔及下壁为后降支供血，根据运动异常室壁节段多可判断病变冠状动脉。但冠状动脉发育因人而异，冠脉的优势型不同，因此，室壁节段与冠脉分支的供血关系是相对的、大致对应的。

三、心肌缺血的病理生理

冠心病的病理基础是冠状动脉的粥样硬化斑块形成，管腔狭窄或痉挛引起冠状动脉血流减少，导致心肌缺血表现；如果粥样硬化斑块出血、血栓形成则导致冠脉闭塞、血流中断，引起其供血局部急性心肌梗死，当坏死心肌逐渐纤维化，形成心肌瘢痕，即为陈旧性心肌梗死。

研究表明冠状动脉狭窄程度与冠状动脉流量减少不呈线性相关，而冠脉流量减少与室壁运动异常也不一定呈线性相关。冠脉管腔面积狭窄率<85%时，冠脉流量相对稳定，随着狭窄程度进一步增加，冠脉流量才急剧下降。当冠脉流量减少40%（相当冠脉管腔面积缩小88%）时，二维超声心动图可检出局部节段收缩异常，冠脉流量减少>50%才出现心电图ST段的降低，冠脉流量减少>70%以上才出现左心泵功能异常：左室射血分数降低。

冠状动脉直径狭窄率与面积狭窄率的关系大约为：直径狭窄50%相当于面积狭窄75%，直径狭窄60%相当于面积狭窄85%，直径狭窄70%相当于面积狭窄90%。

心肌供血障碍除与管腔狭窄的程度有关外，还与侧支循环发展有关，因此心肌缺血的程度与冠状动脉狭窄的程度并不完全一致。

四、室壁运动异常与超声检查方法

超声心动图是通过观察室壁舒缩运动的能力间接地判断心肌供血状态的。室壁运动减弱、丧失及矛盾运动或收缩期室壁增厚率降低、不增厚或变薄是冠心病的特征表现。局部室壁明显变薄，运动丧失或矛盾运动，心肌回声减弱或增强是诊断急、慢性心肌梗死的依据。

（一）超声心动图检测室壁运动异常的方法

1.M型超声心动图

M型超声心动图能够测量室壁搏动幅度、室壁的上升和下降运动速度，特别是室壁增厚率，其计算方法为：

$$室壁增厚率=\frac{收缩期厚度-舒张期厚度}{舒张期厚度}\times 100\%$$

传统的M型超声心动图只能显示右室前壁、室间隔和左室后壁的运动曲线，而无法获得左室侧壁、后室间隔等部位的运动曲线。应用计算机技术在二维超声心室成像的基础上转换，可以获得多方位取样线扫描的运动曲线，称为全方位M型，或解剖M型，进行室壁各方向的向心运动幅度和速度的检测（图2-3）。

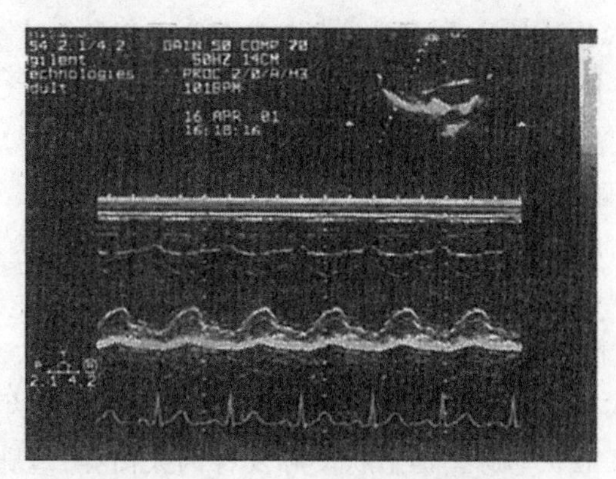

图2-3 正常人室壁运动M型曲线

2.二维超声心动图

二维超声心动图能够实时、动态、全方位观察室壁运动异常，观察范围广泛，可以由心底向心尖进行系列左室短轴扫查，全面地观察室壁各部位的运动状态，向心性运动是否协调、一致。可以采用①目测法，即在实时状态下目测对比观察各室壁的运动幅度，是否存在局部室壁运动减弱及不协调，并对室壁异常进行定位；②室壁运动异常的程度半定量法，即根据心内膜在收缩和舒张期运动以及收缩期室壁增厚的情况，把左室节段运动分为等级，并按等级记分；③利用电影回放或离机室壁运动分析系统测量室壁运动幅度、舒缩面积变化率和半径变化率等参数。

3.组织多普勒成像(DTI)

组织多普勒成像可以测量室壁一定部位的运动速度等，以检测局部室壁的舒缩能力，但检测的室壁运动速度是朝向或背离探头方向上的运动速度。因此其主要优势为检测心肌纵向运动，如心尖切面上检测室间隔、左室各壁、二、三尖瓣环的收缩期(S峰)和舒张早期运动速度(Ea峰)及晚期运动速度(Aa峰)运动速度，见图2-4。

4.彩色室壁运动(CK)

根据室壁与心腔血液散射强度差异，仪器自动检测心内膜与心腔边界，自动跟踪心内膜的运动，以伪彩色标记运动幅度的大小，并以不同的颜色代表不同时间的心脏运动。正常心脏收缩运动由外向内以橙、黄、绿、蓝的色带显示(图2-5)。冠心病节段室壁运动异常时，CK图像表现为色带变窄、消失。运动减弱时表现为色带变窄、也可表现为某种色阶的消失，如橙色消失表示收缩早期运动丧失，蓝色消失表示收缩晚期运动丧失。

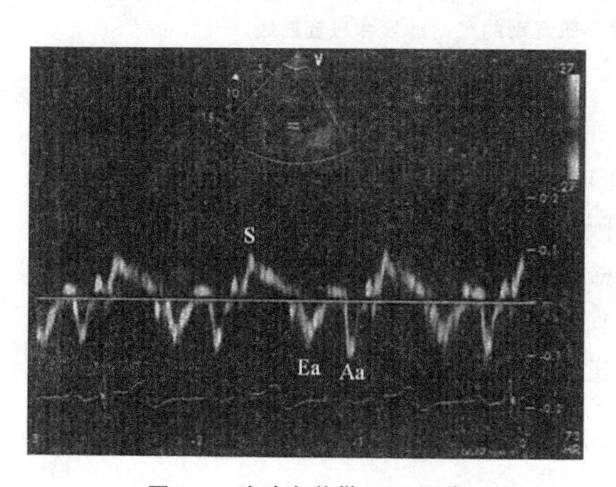

图2-4　脉冲多普勒DTI图像

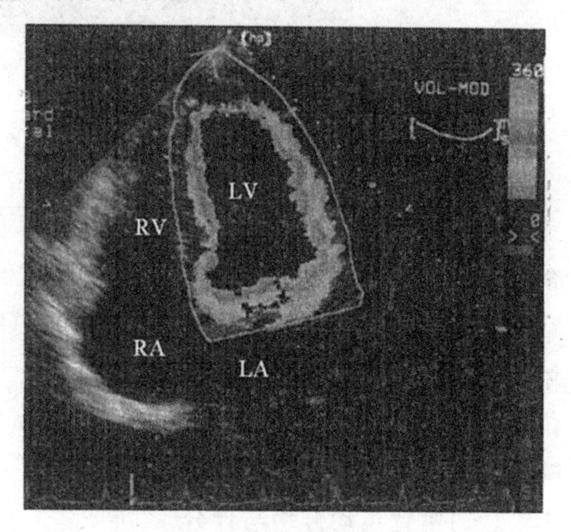

图2-5　正常人左室CK图像

5.速度向量成像(velocity vector imaging, VVI)和斑点追踪技术(speckle tracking imaging, STI)

VVI是通过采集原始二维像素的振幅及相位信息，对心肌运动自动追踪，得到带有心肌运动方向及速度大小的动态向量图，通过分析向量大小和方向得到心肌运动的速度、应变、应变率等信息(图2-6)。STI技术是使用区块匹配和自相关搜索算法测量组织运动，它把心肌组织看成无数个像素，在心动周期中逐帧扫描某个像素的位置，追踪心肌组织内的高回声斑点，并与最初的位置进行比较来观察心肌运动(图2-7)。这两种技术均不受声束方向与组织运动夹角的影响。可用于测量心肌心脏短轴及长轴各节段的二维应变、应变率和局部心肌旋转角度的变化，克服了组织多普勒技术仅能量化心肌长轴方向应变的局限性，实现了无角度依赖地评价心肌运动。可在纵向、径向和环向上定量测量局部心肌运动的力学参数，是研究心肌结构力学、分析整体与局部心功能和评价心肌收缩同步性等的新技术。

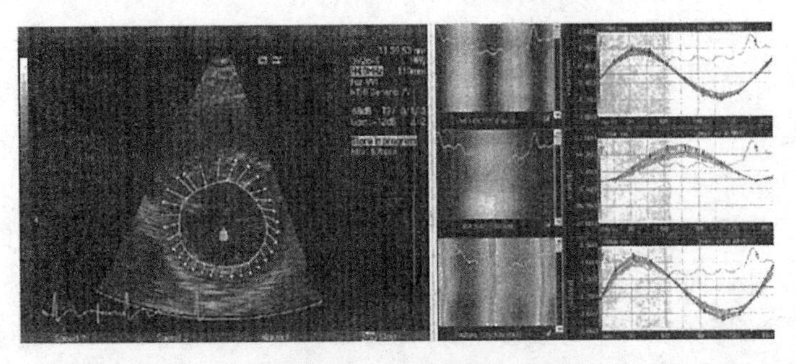

图 2-6　VVI 显示左室短轴心肌运动向量图及速度、应变和应变率曲线

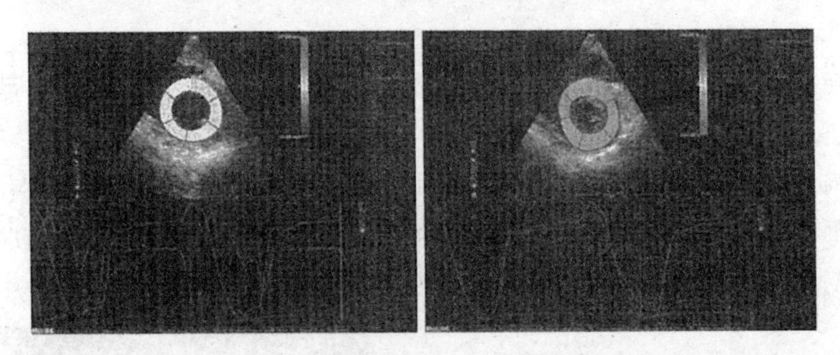

图 2-7　STI 显示左室短轴各节段心肌运动的径向速度和应变曲线

(二)正常室壁运动

正常心室壁运动包括短轴方向的向(离)心性运动、沿心脏长轴方向舒缩运动和扭转运动，室壁各部位舒缩运动基本协调一致，室壁短轴方向的向(离)心性运动幅度各部位不尽相同，通常为心底部低于心室中部及心尖部，室间隔低于游离壁，而左室后壁、侧壁通常幅度最强。正常值：室间隔 4～8mm，左室后壁 8～14mm，室壁增厚率≥30%。DTI 测量的各室壁心肌纵向运动速度也不尽相同，但均为基底部运动最大，向心尖方向逐渐减小。心尖四腔由基底部至低位乳头肌室间隔收缩峰值(S 峰)由 11.1cm/s 逐渐降至 8.5cm/s 左右，侧壁收缩峰值由 14.6cm/s 逐渐降至 11.2cm/s 左右。

(三)室壁运动分级与计分

1.正常

在收缩期心内膜向内运动和室壁增厚率正常。记分为“0”。

2.运动减低

室壁运动减弱(<正常的 50%～75%)，收缩期室壁增厚率小于 20%。记分为“+1”。

3.运动丧失

该室壁节段运动幅度 0～2mm 或收缩期无增厚。记分为“+2”。

4.矛盾运动

在收缩期室壁节段向外运动或收缩期变薄。记分为“+3”。

5.运动增强

与正常节段比较，该室壁节段运动增强。记分为“-1”。

左室壁运动指数:全部节段的记分之和/节段数。室壁运动指数0为正常,大于0为异常。室壁运动指数越高,病情越严重、并发症越多。

(四)其他类型的室壁运动异常

1.室壁运动不协调

室壁各节段向心运动不协调一致,异常节段运动减弱或消失,受到周围正常室壁的牵拉呈被动运动或扭动。

2.室壁收缩运动延迟

局部室壁收缩时相较正常室壁延迟,常以M型检测,并与心电图对比。心肌缺血部位局部收缩时相较正常心肌延缓。M型心动图可显示收缩时相落后于正常心肌室壁运动幅度可能减弱,也可能不减弱(图2-8)。

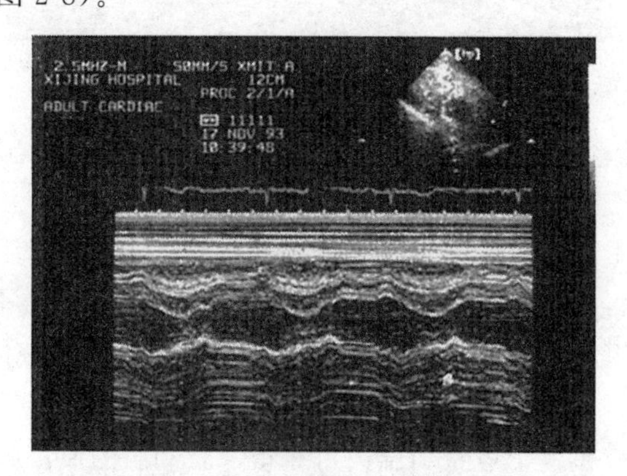

显示左室下壁幅度降低,与心电图及室间隔运动曲线比较,收缩延迟

图2-8 室壁运动延迟M型运动曲线

3.室壁M型运动曲线形态异常

表现为收缩或舒张速度减低、上升速度大于下降速度或M型曲线呈"弓背"样改变。

五、冠状动脉的检查

(一)二维超声检查

使用2.5～5.0MHz探头,并利用局部放大功能进行观察测量。

左冠状动脉显示切面有主动脉根部,二尖瓣水平短轴切面,非标准左室长轴,四腔切面及心尖五腔切面。右冠状动脉显示切面有非标准左室长轴、大血管短轴、右心二腔等切面(表2-1)。

正常左、右冠状动脉呈二条平行线性回声,内壁光滑,管腔内暗区清晰,壁回声强度与周围组织回声相似。

表2-1 二维超声测量冠脉大小

冠状动脉	内径(mm)	显示长度(mm)	与主动脉比值
左主干	3.49±0.67	8.85±0.70	0.13±0.01
前降支	2.28±0.90	9.72±1.32	0.10±0.03
右冠脉	2.85±0.85	9.55±0.71	0.11±0.02

冠状动脉主干及较大分支狭窄时，二维超声显示动脉壁呈不均匀性增厚，或局部有异常回声附着，并凸向管腔，管腔内径变小(图 2-9)；闭塞时，显示为管腔内充满强弱不等回声。

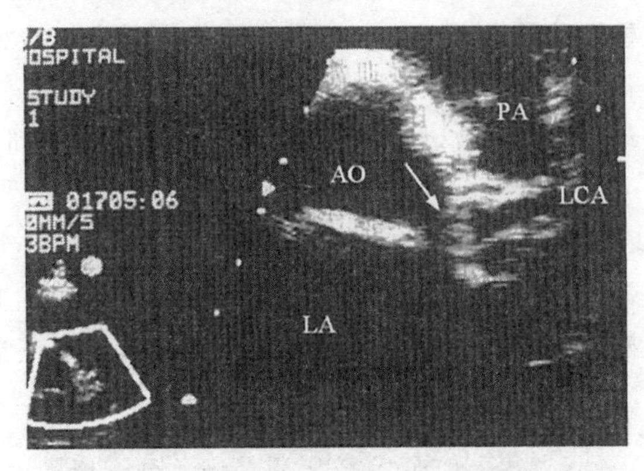

图 2-9　冠状动脉斑块二维超声图

(二)多普勒超声

应用彩色多普勒技术观察冠状动脉可提供冠状动脉空间血流状态的信息。左右冠状动脉远段分支细小，走行迂曲，二维超声心动图显示有一定难度。新近发展的高性能仪器可以较敏感地显示心表面较小的冠脉及心肌内较大冠脉的彩色多普勒血流，对较小冠脉的狭窄判断具有一定的价值。

将脉冲多普勒取样容积置于冠状动脉内可获得冠状动脉的血流频谱。冠状动脉血流频谱特征为舒张期充盈为主，表现为舒张中期速度达最大值基线，舒张晚期及收缩早期之间形成较明显切迹。

(三)血管内超声成像

将超声换能器置于导管顶端，利用导引导管送入血管内显像，能够较好的显示冠状动脉血管壁的结构，还能够区分动脉粥样硬化斑块内的成分：①钙化斑块回声明显增强，其后方有声影；②纤维性斑块回声较强其后方无声影；③质脂斑块为低回声区。血管内多普勒超声能够测量冠脉内血流速度，对冠脉狭窄的部位及程度做出判断。

(四)冠状动脉血流储备的测定

运动或应激时冠状动脉血流量较休息时增加的能力称作冠状动脉血流储备(coronary flow reserve，CFR)。正常人冠状动脉最大血流量可为休息时的 4～5 倍。

临床上应用静脉内应用腺苷、双嘧达莫，运用血管内多普勒超声或经胸多普勒超声测定冠状动脉最大扩张状态和基础状态的舒张期血流峰值速度的比值，即为冠状动脉血流储备，正常＞2.0。冠状动脉狭窄时，冠状动脉血流储备降低，常以 CFR≤1.5 诊断冠状动脉显著狭窄。冠脉血流的储备还可用核素心肌显影、心肌造影超声心动图等方法测定。

六、心肌梗死

急性心肌梗死是由于冠状动脉粥样硬化斑块内出血、撕脱、血栓形成等原因导致其管腔闭塞、血流中断，引起其供血区域急性心肌缺血、坏死。坏死心肌收缩力减弱或丧失，心排血量减少。心肌梗死急性期过后，坏死心肌逐渐纤维化，形成心肌瘢痕，成为陈旧性心肌梗死。

(一)急性心肌梗死超声表现

1.二维超声心动图

(1)病变部位室壁变薄,局部略向外膨出。

(2)室壁运动明显减低或消失,甚至呈矛盾运动。

(3)早期心肌回声减低,以后逐渐增强。

(4)心梗范围较大时左室整体收缩功能降低。

(5)右室梗死表现为右室游离壁矛盾运动,室间隔与左室同向运动。

(6)部分患者可有少量心包积液。

2.M型超声心动图

室壁运动明显减低,或无运动(图2-10),矛盾运动,运动延迟。

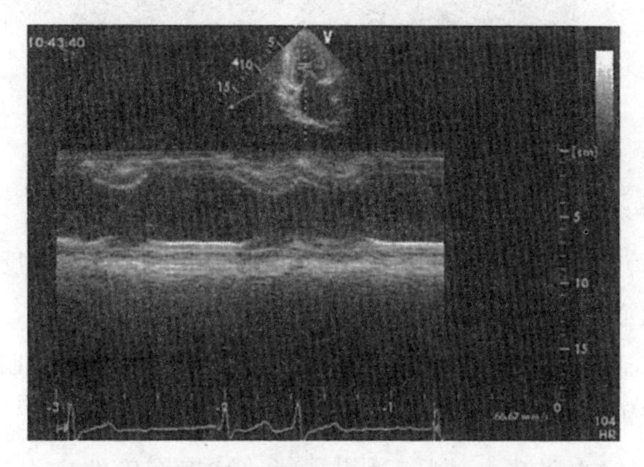

图2-10　室壁运动异常全方位M型超声心动图

3.多普勒超声

(1)彩色多普勒:乳头肌功能不全时,可检出二尖瓣反流。

(2)组织多普勒:局部运动异常区频谱异常,S峰减低,消失或倒置。

超声诊断参考标准:

二维超声心动图(1)～(3)为急性心肌梗死。

二维超声心动图(1)～(3)+(5)为右心室急性心肌梗死。

二维超声心动图(1)～(3)与多普勒超声(1)为(部位)急性心肌梗死+二尖瓣反流。

(二)陈旧性心肌梗死超声表现

1.二维超声心动图

(1)局部心肌回声明显增强,正常三层回声消失,舒张期厚度小于7mm或比邻近正常心肌薄,局部室壁可略有膨出(图2-11)。

(2)局部运动幅度显著减低,甚至消失或呈矛盾运动。

(3)非透壁心肌梗死,表现为局部心内膜下心肌内回声增强,室壁运动减弱或正常。

2.M型超声心动图

局部室壁运动明显减低、消失或矛盾运动,室壁变薄,收缩期无增厚或变薄。

3.彩色多普勒

①乳头肌功能不全时可检出二尖瓣反流;②右室心肌梗死常出现三尖瓣反流。

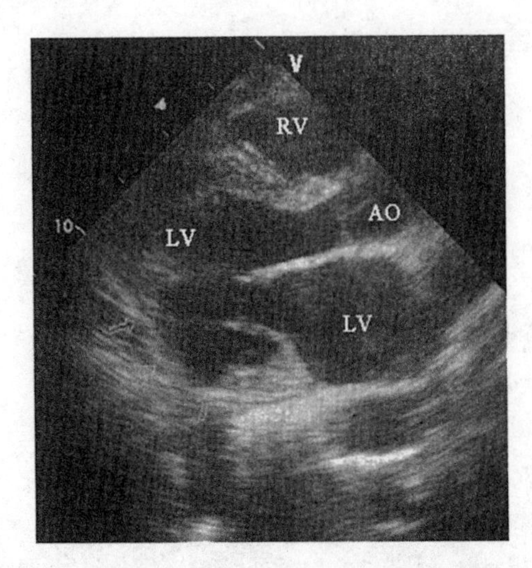

图 2-11　室壁变薄二维超声图

超声诊断参考标准：

二维超声心动图(1)(2)，陈旧性心肌梗死。

二维超声心动图(1)(2)＋彩色多普勒，陈旧性心肌梗死＋二尖瓣反流。

(三)超声心动图对心肌梗死的诊断价值

冠状动脉急性阻塞后几乎立即出现节段性室壁运动异常，以收缩期不增厚和变薄，室壁运动消失或反常运动为标准，超声心动图检出急性心肌梗死的敏感性为 90%～96%，特异性接近 100%，超声心动图定位心肌缺血、判定受累冠状动脉支准确性也很高。根据对各切面室壁异常所占比例对梗死的范围可以进行定量，对急性心肌梗死预后的估价也具有重要价值。应用超声心动图还能够随访观察心肌梗死后后室壁运动异常的演变、有无室壁瘤等并发症，对急性心肌梗死的发展与转归做出估价。超声检测急性心肌梗死是否伴有二尖瓣反流，以及反流的程度对预后的判断也有较大意义。

七、心肌梗死并发症

(一)室壁瘤

心肌梗死后坏死心肌组织进行修复，逐渐被瘢痕组织所代替，在左室内压力的作用下，病变局部室壁向外膨出，形成室壁瘤，室壁瘤通常在心肌梗死后 3～12 个月内形成，是心肌梗死的常见并发症，较大的室壁瘤会导致心力衰竭、心律失常，并易在瘤腔内形成血栓。

【超声表现】

1.二维超声心动图

(1)局部室壁呈瘤样向外膨出(图 2-12)。

(2)膨出室壁明显变薄，回声增强，与正常室壁呈矛盾运动，正常室壁与之有较清楚的分界点。

(3)收缩期膨出比舒张期更为显著，交通口舒张期略大于收缩期。

(4)膨出腔内可有附壁血栓形成。

(5)常见于左室心尖部或左室下壁。

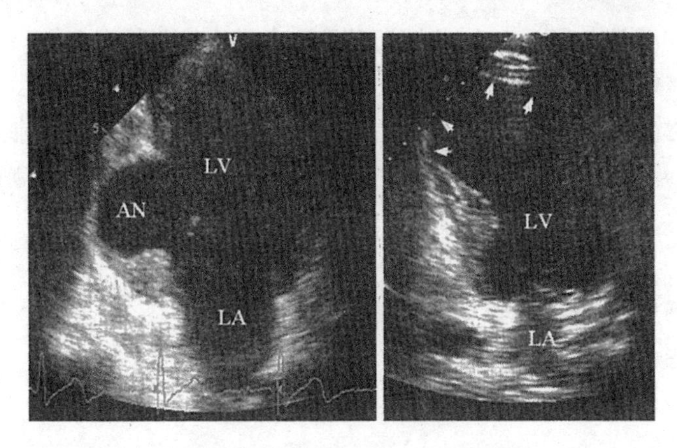

左室下壁（左图）、心尖部（右图）室壁瘤，左室下壁中部（左图）、心尖部（右图）室壁变薄，心肌回声增强，局部明显向外膨出

图 2-12　室壁瘤二维超声图

2.彩色多普勒

收缩期可见低速血流进入流体，舒张期可见血流流出瘤体。

【超声诊断参考标准】

(1)～(3)条，心肌梗死伴室壁瘤形成。

【超声诊断价值】

超声心动图检测室壁瘤敏感性高，特异性强，对于较小室壁瘤，超声心动图检出的敏感性明显优于心电图。超声心动图还可显示室壁瘤占左室大小的比例，对明确是否需要手术切除及其判断预后有很大意义。室壁瘤对心室的收缩和舒张功能有较大的影响，超声心动图能够较准确评价心功能受损的程度，指导临床治疗。

(二)乳头肌断裂

乳头肌断裂是急性心肌梗死的严重少见并发症之一，约占 1%。重者可突然出现肺水肿。听诊心前区突然出现粗糙的收缩期杂音，临床上有时与室间隔穿孔不易鉴别。

【超声表现】

1.二维超声心动图

(1)二、三尖瓣断裂的乳头肌连于腱索，随心动周期往返运动，收缩期进入心房，舒张期回到心室（图 2-13）。

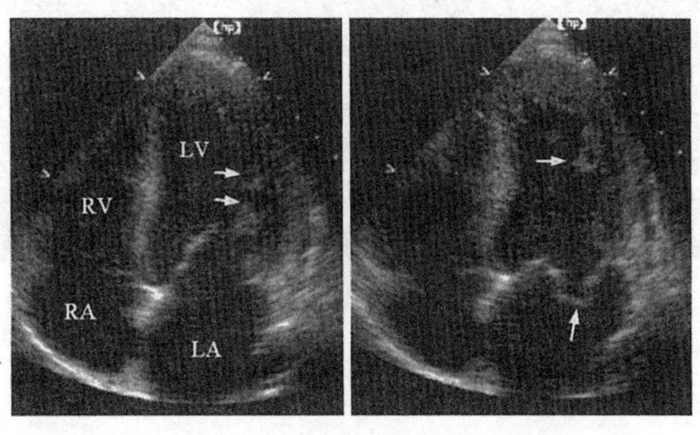

图 2-13　乳头肌断裂二维超声心动图

(2)房室瓣瓣叶出现连枷样运动,收缩期可见瓣尖脱垂伴关闭不全。

(3)心肌梗死表现:相应部位室壁运动明显减低或消失,甚至呈矛盾运动,室壁变薄,局部略向外膨出;二尖瓣前外乳头肌断裂常在左室前壁、前室间隔和心尖部心梗时出现,而后内乳头肌断裂则是伴随着左室下、后壁、后室间隔心梗出现,三尖瓣乳头肌断裂则见于右室心梗。

(4)病变侧心房、心室增大。

2.彩色多普勒

显示二、三尖瓣反流,频谱多普勒可以录得反流频谱。

【超声诊断参考标准】

二维超声(1)～(3)+彩色多普勒,急性心肌梗死乳头肌断裂伴二(三)尖瓣关闭不全。

【超声诊断价值】

超声心动图能够明确诊断乳头肌断裂,可以尽早发现乳头肌断裂,对及时手术、挽救患者生命有重要的价值。

(三)室间隔穿孔

室间隔穿孔为急性心肌梗死后少见而且预后较差的并发症之一,其发生率约1%。临床上发现胸骨左缘新出现粗糙而响亮的收缩期杂音,并伴随严重充血性心力衰竭,需要进行手术治疗。

【超声表现】

1.二维超声

(1)室间隔肌部回声失落,连续中断,边缘不甚整齐。

(2)前室间隔近心尖部穿孔多发生于广泛前壁前室间隔心肌梗死后,后室间隔基底部或中部穿孔多发生于左室下壁和后室间隔心肌梗死后,穿孔附近室壁运动异常。

(3)部位多位于前室间隔近心尖部、后室间隔基底部或中部。

(4)左右心室、左房扩大。

2.彩色多普勒

收缩期五彩镶嵌血流信号由左室经穿孔处射入右室(图2-14)。

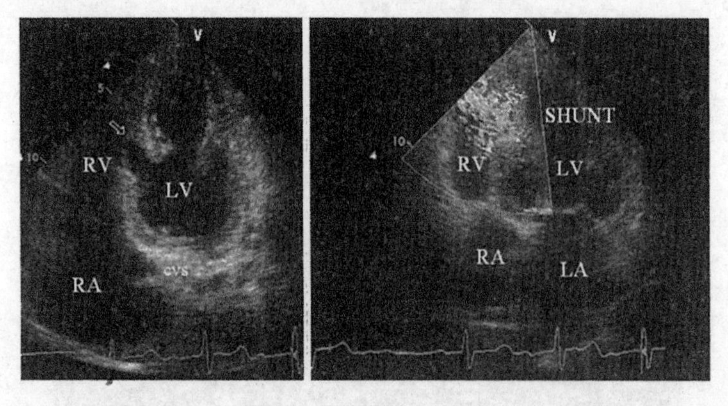

图2-14 室间隔穿孔的二维超声和彩色多普勒图像

【超声诊断参考标准】

二维超声(1)(2)+彩色多普勒,心肌梗死伴室间隔穿孔。

【超声诊断价值】

超声心动图检出心肌梗死室间隔穿孔的准确率很高，尤其是彩色多普勒血流显像对显示穿孔部位、大小等方面具有重要的作用。前降支病变所致穿孔多见于室间隔下部及近心尖部室间隔，而后降支病变穿孔室间隔后上部，检查时需多切面仔细扫查。

(四)假性室壁瘤

急性心肌梗死后，左室游离壁发生破裂、穿孔，可能造成急性心脏压塞，如果破口较小，则可能局部心包、血栓或纤维组织粘连、包裹，形成一个局限性的、与心室相通的液性囊腔，即假性室壁瘤，是心肌梗死后的少见并发症。

【超声表现】

1.二维超声

(1)左室壁与心包壁层之间有一囊状无回声腔，其壁为心包层(图 2-15)。

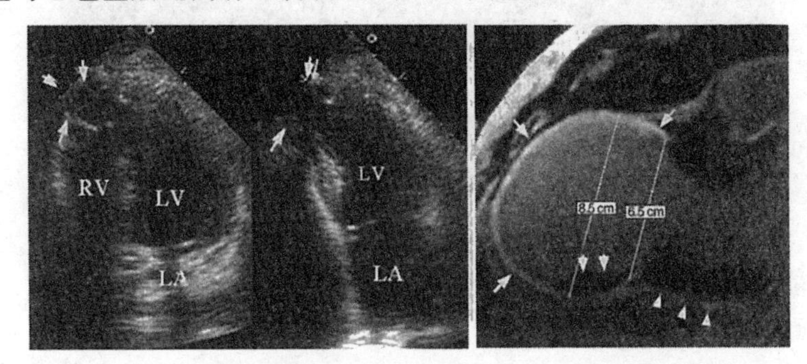

图 2-15　假性室壁瘤二维超声(左图)和磁共振图像(右图)

(2)该腔与左室之间有一狭窄小孔相交通。

(3)周围室壁呈心肌梗死改变。

(4)瘤内常有血栓。

2.彩色多普勒

收缩期血流信号由左室经交通孔向无回声腔射流，舒张期血流由该腔流向左室。

【假性室壁瘤与真性室壁瘤的区别】

(1)假性室壁瘤与左室的交通口小，真性室壁瘤与左室的交通口大。前者交通口径/瘤腔径≤0.5，后者交通口径/瘤腔径为 0.9～1.0。

(2)假性室壁瘤瘤壁为心包层，无室壁结构，且与正常室壁心肌无连续性，真性室壁瘤瘤壁为变薄的室壁，巨大室壁瘤有时不易确定瘤壁肌性结构，呈菲薄的较强光带回声，但仍可见其与正常室壁延续。

【超声诊断参考标准】

二维超声(1)～(3)＋彩色多普勒，(部位)心肌梗死伴(部位)假性室壁瘤形成。

【超声诊断价值】

超声心动图可以明确诊断假性室壁瘤，并可与真性室壁瘤鉴别，为及早手术提供有价值的信息。

(五)附壁血栓形成

心肌梗死或室壁瘤患者常发生附壁血栓形成，其血栓发生率可达 25%以上，以心尖部多见。血栓脱落后,可发生其他重要脏器栓塞。

【超声表现】

1.二维超声

(1)室壁可见不规则团块状回声附着,其内部回声分布不均匀,边缘清晰,基底部较宽,活动度较小(图 2-16)。

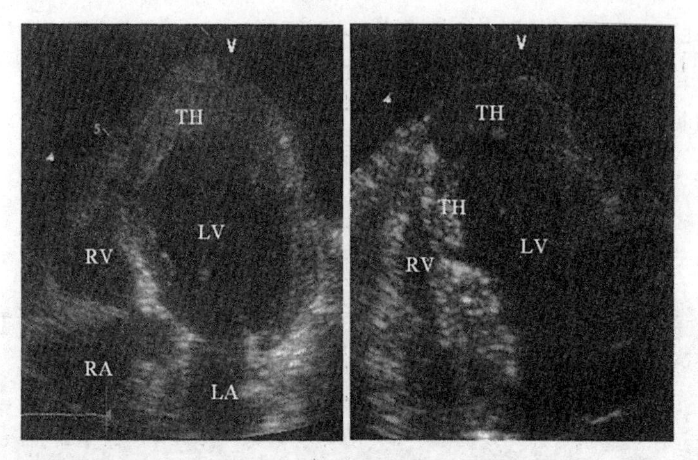

图 2-16 心肌梗死后附壁血栓形成二维超声图像

(2)其附着部位室壁有明显运动异常(消失或矛盾运动)。

(3)常见于心尖部。

2.彩色多普勒

异常回声区血流充盈缺损、绕行。

【超声诊断参考标准】

二维超声(1)、(2)+彩色多普勒,心肌梗死伴附壁血栓形成。

【超声诊断价值】

超声心动图检测血栓有较高的敏感性和特异性,为临床及早治疗、防止发生栓塞提供依据。

(六)乳头肌功能不全

乳头肌功能不全为乳头肌缺血或心腔明显扩大及室壁瘤牵拉乳头肌造成的二尖瓣关闭不全。乳头肌功能不全患者可于心前区闻及收缩期杂音。

【超声表现】

1.二维超声

(1)乳头肌回声增强,收缩期无缩短、增粗或收缩减弱。

(2)二尖瓣脱垂,致前后瓣叶对合异常。

(3)左室扩大或室壁瘤牵拉二尖瓣瓣尖下移,造成二尖瓣关闭不全。

2.彩色多普勒示二尖瓣反流

【超声诊断参考标准】

二维超声(1)~(3)+彩色多普勒,乳头肌功能不全。

【超声心动图乳头肌功能不全分型】

Ⅰ型：乳头肌回声增强，收缩期无缩短、增粗，伴有二尖瓣脱垂。为乳头肌纤维化所致。

Ⅱ型：由室壁瘤引起。可见乳头肌随室壁将二尖瓣向下牵拉，导致二尖瓣尖下移不能正常对合。

Ⅲ型：左室明显扩大，向下牵拉二尖瓣，瓣尖收缩不能关闭至正常位置，造成关闭不全。

Ⅳ型：工型合并Ⅱ型或Ⅲ型。主要表现为乳头肌纤维化及二尖瓣对合点异常，左室明显扩大或室壁瘤。

【超声诊断价值】

超声心动图可以明确诊断乳头肌功能不全并进行分型。彩色多普勒可对关闭不全程度做出判断。

八、心肌缺血的超声心动图诊断

心肌缺血是因冠状动脉粥样硬化斑块形成或痉挛引起冠状动脉狭窄，导致冠脉血流供求不平衡，引发心肌损害的病变。冠状动脉主要分支管径狭窄 s0％以上而无侧支循环时，在体力劳动或应激情况下，冠状血流量就可能不会进一步提高，即发生心肌缺血、缺氧改变。慢性心肌缺血诊断、治疗不及时可能会发展为心肌梗死。节段性室壁运动异常是心肌缺血的特异性表现，超声心动图通过将二维、M 型及其他检测手段相结合，全面检查左右心室壁和室间隔各部位是否出现节段性室壁运动异常、整体运动是否协调，来诊断冠心病。

【超声检查方法】

主要检查局部（节段性）室壁运动异常。采用胸旁左室长轴及心尖长轴切面，胸旁系列短轴连续扫查相结合。在二维切面图上仔细观察测量整体室壁运动的协调性、各部位室壁运动的幅度及时相，可疑处应取 M 型曲线与心电图同步记录，测定其时相、幅度、观察曲线形态。脉冲多普勒记录二尖瓣下舒张期血流频谱观察 E、A 峰变化。必要时采用 CK 观察室壁运动幅度，DTI 检测室壁运动速度。

【超声心动图表现】

1.二维超声

（1）节段性室壁运动幅度减弱：室壁运动减弱的标准为较正常减低 50％～75％，0～2mm 为无运动，心肌缺血通常可表现为运动减弱，严重者可表现为不运动。

（2）局部室壁增厚率减低（＜30％），对心肌缺血检出的特异性较高，但敏感性较低。

（3）室壁运动不协调：某一局部运动幅度减弱，被动地受附近室壁运动牵拉而使整个室壁运动出现不协调，可呈顺时针或逆时针扭动。

（4）心内膜、心肌回声增强，缺血区局部常有心肌弥漫或不均匀回声增强，或心内膜面线状回声增强。

（5）左室形态失常，心尖部扩大、圆钝，多因侵犯左前降支致左室乳头肌平面以下室壁缺血所致。

2.M 型超声心动图

（1）室壁运动减低、不协调，或延迟（图 2-17）。

（2）室壁收缩与舒张速度较正常减低，收缩速度大于或等于舒张速度。

（3）局部室壁运动时相延迟：心肌缺血部位收缩时相较正常室壁延迟，收缩高峰常在舒张早期,可测出落后的时间。

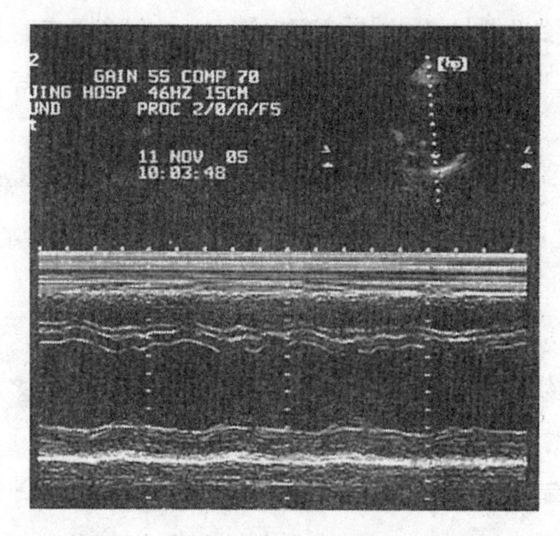

图 2-17 冠心病室壁运动 M 型曲线

(4)曲线形态异常,呈"弓背"样改变。

3.心功能的改变

(1)局部室壁功能减低。

(2)左室整体收缩功能正常或降低。

4.多普勒超声

(1)二尖瓣血流频谱:慢性心肌缺血患者可出现二尖瓣口血流频谱 E 峰减低,表示舒张早期心肌弛缓能力下降。A 峰增高,反映左房代偿性收缩增强。E/A<1 及 1/3 充盈分数、峰值充盈分数异常,E 峰减速度降低>240ms。

(2)组织多普勒:取样容积置于局部运动异常区表现为 S 峰减低,E 峰减低,A 峰可增高。置于心尖四腔二尖瓣环显示 E 峰减低,A 峰增高,E/A<1。

5.负荷试验

冠脉狭窄 50%~75%的慢性心肌缺血患者静息时可不出现室壁运动异常,增加负荷后原运动正常的室壁出现节段性运动异常或原运动轻度减弱的室壁运动异常进一步恶化为负荷试验阳性,可提高超声检出心肌缺血的敏感性,十分有价值。方法有多种,包括药物负荷试验、运动试验、心房调波及冷加压试验,目前以多巴酚丁胺负荷试验使用较多。

6.彩色室壁运动

CK 技术可见局部(节段性)室壁收缩或舒张彩色色带宽度变窄或消失。收缩早期橙色色带变窄或消失,表示收缩延迟,收缩期出现红色色带表示局部矛盾运动(图 2-18)。舒张早期蓝色色带变窄或消失,表示局部室壁舒张早期弛缓功能降低。

【超声诊断参考标准】

二维超声(1)(2)+M 型超声心动图,室壁运动减低,室壁增厚率减低,心肌回声增强,考虑心肌缺血所致。

二维超声(1)(2)+M 型超声心动图+心功能的改变+负荷试验,室壁运动减低,室壁增厚率减低,负荷试验阳性,符合心肌缺血改变。

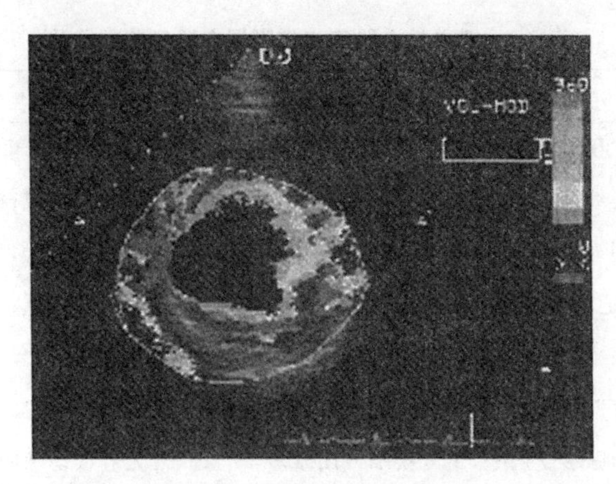

图 2-18　心肌缺血 CK 图像

【超声诊断价值】

超声心动图通过检测节段性室壁运动异常可以明确心肌缺血的部位、范围，初步判断病变冠脉分支。但冠脉狭窄较轻时，或狭窄较重、但形成了良好侧支循环时，静息状态超声心动图并不出现室壁运动异常，因此常规超声心动图检出的敏感性较低。负荷试验可以明显提高超声心动图对心肌缺血的检出率，应该大力推广。

九、缺血性心肌病

缺血性心肌病是由于冠状动脉各分支广泛受累，导致的心肌广泛缺血、坏死、纤维化，继而心脏明显扩大，收缩舒张功能明显受损的心脏疾病。缺血性心肌病一般均有多支冠状动脉粥样病变，或冠状动脉普遍较细，且常合并较广泛的陈旧性心肌梗死。

【超声心动图表现】

1.二维与 M 型超声

(1)左室明显扩大、近似球形，左房扩大，右房、右室可扩大。

(2)室壁运动普遍减低或大部分室壁运动减低，但表现为强弱不等呈节段性分布。

(3)室壁点状回声增强；部分室壁回声明显增强，可变薄、膨出，呈陈旧性心肌梗死改变。

(4)二尖瓣动度降低，开放相对较小，呈“大心腔，小开口”。

(5)左室射血分值及短轴缩短率明显减低。

2.多普勒超声

(1)彩色多普勒多可见二尖瓣反流，也可有三尖瓣或主动脉瓣反流。

(2)二尖瓣口血流频谱或二尖瓣环组织多普勒频谱显示左室舒张功能显著减退，常呈限制型充盈障碍。

【超声诊断参考标准】

二维与 M 型(1)(2)(3)(5)，左室明显扩大，室壁运动普遍减低，部分室壁回声明显增强，左室整体收缩功能明显减低，符合缺血性心肌病改变。

【鉴别诊断】

缺血性心肌病的超声表现与扩张型心肌病有类似之处，主要鉴别见表 2-2。

表 2-2 缺血性心肌病与扩张型心肌病鉴别诊断

项目	缺血性心肌病	扩张型心肌病
发病年龄	多发生于50～70岁	多发生于20～50岁
病史	多有心绞痛、胸闷病史	无明显病因或曾患心肌炎
心腔大小	心室明显扩大,但可有明显的局部膨出	心室明显扩大,呈均匀扩张
室壁运动	减低,通常不均匀,少数节段可正常	一般普遍减低
心肌回声	常增强	多正常
室壁厚度	局部室壁可变薄	多正常
冠脉造影	冠状动脉多支病变,重度狭窄或闭塞	常无冠状动脉明显狭窄

【超声诊断价值】

二维超声心动图根据左室明显扩大,收缩功能明显减低以及室壁回声增强,局部变薄、室壁搏幅不均匀性降低,呈节段性分布可提示缺血性心肌病。如有心绞痛及陈旧性心梗病史则更有助于该病的诊断。诊断过程中主要应与扩张型心肌病鉴别,个别患者两者易混淆。

第二节 原发性心肌病

原发性心肌病即通常所说的心肌病(cardiomyopathy),是指单纯由于心脏组织发生的原发性病变,导致心脏功能异常为特征的一组心脏病,多数没有明确的病因。临床和血流动力学表现有一定的特征性。诊断时需排除冠心病、高血压心脏病、先心病、瓣膜病和心包疾病等各种心脏病。按照病理学分类。原发性心肌病可以分为扩张型心肌病、肥厚型心肌病、限制型心肌病和心肌致密化不全综合征。超声心动图对肥厚型心肌病有肯定的诊断价值,对扩张型、限制型心肌病和心肌致密化不全综合征亦有重要的参考价值。

一、扩张型心肌病

扩张型心肌病主要的病理改变为心肌细胞广泛变性、坏死、萎缩,间质结缔组织增生。病变组织主要累及左心(左心型)、部分病例右心(右心型),或左右心(全心型)同时受累。心脏扩大,心肌松软,张力降低,心腔内可有附壁血栓形成。房室环可有继发性扩大,伴房室瓣关闭不全。由于心肌细胞广泛变性坏死,心肌收缩力明显减退,心脏排血量减低,心腔残余血量增加,舒张末期压力增高。长期肺淤血导致肺循环阻力增加,继而引起肺动脉高压,最终产生顽固性心力衰竭。

(一)超声心动图表现

1.二维与M型超声心动图

(1)各心腔扩大,左心型者以左房室扩大明显(图2-19),右心型者以右房室扩大明显,全心型者各心腔皆明显扩大。射血分值明显减低。

美国心脏病学会提出左心室舒张末期内径≥60mm,左心室舒张末期容积≥80ml/m^2,心

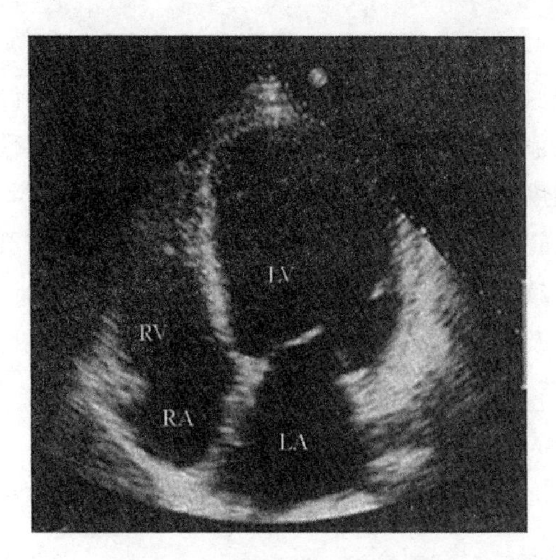

图 2-19　扩张型心肌病声像图

脏总容量≥200ml/m^2 作为左心室明显扩大的标准，可供参考。

(2)室间隔和室壁厚度可正常或略变薄，运动幅度普遍减低、M 型示收缩期增厚率小于30%，左室平均短轴缩短率明显减低。少数病例表现为局限性室壁运动减低。

(3)二尖瓣前后叶仍呈反向运动，但开放幅度小，呈现“大心腔小开口”样改变。M 型示二尖瓣曲线 E 峰和 A 峰变窄、EC 幅度减低，呈“钻石”样改变。EPSS 明显增大。

(4)血流速度缓慢、淤滞，房室腔内可形成附壁血栓。

(5)心肌组织超声背向散射异常，平均背向散射积分(IB)均高于正常人，而心肌组织背向散射积分的周期性变异值低于正常人，这是扩心病心肌纤维化成分增多、心肌收缩力丧失的表现。

2.多普勒超声

(1)彩色多普勒

①各房室内血流速度减慢、显色暗淡，血流显色多出现在房室瓣口和心室流出道内，心尖处可不显色。

②多组瓣膜反流，以房室瓣口五彩反流束多见(图 2-20)。

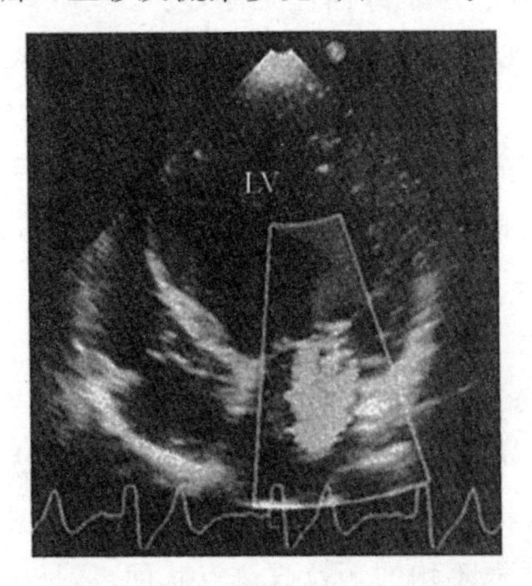

图 2-20　扩张型心肌病彩色多普勒血流图

(2)脉冲多普勒

①二、三尖瓣口血流频谱形态异常,E、A 峰峰值流速减低,血流速度积分减低。

②主动脉血流速度及流速积分减低。

③肺动脉瓣口血流速度减低,血流频谱峰值前移,形成“匕首”状。血流加速时间(AT)及射血时间(ET)缩短、射血前期(PEP)延长,AT/ET 比值减小,PEP/ET 比值增大。

(3)连续波多普勒:连续波多普勒取样线通过房室瓣反流于探及收缩期负向充填血流频谱,而半月瓣反流时,则探及舒张期正向充填血流频谱。

(二)诊断标准

具备上述超声心动图表现(1)(2)(3)条,且排除特异性心脏病。

(三)鉴别诊断

1.冠心病

心肌缺血时室壁出现节段性运动障碍;心肌梗死时室壁局限性变薄及瘢痕形成、室壁瘤形成等与扩张型心肌病不难鉴别。但需注意扩张型心肌病与缺血性心肌病鉴别,后者可表现为广泛室壁运动障碍,但各室壁运动障碍程度不同,心肌回声增强。

2.心力衰竭

与扩张型心肌病超声心动图表现相似,但超声心动图可发现引起心力衰竭的原发病征象,如瓣膜病、先天性心脏病等,不难鉴别。

(四)临床价值

扩张型心肌病较常见,临床诊断有一定困难。超声心动图诊断该病虽无特异性,但有一定的特点。它的价值在于能够排除一些易与扩张型心肌病混淆的疾病,如冠心病、瓣膜病等,协助扩张型心肌病的诊断及了解其心功能的变化。

二、肥厚型心肌病

肥厚型心肌病病因未明,遗传学研究提示可能属常染色体显性遗传,部分病人有家族史。主要病理变化为心肌细胞肥大及纤维化,心肌纤维排列紊乱。异常肥厚的心肌可出现于心壁的任何部位,多数累及左室,少数累及右室,甚至心房壁。累及左室者心肌肥厚多出现于室间隔,厚度可达 30mm 以上,大多数为非对称性肥厚,与心室游离壁的厚度不成比例,但亦可与心室其他部位呈对称性肥厚,心室腔正常或缩小。室间隔明显肥厚者,可导致左室流出道狭窄,左室收缩中晚期排空困难,左室流出道与主动脉间出现压力阶差。左室舒张期充盈障碍,顺应性减低,使左心室舒张末压、左房平均压、平均肺毛压均增高。根据其肥厚出现的部位及左室流出道有无梗阻可分为梗阻型、隐匿型和非梗阻型心肌病,分类情况如下:

(一)超声心动图表现

1.二维和 M 型超声心动图

(1)梗阻性

①非对称性心肌肥厚:室间隔肥厚最常见,室间隔厚度常大于 15mm,与正常左室后壁心肌厚度之比≥1.5,此型亦称为特发性肥厚性主动脉瓣下狭窄(图 2-21)。

②室间隔病变部位常呈强弱不均的颗粒或斑点状回声,呈“毛玻璃样”(图 2-22)。

③肥厚心肌运动幅度及收缩期增厚率均减低,正常心肌运动幅度正常或呈代偿性增强。

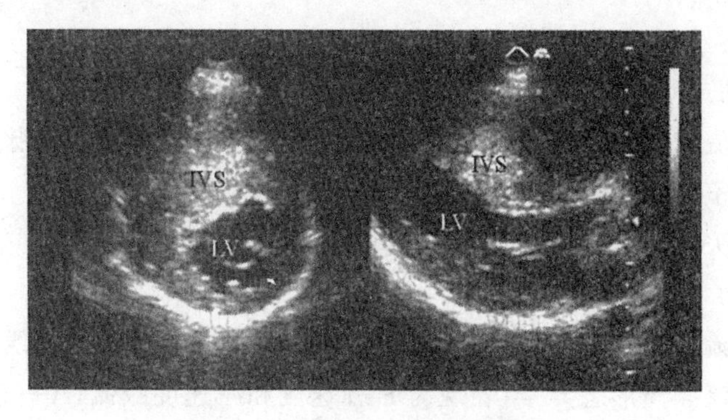

图 2-21　肥厚型心肌病声像图

④室间隔异常增厚部分呈纺锤状凸向左室流出道，致左室流出道狭窄，常小于 20mm（正常 20～30mm）。

⑤二尖瓣前叶收缩期向室间隔方向移动；M 型超声心动图表现为 CD 段向室间隔呈弓形突起，称 SAM 征。

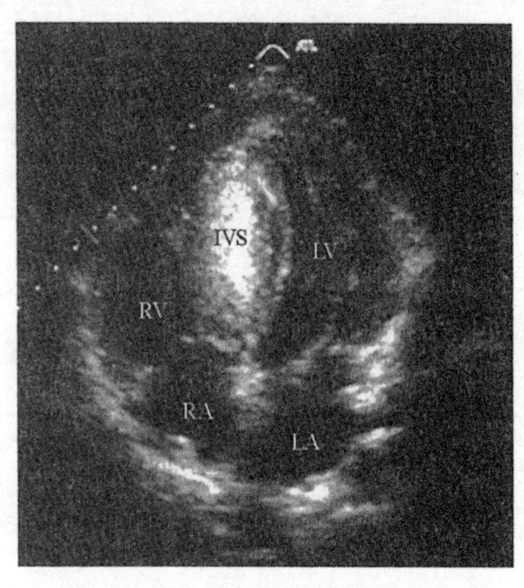

图 2-22　肥厚型心肌病声像图

⑥M 型超声心动图主动脉瓣收缩中晚期提前关闭，表现为主动脉瓣开放中晚期出现切迹，开放幅度逐渐减小。

⑦左房内径有不同程度增宽，排空指数下降。

⑧心肌肥厚而左室腔缩小，使舒张功能障碍，顺应性下降，二尖瓣 EF 斜率降低，A 峰增高。

（2）非梗阻性

①室间隔和（或）左室壁明显增厚。心尖部肥厚型心肌病室壁下 1/3 心尖部肥厚，可使心尖处室腔闭塞。

②室间隔病变部位常呈强弱不均的颗粒或斑点状回声。

③肥厚心肌运动幅度及收缩期增厚率均减低。

④无左室流出道狭窄及主动脉瓣收缩提前关闭。

2.多普勒超声

(1)彩色多普勒

①梗阻性左室流出道出现收缩期蓝色为主五彩镶嵌射流，并向主动脉瓣及瓣上延伸。

②非梗阻性左室流出道收缩期蓝色层流。

③合并二尖瓣关闭不全时可见左房内出现五彩反流束。

(2)脉冲多普勒

①梗阻性左室流出道收缩期射流频谱为峰值后移，呈匕首样单峰曲线。

②二尖瓣口血流频谱形态异常，表现为E峰速度和减速度减低，A峰流速加快。

(3)连续波多普勒

①梗阻性左室腔中部与主动脉瓣之间血流速度增加，压力阶差增大，最大压力阶差小于4.0kPa(30mmHg)者为轻度梗阻；大于8kPa(50mmHg)者为重度梗阻；介于两者之间者为中度梗阻。

②非梗阻性无压力阶差，血流峰速无显著增高。

(二)诊断标准

具备上述二维和M型超声心动图(1)、多普勒超声(1)中的①和(3)中的①条可诊断为肥厚型梗阻性心肌病，具备上述二维与M型超声心动图(2)中的①②，多普勒超声(1)中的②和(3)中的②，可诊断为肥厚型非梗阻性心肌病。

(三)鉴别诊断

1.与高血压性心脏病鉴别点

见表2-3。

表2-3 与高血压性心脏病鉴别要点

鉴别项目	肥厚型心肌病	高血压性心脏病
家族史	多数有	通常无
高血压病史	无	有
心肌回声	紊乱	正常
SAM征	有	无
肥厚心肌的均匀性	多不均匀，非对称性多见	均匀，对称性
左室流出道狭窄	多存在	无

2.主动脉瓣下狭窄

主动脉瓣下狭窄为主动脉瓣下室间隔局限性增厚并突入左室流出道，或呈环形或隔膜样狭窄，致使左室流出道排血受阻，室壁呈对称性肥厚，室间隔和左室厚度之比<1.5。

(四)临床价值

超声心动图是无创性诊断肥厚型心肌病的最好方法，可以明确诊断，有助于区别梗阻性和非梗阻性，能动态观察心腔血流情况以及评价舒张功能等，为临床提供重要的诊断依据。

三、限制型心肌病

限制型心肌病较少见，以心内膜和心内膜下心肌纤维增生、心室硬化、室腔缩小，引起心脏舒张充盈受限为主要表现的心肌病。其代表性疾病是心内膜心肌纤维化。房室瓣及腱索、乳头肌纤维性增生，可致房室瓣关闭不全，双侧心房扩大。心脏收缩和舒张功能均受限。根据受累部位的不同，限制型心肌病分为右室型、左室型和双室型；根据心室腔有无闭塞分为闭塞型和非闭塞型。临床改变类似于缩窄性心包炎。

(一)超声心动图表现

1.二维及M型超声心动图

(1)心室内膜回声增厚、增强，心室壁厚薄不均，尤以心尖部增厚明显，形成一僵硬变形的致密增强区，并常见到附壁血栓，使心尖部心腔闭塞。

(2)心腔形态改变的限制型心肌病患者，心室长径缩短，横径相对增宽，两心房腔明显扩大，两心室腔变小，心室舒张末期内径及容积减少。

(3)左室后壁和室间隔对称性增厚，室壁运动幅度明显减弱。M型示收缩期增厚率小于30%，EF斜率减慢，A峰增高。

(4)房室瓣、乳头肌增厚、变形，腱索缩短，可致瓣膜关闭不全，以三尖瓣多见。

(5)心包可出现积液，心包膜无增厚。

(6)肺动脉高压时，肺动脉增宽，肺动脉瓣曲线显示a波低平或消失，cd段收缩期关闭或扑动呈V形或W形，ef段平直。

2.多普勒超声

(1)彩色多普勒：①各房室腔内血流速度减慢，显色暗淡；②心房内出现彩色镶嵌的反流束。

(2)频谱多普勒：①二尖瓣、三尖瓣口出现反流频谱；②二尖瓣血流频谱表现为E峰高尖、A峰低小，E/A>2。

(二)诊断标准

具备上述二维及M型超声心动图中(1)(2)(3)(4)条可做出诊断。

(三)鉴别诊断

在超声心动图检查方面，限制型心肌病应注意与缩窄性心包炎或扩张型心肌病相鉴别，鉴别要点见表2-4。

(四)临床价值

限制型心肌病临床诊断较困难。超声心动图可提示心内膜增厚，心室腔变形，心房扩大及瓣膜病变，为该病提供诊断线索，并有助于与缩窄性心包炎和扩张型心肌病等容易混淆疾病相鉴别。

表2-4　与缩窄性心包炎、扩张型心肌病鉴别要点

项目	限制型心肌病	缩窄性心包炎	扩张型心肌病
心腔扩大	双房	双房	全心
心内膜增厚、增强	有	无	无
心包增厚	无	有	无

四、心肌致密化不全综合征

心肌致密化不全是一种罕见的、具有临床特征的、非单一遗传背景的先天性疾病，是由于胚胎期正常心肌致密化过程失败，导致心腔内粗大的肌小梁及隐窝持续存在。致密化过程的失败，造成相应区域的致密化心肌减少，而由多个粗大的肌小梁取代，可直接影响心肌的收缩功能；另一方面粗大的肌小梁亦可造成室壁松弛性障碍，僵硬度增加，又可影响到心肌的舒张功能。致密化不全心室的小梁隐窝因血流缓慢，易形成壁内血栓，血栓游离可引起体循环栓塞。结构的紊乱，肌束极其不规则的连接等因素可能造成严重心律失常。根据其发生部位不同可以分为左心室型、右心室型及双心室型。

(一)超声心动图表现

(1)受累的心室腔内多发异常粗大的肌小梁和交错深陷的隐窝，交错形成网状结构，病变以近心尖部 1/3 室壁节段最为明显，可波及室壁中段和后外侧游离壁，很少累及室间隔和基底段室壁(图 2-23)；如内层致密化不全心肌与外层致密化心肌比例＞2，可确诊为此病。

(2)病变区域室壁外层的致密心肌明显变薄呈中低回声，局部低运动状态。

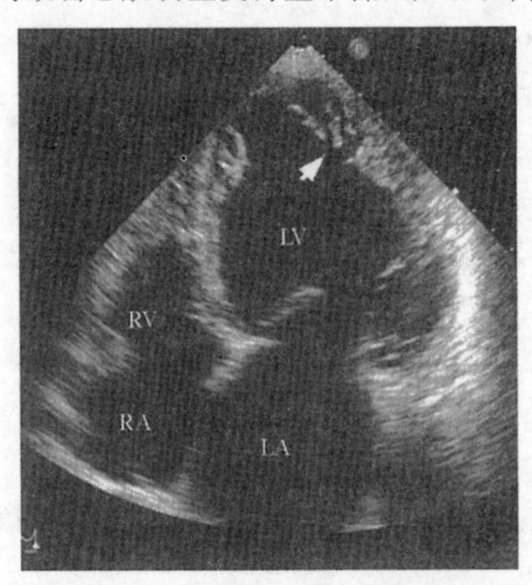

图 2-23 心肌致密化不全声像图

(3)彩色多普勒可测及隐窝间隙之间有低速血流与心腔相通(图 2-24)。

(4)晚期病变可有心腔扩大，舒张和收缩功能减低。

(5)由于病变多累及左室前外侧乳头肌，右室前组乳头肌，造成乳头肌基底松弛，从而导致房室瓣脱垂，可引起不同程度的二尖瓣和三尖瓣反流。

(6)心肌致密化不全的主要并发症包括心力衰竭，心律失常和血栓栓塞事件，有的患者可伴发室间隔缺损，房间隔缺损，主动脉二瓣畸形及冠状动脉粥样硬化性心脏病等。

(二)诊断标准

具备上述 1、2、3 条者即可基本确诊。

(三)临床价值

超声心动图可以直接显示本病病变的形态学特征，了解心功能，同时可以明确诊断并存的其他畸形及病变；具有无创、经济且结果准确可靠的特点，是本病的首选检查。

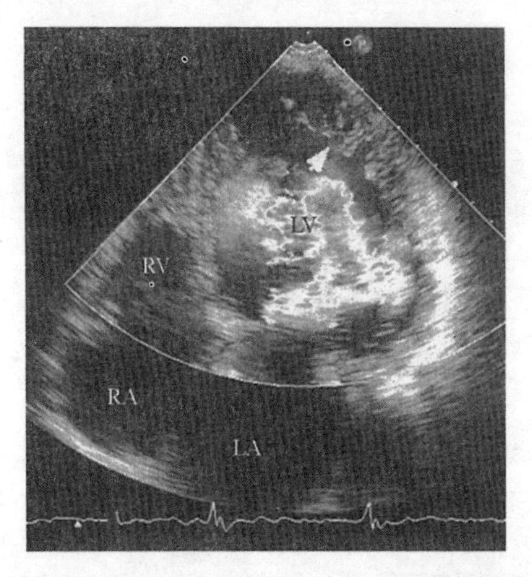

图 2-24　心肌致密化不全彩色多普勒血流图

第三节　继发性心脏病

一、慢性肺源性心脏病

慢性肺源性心脏病简称“肺心病”，是中老年人的多发病、常见病。它是由于支气管、肺或胸部病变造成肺组织和肺血管的阻塞性病变，表现为肺动脉高压、右心室增大或右心功能不全。

(一)超声心动图表现

1.二维与M型超声心动图

(1)二维超声心动图

①心脏位置显著下移，常在剑下切面才能清晰显示心脏结构。

②右房、右室扩大(图 2-25)，右室流出道增宽，肺动脉显著扩张(图 2-26)。

③右室壁及室间隔增厚，右室显著扩大时室间隔与左室后壁呈同向运动。

④下腔静脉：下腔静脉扩张，吸气时下腔静脉直径小于呼气时最大直径的40%。下腔静脉可能出现血栓。

(2)M型超声心动图

①右室流出道≥30mm，右室流出道与左房比值>1.4。

②右心室内径≥20mm，左心室内径正常。

③右室前壁厚度≥5mm，或有搏幅≥6mm。

④肺动脉显著扩张，右肺动脉内径≥18mm。

⑤肺动脉瓣后叶a波减低或消失，当a波小于2mm时，提示肺动脉高压。肺动脉瓣CD段形态异常，出现扑动或切迹，呈“W”形收缩中期半关闭及“V”形提前关闭征象(图 2-27)。

2.多普勒超声

(1)彩色多普勒

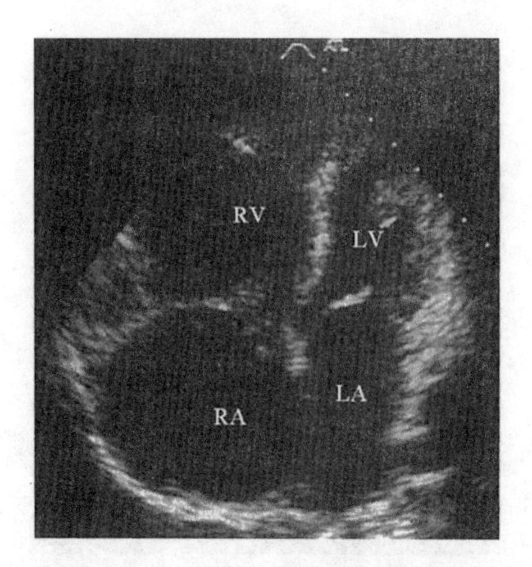

心尖四腔切面图示右房、右室扩大。RA:右房,RV:右室

图 2-25 肺源性心脏病二维超声图

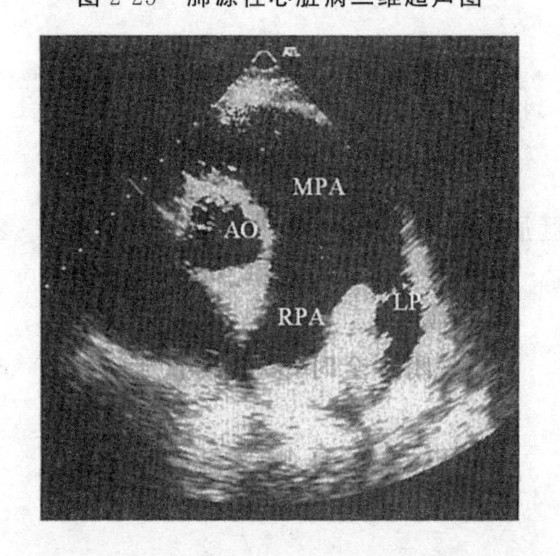

肺动脉长轴切面图示右室流出道增宽,肺动脉显著扩张。MPA:主肺动脉

图 2-26 肺源性心脏病二维超声图

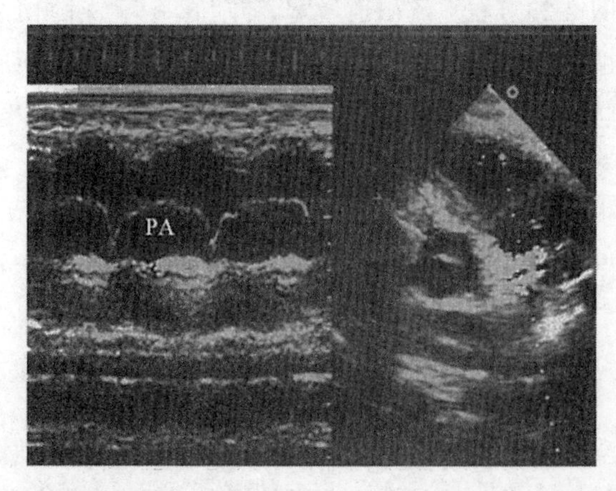

肺动脉瓣后叶 a 波减低或消失,肺动脉瓣 CD 段形态异常,呈"V"形提前关闭征象

图 2-27 肺动脉高压 M 型超声图

①肺动脉血流显色呈暗蓝色。

②合并三尖瓣反流时，三尖瓣上显示五彩镶嵌的反流信号。

③合并肺动脉瓣时，肺动脉瓣下显示五彩镶嵌的反流信号。

(2)脉冲多普勒：肺动脉瓣上血流速度减慢，射血前期延长，射血时间缩短，峰值前移，频谱形态呈“匕首”状(图 2-28)。

(3)连续波多普勒

①合并三尖瓣关闭不全时，多普勒置于三尖瓣上探及收缩期高速血流频谱。

②合并肺动脉关闭不全时，肺动脉瓣下可探及舒张期高速血流频谱。

③估测肺动脉压力：利用三尖瓣最大反流速度估测肺动脉收缩压。公式为：肺动脉收缩压(mmHg)$=4V^2+$右房压(V 为三尖瓣最大反流速度；右房压：当右房内径正常时为 5mmHg，轻至中度扩大时为 8～10mmHg，重度扩大时为 15mmHg)；利用肺动脉瓣最大反流速度估测肺动脉舒张压。公式为：肺动脉舒张压(mmHg)$=4V^2+6$(V 为肺动脉瓣舒张期最大反流速度；6 代表右室舒张末期压力)。

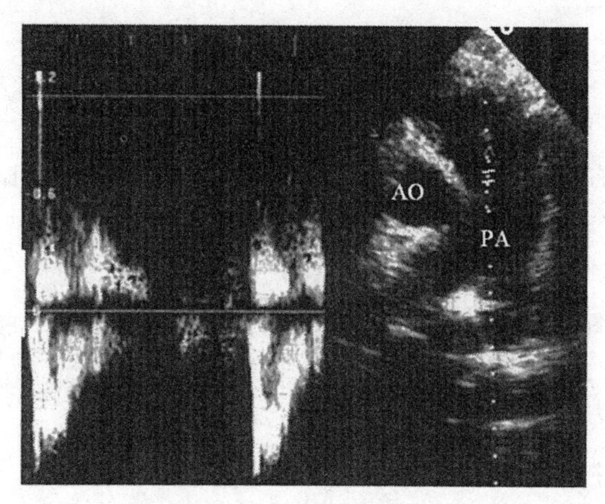

脉冲多普勒显示肺动脉瓣上血流速度峰值前移，频谱形态呈“匕首”状

图 2-28　肺动脉血流频谱图

3.三维超声心动图

能较准确的评价右室心功能，肺心病患者收缩末容量增大，射血分数减低。

(二)超声心动图诊断要点

1.主要条件

①右室流出道≥30mm；②右心室内径≥20mm；③右室前壁厚度≥5mm，或有搏幅≥6mm；④右肺动脉内径≥18mm；⑤左、右心室内径比值<2.0；⑥右室流出道与左房比值>1.4；⑦肺动脉瓣后叶运动曲线出现肺动脉高压征象。

2.次要条件

①室间隔厚度≥12mm，搏幅<5mm 或出现矛盾运动征象者；②右心房增大≥25mm(剑突下区探查)；③三尖瓣前叶曲线的 DE、EF 速度增快，E 峰呈高尖型或有 A-C 间期延长者；④二尖瓣前叶曲线幅度低，CE<18mm，CD 段上升缓慢延长，呈水平位或有 EF 下降速度减慢<90mm/s。

凡有胸部疾病的患者,具有上述M型超声心动图两项条件者(其中必具一项主要条件),且除外其他容量负荷和压力负荷导致右心系统扩大和增厚的疾病,可提示为肺心病。

3.鉴别诊断

肺心病超声心动图表现缺乏特异性。许多心脏疾病均能引起类似于肺心病的病理改变,应与下述主要疾病鉴别。

(1)冠心病:两者均多见40岁以上者,且合并存在的机会较多。冠心病有左房、左室扩大,室壁节段性运动异常,主动脉硬化,左室舒张功能减低等超声特征,易鉴别。右室梗死时可出现右心系统扩大,室壁变薄、回声增强,搏幅减低,而无肺动脉高压。

(2)先心病:许多先心病如房缺、室缺、肺动脉瓣狭窄、三尖瓣下移畸形等疾病,都可引起右室扩大,但各具有特异性的超声心动图表现,不难鉴别。

(3)肥厚型心肌病:肥厚型心肌病室间隔肥厚超过15mm,与左室后壁之比>1.3,有二尖瓣CD段前移、左室流出道狭窄及主动脉瓣收缩中期关闭征等。肺心病室间隔厚度一般不超过15mm,与左室后壁之比<1.3,且无二尖瓣CD段前移、左室流出道狭窄及主动脉瓣收缩中期关闭征等。

(4)风湿性心脏病:二尖瓣狭窄及左房扩大可引起肺动脉高压,导致右室肥厚和扩大。但风湿性心脏病特征性超声心动图表现,可与肺心病鉴别。

(5)肺动脉狭窄:有右室壁增厚及肺动脉扩张,但肺动脉瓣开放受限,肺动脉内收缩期有五彩镶嵌的血流,频谱多普勒探得高速湍流频谱。

4.评价

肺心病的超声心动图表现虽无特异性,但其对右心系统增大、增厚敏感度高于X线及心电图,尤其是对于其他容量负荷和压力负荷导致右心系统扩大和增厚的疾病的鉴别诊断有重要价值。

二、高血压性心脏病

高血压是指体循环动脉收缩压和(或)舒张压的持续升高,收缩压≥140mmHg和(或)舒张压≥90mmHg诊断为高血压病。根据病因分为原发性高血压和继发性高血压,原发性高血压指目前尚未找到明确的原因,占90%以上;继发性高血压指已经明确病因的高血压,占5%~10%。

高血压性心脏病是指由高血压所引起的心脏功能与器质性的损害。

(一)病理改变

高血压早期并无明显病理改变。高血压持续即可引起小动脉持续性痉挛,引起血管壁营养障碍,全身细小动脉硬化。组织脏器供血减少,外周血管进行性收缩,阻力增加,左室负担加重,心肌代偿性肥厚,心肌纤维肥大,间质纤维组织增生,称之高血压心脏病代偿期。由于心肌缺血,心肌收缩力减弱,心排血量下降,心功能逐渐失代偿,左室扩大,发生左心衰竭,称之高血压心脏病失代偿期。

(二)临床表现

初期只是精神紧张、情绪波动后血压升高,随后可恢复正常。后期的临床表现常与损伤的靶器官并发症有关。常见并发症为:①心脏:心力衰竭及冠心病是主要并发症。②脑:我国高血压患者脑血管意外的发生率较心脏事件的发生高,两者6:1,高血压可促进脑动脉粥样硬化。③肾脏：高血压是引起终末期肾脏疾病的常见原因，高血压可以加重肾动脉粥样硬化；进行性高血压时，则发生坏死性小动脉纤维样变化，很快进展为肾功能不全。④血管：主要表现动脉粥样硬化，严重高血压可促使夹层动脉瘤及动脉瘤形成。

(三)超声心动图表现

1.二维和M型超声心动图

(1)高血压性心脏病代偿期：①心脏结构和功能可无变化；②左室肥厚以向心型肥厚多见(图2-29)，少数不规则型肥厚，室间隔与左室后壁均增厚(11～15mm)，但罕有超过15mm者，两者比值接近1，少数可达1.3；③左室腔正常或略减小；④左室壁搏幅增强；⑤左房可轻度增大；⑥有些出现升主动脉扩张；⑦左室心肌重量增加，此为心肌肥厚的结果；⑧左室舒张末期容积、每搏及每分排血量均在正常范围。心肌收缩功能如射血分数(EF)及短轴缩短率(△D)均增大。

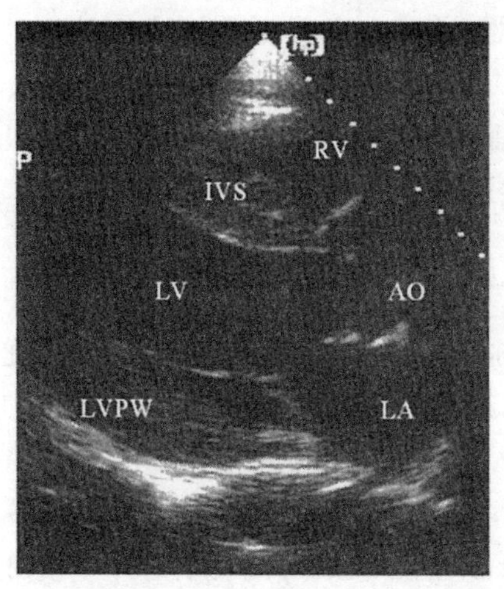

左室长轴切面室间隔与左室后壁肥厚，比例接近1。LVPW左室后壁，IVS室间隔

图2-29　高血压心脏病代偿期二维超声图

(2)高血压心脏病失代偿期：①左室腔扩大，左房亦扩大；②心室壁肥厚表现为离心型，心肌重量增加；③左室壁运动幅度减低，主动脉搏幅亦减低；④左室舒张末期容积增大，心脏排血量下降，左室收缩与舒张功能均减低；⑤左心衰竭发展到全心衰竭(肺静脉淤血-肺静脉压增高-右心功能障碍)。

2.多普勒超声

(1)彩色多普勒：①合并房室瓣或半月瓣关闭不全时，分别于房室瓣上或半月瓣下显示五彩镶嵌反流信号；②合并心衰时，二尖瓣口及主动脉瓣口血流色泽暗淡。

(2)脉冲多普勒：二尖瓣口血流频谱形态失常，代偿期为E峰加速时间延长，E峰流速及减速度减低，减速时间延长，A峰速度加快，E/A<1。失代偿期E峰减速时间、充盈时间均缩短，左室等容舒张时间缩短，E/A>2。

(3)连续多普勒：合并房室瓣关闭不全时，于房室瓣上录得收缩期反流频谱。合并半月瓣关闭不全时，于半月瓣下录得舒张期反流频谱。

3.超声心动图表现与高血压分期的关系

缓进型高血压根据心、脑、肾损害情况分为三期：Ⅰ期为血压达到确诊高血压水平，临床无心、脑、肾并发症表现;Ⅱ期为血压达到确诊高血压水平,合并一项或一项以上心、脑、肾器质性损害;Ⅲ期血压达到确诊高血压水平,合并下列之一项者。①脑出血或高血压脑病;②左心衰竭;③肾衰竭;④眼底出血或渗出;⑤心绞痛,心肌梗死,脑血栓形成。

超声心动图通过对心脏结构与功能的检查,可反映不同时期高血压的客观指标。

高血压Ⅰ期:超声心动图显示:①左房略大,左室正常;②可有室间隔、左室后壁及主动脉搏幅增强;③左室壁厚度正常;④左室收缩功能正常;⑤舒张功能轻微损害,如二尖瓣下E峰流速及减速度减低,A峰流速加快,ElA<1等。

高血压Ⅱ期:超声心动图显示:①左房大,左室略大或正常;②室壁运动正常或增强;③室间隔及左室壁增厚,心肌重量增加;④左室收缩功能正常,如射血分数、短轴缩短率及心排血量正常或增加;⑤舒张功能进一步减低。

高血压Ⅲ期:超声心动图显示:①左房明显扩大,左室扩大,严重时全心扩大;②室壁运动减弱;③室间隔及左室壁增厚或正常,心肌重量明显增加(≥215g),并有心肌回声增强;④左室收缩功能减低,射血分数、短轴缩短率及心排血量降低;⑤舒张功能减低,二尖瓣下E峰及A峰流速均降低,E/A比值可接近正常。

(四)鉴别诊断

1.肥厚型心肌病

该病特征为室间隔非对称性肥厚,室间隔与左室后壁厚度比值≥1.3,可有左室流出道狭窄,左室心腔缩小二尖瓣收缩期SAM现象及主动脉瓣收缩中期半关闭等征象,可与高心病鉴别。

2.主动脉狭窄

包括主动脉瓣、瓣上、瓣下及主动脉狭窄,均可引起左室壁对称性肥厚。超声心动图易发现引起室壁肥厚的主动脉病变,不难鉴别。

3.主动脉缩窄

多数为先天性,少数为多发性大动脉炎所致。可引起左室壁对称性肥厚,但上臂血压增高,下肢血压正常或降低,可与高心病鉴别。

(五)评价

高血压性心脏病的超声心动图表现无特异性。室壁肥厚是高心病主要的超声特征。超声心动图检查的目的在于排除其他可以引起肥厚的疾病,询问病史为临床提供高心病的诊断依据,并对其病程进展做出客观的评价。

三、糖尿病心肌病

糖尿病心肌病是糖尿病患者所特有的心脏病,不能用高血压心脏病、冠心病、瓣膜病及其他心脏病变解释的心肌病,可表现为心绞痛、进行性心功能不全,常有房性奔马律和室性奔马律出现,极易发生心力衰竭。

(一)超声心动图表现

1.三维和M型超声心动图

(1)二维超声:①心脏扩大,以左室、左房为主;②室间隔及左室后壁增厚,心肌重量增加;③左室心肌回声增强、欠均匀;④主动脉硬化。

(2)M 型超声心动图:①左室流出道增宽;②E 峰到室间隔的距离增大;③主动脉搏幅减低。

2.多普勒超声

①彩色多普勒:当心房、心室扩大时,出现二尖瓣反流。

②脉冲多普勒:早期二尖瓣口血流频谱 E 峰/A 峰<1,随之出现收缩功能减低。

③组织多普勒:早期表现左室壁二尖瓣环水平及左室壁各节段舒张早期速度(VE)降低,舒张晚期速度(VA)增高,VE/VA<1,等容舒张期时间延长。晚期收缩功能减低。

(二)诊断标准

具有糖尿病病史,除外其他心脏病,并具备上述二维超声表现可提示诊断。

(三)评价

糖尿病心脏病的超声心动图表现无特异性。超声心动图检查在于排除其他可以引起的疾病,询问病史做出客观的诊断。

四、酒精性心肌病

酒精性心肌病是指长期饮酒、酗酒,纯酒精 125ml/d、白酒 150g/d 或啤酒 4 瓶/天以上,持续 6～10 年以上者引起的心肌变性、心律失常、心功能障碍等心肌疾病。病理改变无特异性,与扩张型心肌病基本相同。

(一)超声心动图表现

1.二维和 M 型超声心动图

(1)二维超声心动图

①心脏扩大,以左室为主。晚期全心扩大。

②心肌肥厚,主要表现在室间隔及左室后壁呈对称性轻度肥厚,心肌重量增加。

③左室心肌内出现异常散在斑点状强回声。

④左室心内膜增厚、回声增强。

⑤室壁运动搏幅普遍减低。

(2)M 型超声心动图:各瓣膜开放幅度减低,二尖瓣前后瓣呈"钻石样"。

2.多普勒超声

(1)彩色多普勒:当心房、心室扩大时,多有二尖瓣反流;晚期可出现多个瓣膜的反流。

(2)脉冲多普勒:早期二尖瓣口血流频谱 E 峰及 A 峰无变化;当发展到一定时期出现形态失常,E 峰加速时间延长及减速度减低,A 峰速度加快,E/A<1。

(3)组织多普勒:左室壁二尖瓣环收缩期及舒张早期速度降低,舒张晚期速度增高或无明显变化,舒张早期(VE)与晚期速度峰值(VA)比<1,等容舒张期时间延长。

(二)诊断标准

长期饮酒史,除外其他心脏病,并具备上述二维超声表现可提示诊断。

(三)鉴别诊断

1.急性病毒性心肌炎

心肌回声低,尚均匀,有节段性减弱,治疗后心腔缩小,有病毒感染史。

2.高血压心脏病

心肌增厚、回声均匀,室壁运动增强,早期出现舒张功能减低、收缩功能正常,晚期舒张功能、收缩功能均减低，治疗后心腔缩小不明显。

3.扩张型心肌病

心肌回声略强，心内膜回声正常，室壁弥漫性运动减低，收缩期、舒张期功能均明显减低，治疗后心腔缩小不明显。

（四）评价

酒精性心脏病的超声心动图表现无特异性。超声心动图检查的目的在于排除其他病因引起的疾病，并仔细追问饮酒史做出客观的诊断。

第四节 胎儿超声心动图

先天性心脏畸形是一种常见心脏畸形，其发生率在活产新生儿中占5‰～10‰，在死胎中可高达30‰。超声心动图可以从胚胎时期的原始心管一直监测到分娩前的胎儿心脏，可了解胎儿心血管结构，诊断胎儿先心病、心脏肿瘤；胎儿心律失常并进行分类。

一、适应证

从围产保健的角度来看，孕妇妊娠中期应进行一次产科超声检查以观察胎儿生长发育及胎盘、脐带、羊水情况，并且常规扫查胎儿心脏四腔心切面。Huhta等人报道约有85%的胎儿超声心动图受检者来自产科超声发现的四腔心异常。此外，下列情况应做检查：

(1)先天性心脏病家族史(父母或家庭中其他子女有先天性心脏病者以及旁系亲属中有先天性心脏病者)。

(2)母亲患有各类型糖尿病、结缔组织疾病，孕早期接收某些可能导致心脏畸形的药物治疗及中、晚期使用某些对胎儿循环生理有影响的药物。

(3)妊娠早期的某些病毒感染，特别是风疹病毒、巨细胞病毒及弓形体感染，长期接触有害物质或放射线。

(4)高龄孕妇及不正常妊娠史孕妇年龄大于35岁以上，其染色体异常发生率增加；既往史有多次流产、胎死宫内。

(5)常规产科超声发现胎儿其他脏器畸形、羊水过多或过少以及出现非免疫性水肿。

(6)产科听诊胎儿心律不齐或心律失常。

(7)常规B超检查胎儿四腔心显示不佳或四腔心异常者。

二、检查方法

完整的胎儿超声心动图检查需经3个步骤：①二维超声心动图；②M型超声心动图；③彩色多普勒(包括脉冲及连续波多普勒)。由于胎儿在母体内位置是不固定的，因此检查时受声窗及脊柱和肋骨的影响很大。特别是妊娠晚期，胎儿趋向成熟，骨化程度增加、羊水量减少及母体肥胖等因素影响，使检查有一定难度。胎儿超声心动图检查最佳时间为孕18～26周，特殊情况可提前2周进行(如胎儿染色体异常、严重家族史、可疑心律失常)。

胎儿超声心动图检查不同于普通的一次胎儿心脏扫查(仅需2min)。完整的一套检查包括对胎儿产科指标的测量，以确定胎龄，排除心外畸形，以及多普勒超声对外周血流(如大脑中动脉、动脉导管、降主动脉、腔静脉等)的评价，需要30～45min。因此，检查前应尽可能地对孕妇进行解释，并在检查过程中随时询问有何不适。

(一)二维超声心动图

1.确定位置

正常胎儿心脏位于胸腔中部偏左，心尖部指向左侧。

(1)确定胎儿在宫腔内的位置：行胎儿超声心动图检查前，要确定胎儿在宫腔内的位置，分清左右，腹部降主动脉及下腔静脉的水平观和冠状观可用于确定胎儿的左右。降主动脉位于脊柱的左侧，有搏动感；下腔静脉位于脊柱右侧，位置较主动脉略靠前。胃泡位于左上腹部，心脏的下方。当胎儿出现右位心、右旋心及内脏反位时，以上结构将发生改变。

(2)显示胎儿四腔心切面：根据顺序分段法分段检查胎儿心脏。

心房体位：正常卵圆孔活瓣运动朝向左房并可见肺静脉入口；右房则可见体静脉入口，下腔静脉入口处有大的Eusachin瓣。

心室位置：首先应观察心房心室的连接、大血管的连接。正常心室解剖结构及位置应是：右心室位于胸骨后方，靠心尖部近似三角形，有粗大的调节束，连接室间隔与右心室游离壁之间，内膜面肌小梁丰富；左心室内膜面相对较光滑，乳头肌易于识别。在妊娠中期常可见一个或多个强回声点附着在腱索乳头肌上，妊娠晚期消失或回声强度降低；二尖瓣附着点较三尖瓣为高。略为旋转探头即可显示大动脉开口。

大血管位置：在四腔心的基础上，两根大血管起始部十字交叉关系、肺动脉在主动脉的左前方，此点对排除各类型大血管转位至关重要。另外，主动脉后壁与二尖瓣前叶之间的纤维连续存在也说明大血管关系正常。

2.胎儿二维超声心动图的具体检查步骤

(1)四腔心切面：采用胸腔横断面扫描获得四腔观并首先进行心胸比例测量。正常时胎儿心脏面积与胸腔面积的比值为0.25～0.33；其心脏与胸腔周径比小于0.5。根据胎儿的不同体位，四腔心可分为标准四腔心(心尖部四腔心)和胸骨旁左室长轴四腔心。可清楚地显示各心房、心室内径，正常时左右心房、心室内径大小基本相等，约为1∶1.2，心室壁厚度基本相同；室间隔连续正常、房间隔显示开放的卵圆孔及向左房侧活动的瓣膜。

胸腔横断面极易显示完美的四腔心，可根据这一切面诊断或初步诊断多种心脏畸形，并可初步判断胎儿心功能。如左右心室发育不良、房室瓣闭锁、房室共道(单心房及单心室)、较大的房、室间隔缺损、三尖瓣下移畸形、心脏肿瘤和母亲糖尿病或双胎输血综合征等因素所导致的胎儿先天性心肌肥厚。需要强调的是由于胎儿体位多变和检查人员操作技术等因素，可显著影响四腔心显示的标准与否，因此应尽可能寻找满意的标准四腔心以避免非病理性四腔心异常而造成的误诊。

(2)左室流出道切面：以胎儿四腔心为基础，将探头略向胎儿头侧倾斜，并使探测平面更接近于心室前壁，此时可最佳显示主动脉瓣口及升主动脉。应用该切面可以诊断主动脉瓣发育异常或瓣膜狭窄以及狭窄后的扩张，同时可根据室间隔与主动脉前壁连接的组织结构及有无两支大血管的十字交叉特点判断胎儿是否存在大血管转位。

(3)左心室长轴切面：探头与胎儿长轴接近平行，根据胎儿体位略微调整探头角度。此切面可观察法四联症的主动脉骑跨、主动脉瓣发育异常及狭窄、左心发育不良等，特别是用于胎儿心功能的评价，引导 M 型取样线进行计算。

(4)大血管短轴切面：在胎儿左心室长轴观的基础上，将探头略向胎儿头侧做顺时针旋转，显示的切面与婴幼儿的大血管短轴及肺动脉分叉图相似。主动脉的横断面位于中央，右室流出道和肺动脉则包绕在主动脉的外围。此切面可显示两组动脉瓣、三尖瓣、肺动脉及左右肺动脉分支和动脉导管。肺动脉内径略宽，动脉导管与肺动脉主干相连并与降主动脉相通，内径与降主动脉基本相似。此切面对确定大血管关系及与心室之间的关系是否正常有重要意义，并可观察右室流出道及肺动脉瓣发育正常与否。如有肺动脉瓣狭窄时，可显示瓣叶增厚、冗长、两叶或多叶畸形、瓣环变形缩小以及主肺动脉的狭窄后扩张。

(5)主动脉弓与动脉导管弓切面：探头平行于胎儿长轴，尽可能寻找脊柱位于图像上部或图像基底部的断面。稍微向头侧移动探头可显示主动脉弓、升主动脉及降主动脉，主动脉弓弯曲度较大形状似“拐杖把”，起源于升主动脉，并可见三支头臂干的发出(头臂干、左颈总动脉、左锁骨下动脉)。此切面可观察主动脉瓣狭窄及狭窄后的扩张、主动脉瓣闭锁、主动脉缩窄、离断及动脉共干。由于胎儿期降主动脉部峡部内径相对小，且主动脉弓较难在一个平面上显示完整，因此对主动脉缩窄的诊断应慎重，需综合其他异常改变再做出诊断。在显示主动脉弓切面的基础上，将探头稍向内侧倾斜可显示动脉导管弓，与主动脉弓不同的是，动脉导管弓呈直角形，外侧壁光滑，无分支动脉。其位置位于主动脉弓的下方，与肺动脉相延续，并与降主动脉相通。当胎儿发生异常的动脉导管收缩时，多普勒取样容积位于此可检出导管内收缩和舒张期血流速度增加(以舒张期为显)，搏动指数明显降低。

(6)上下腔静脉切面：探头仍与胎儿长轴平行，在显示主动脉弓的水平略微向右侧旋转，既可出现上下腔静脉分别由上下方与右心房相连的解剖图像。正常时下腔静脉的内径略大于上腔静脉，当胎儿心功能降低时，下腔静脉可明显增宽。

(二)M 型超声心动图

M 型超声心动图是在二维显像的基础上，通过 M 型取样线穿过心脏的不同切面来观察心脏的运动一时间曲线状态及功能。由于胎儿期无法无创同步的获取胎儿心电图，因此 M 型超声心动图除可对胎儿心脏的心腔内径和大血管内径进行测量、计算心室缩短分数以评价心功能之外，最常用于检测和分辨胎儿心律不齐，诊断心律失常。

(三)彩色多普勒及超声多普勒频谱

彩色多普勒提供实时的胎儿血流动力学信息。由于彩色显像重合在二维显像显示出的心脏及血管结构之上才能发挥作用，因此优质的高分辨率的二维图像仍然是最重要的。彩色多普勒可迅速引导频谱多普勒取样而大大缩短检查时间。

1.房室瓣口血流

胎儿期房室瓣血流 E/A 比值与出生后的 E/A 比值不同，二、三尖瓣 E/A＜1。随着妊娠期的进展 E/A 比值有所增加，但始终小于 1。左右房室瓣口血流速度不同，三尖瓣的血流速度大于二尖瓣；其流量也大于二尖瓣。正常胎儿不应当出现三尖瓣反流的血流信号，偶见小于收缩期时相 1/3 的低速反流信号，可视为生理性反流。

2.主动脉及肺动脉血流

彩色多普勒可清晰显示主、肺动脉血流及引导频谱多普勒取样容积进行检测。显示切面有左心室长轴图、主动脉弓长轴图、五腔心图及大血管短轴图。主、肺动脉的血流频谱形态相似，峰值流速均位于收缩早期；主动脉血流速度大于肺动脉，但频谱较窄及其峰值上升支速度较肺动脉慢，胎儿肺循环阻力较高，左右肺动脉血流频谱也十分相似。

3.动脉导管血流

将取样容积置于动脉导管弓处，其频谱形态与主动脉弓血流相似，均为双期血流信号，频谱形态呈收缩期高速血流和舒张期低速血流，与主动脉不同的是动脉导管的舒张期血流为波峰状及血流速度始终高于主动脉弓。随着妊娠期的发展峰值流速呈上升趋势，但搏动指数(PI)变化不明显(均在1.9以上)。如动脉导管PI值降低则提示动脉导管收缩。

4.下腔静脉及肺静脉血流

取下腔静脉连接右心房切面，取样容积置于下腔静脉内可显示向心房的双向血流频谱，前向血流为双峰代表心脏收缩及舒张早期，心房收缩期可见一短暂的负向血流，当胎儿心功能降低或胎儿水肿时，此负向反流波增大。肺静脉血流显示较腔静脉困难，其频谱形态与下腔静脉相似及临床意义亦相同。

5.脐动脉血流

胎儿胎盘血循环是通过脐血管与胎儿体内血循环相连。多普勒可无创的评价胎儿胎盘循环功能。脐动脉为双期血流频谱，收缩期峰值后移并呈坡状下降。收缩期峰值流速反映血流量，舒张末期流速反映胎盘血管阻力。通常将收缩期峰值和舒张末期流速之比(S/D比值)作为评估胎盘血管阻力的指标。妊娠24周以前S/D比值≥4，而后呈递减趋势至33周时降到2.6，妊娠38周后降至2.3以下。S/D比值下降提示胎盘血管阻力降低，反之则提示胎盘胎儿循环功能异常如胎儿宫内发育迟缓或当胎儿心功能降低时。

6.大脑中动脉血流

在二维显示胎儿颅中线的基础上，彩色多普勒清楚地显示胎儿大脑前、中、后动脉，乃至整个Willis环；胎儿大脑中动脉的舒张期流速随胎龄而递增，S/D比值呈递减，说明脑血管阻力随着胎儿的长大而降低，血流量随之增加。当胎儿宫内发育迟缓等因素引起胎儿循环功能降低时，胎儿大脑中动脉舒张末期血流速度明显增高，此结果与脐动脉所见相反，证明脑微效应的存在。

三、胎儿先天性心脏病

胎儿先天性心脏病的诊断受胎儿运动多变的体位、有限的透声窗及胎儿期特殊的血流动力学形式等诸多因素的影响，有一定的难度。因此，准确地发现和诊断先天性心血管畸形应采用顺序节段法进行。先天性心脏病可分为：①右心系统异常。如右心发育不良、三尖瓣狭窄或闭锁、三尖瓣下移畸形、肺动脉狭窄或闭锁。②左心系统异常。如左心发育不良、二尖瓣狭窄或闭锁、主动脉狭窄或闭锁、主动脉弓缩窄。③间隔缺损。如房间隔或室间隔缺损、心内膜垫缺损等。④复杂畸形。如大血管异常的大血管转位和右室双出口、法洛四联症、永存主动脉干。现介绍常见胎儿先天性心脏病的超声诊断如下：

(一)肺动脉闭锁不伴室间隔缺损

由于胎儿期的特殊血液循环形式都会使任何右心血流受阻的病变出现左心的扩大而胎儿

心功能保持在正常范围。当肺动脉闭锁时,右心房的血液通过卵圆孔到达左心系统,由于右室血流无法经肺动脉流出,肺动脉的血流灌注来自动脉导管的倒流血流。与此同时,左室则承担全心的血液输出而出现容量负荷过重。肺动脉闭锁的胎儿期诊断主要依据二维超声的改变。

1.超声表现

(1)二维超声

1)左心与主动脉明显增大。

2)右心发育不良的改变:①右心室壁的显著肥厚,其大小取决于三尖瓣的反流量;②右心房扩大,其增大的程度取决于卵圆孔的堵塞程度和三尖瓣的反流量;③在大动脉短轴切面可见肺动脉环呈增强的膜样回声;④肺动脉闭锁还常合并有三尖瓣下移等瓣膜形态发育异常。

(2)多普勒超声

1)肺动脉和右室流出道极度狭窄及无法显示腔隙及彩色多普勒未检测到血流。

2)右房内可检出三尖瓣反流。反流为全收缩期重度反流。

3)连续波多普勒,收缩期三尖瓣反流的高速血流,峰值速度约3.5m/s。

2.超声诊断价值

任何右心血流受阻都会引起左心扩大,而胎儿不出现胎儿心力衰竭的特征。其典型例子为不伴有室间隔缺损的肺动脉瓣闭锁,二维超声主要示右心发育不良综合征的改变,此外还有肺动脉瓣闭锁的超声改变。多普勒超声显示三尖瓣反流。诊断时应排除有无合并室间隔缺损,但对于2mm以下的室间隔缺损无诊断意义。

(二)三尖瓣闭锁

三尖瓣闭锁时,右心房内无三尖瓣孔及三尖瓣组织,使右心房与右心室之间无法相通。右心房的血液通过卵圆孔流入左心房,左心室扩大,右心室萎缩。

三尖瓣闭锁常伴发有大血管转位、肺动脉狭窄、室间隔缺损、主动脉弓缩窄等畸形。

1.超声表现

(1)二维超声

1)胎儿四腔心显示,左、右心明显不对称,由于右室萎缩似呈单心室样改变。

2)右心房与右心室之间无直接交通及无三尖瓣组织,在相当于三尖瓣口处仅见一强回声条索,无开启运动。

3)多见伴有室间隔缺损,四腔心显示膜部室间隔缺损。不伴有室间隔缺损时,右心室仅为一残腔而显示不清。

4)并发症的显示,如大血管转位的病例出现心室与大动脉连接不一致的表现。右心室显著发育不良,表现为右室萎缩彩色多普勒,检测不到右心房、室之间的血流相通。

(2)超声多普勒

1)彩色与频谱多普勒不能检出右侧房室瓣血流。

2)不合并室间隔缺损的三尖瓣闭锁,动脉导管内可出现反向血流。

2.超声诊断价值

三尖瓣闭锁的主要病理特征:超声显示四腔心的明显不对称。彩色和频谱多普勒可见显著特征。胎儿期超声诊断三尖瓣闭锁较容易。

(三)三尖瓣下移畸形(Ebstein's 畸形)

三尖瓣隔瓣或后瓣下移附着于近心尖的右心室壁上而前瓣位置多正常。移位后的三尖瓣隔瓣、后瓣常发育不良甚至萎缩、缺如,前瓣增大。可合并心脏其他畸形,如室间隔缺损、肺动脉狭窄等,也可合并心外畸形或染色体异常。由于三尖瓣下移将右心室分成 2 个部分,既房化右心室与功能性右心室。房化右心室与右心房融合,其壁薄,心内膜面光滑且无收缩功能;功能性右心室常小于正常右心室,其壁略增厚,肌小梁粗大,由于瓣膜发育异常导致狭窄或关闭不全,使功能性右心室发育不良。三尖瓣下移畸形的胎儿期诊断较容易,四腔心可清晰显示瓣膜的附着点及各房室的大小,彩色多普勒探及三尖瓣反流即可明确诊断。

1.超声表现

(1)二维超声

1)心胸比例明显增大。胎儿四腔心显示左、右心明显不对称,右心明显扩大,尤以右心房扩大为显著。

2)四腔心显示三尖瓣位置明显异常,瓣膜下移至右心室。

3)下移的三尖瓣有时因瓣膜发育不良而在二维超声上显示不清。

(2)多普勒超声

1)彩色与频谱多普勒均可显示出重度三尖瓣反流,表现为全收缩期反流束宽大、色彩明亮,流束常可达右心房底部。CW 检测反流峰值为 3.5m/s 以上。

2)晚期伴有心衰时,三尖瓣反流峰值降低。

2.超声诊断价值

三尖瓣下移畸形的产前诊断主要根据胎儿四腔心显示右心明显扩大,尤以右心房扩大为显。三尖瓣位置明显异常,瓣膜下移至右心室的二维改变。产前诊断此病通常较重而出生后多不能存活,死亡的主要原因是心脏扩大导致肺发育不良。产前诊断本病有确诊意义。

(四)主动脉狭窄

胎儿主动脉狭窄作为一种孤立的病变包括:瓣膜发育异常、瓣上、瓣下的狭窄,产生左室流出道梗阻并导致左心扩大。胎儿期最常见的类型是主动脉瓣狭窄。

1.超声表现

(1)二维超声

1)左心室长轴和五腔心图可见瓣膜形态异常及开放受限,主动脉弓切面可显示升主动脉呈狭窄后扩张。

2)四腔心图示左室肥厚及乳头肌回声增强。

3)因严重狭窄导致左心衰竭时,左心室扩大,舒缩运动减弱,左心室壁和乳头肌回声增强。二尖瓣开放幅度减小。

(2)多普勒超声

1)彩色多普勒示狭窄区上方五彩镶嵌血流。

2)彩色多普勒可见二尖瓣反流,伴左房左室的扩大。

2.超声诊断价值

部分病例在胎儿较早期检出主动脉瓣狭窄后,随孕周增大可发展为重度主动脉狭窄,这类胎儿还可出现卵圆孔提前关闭。而多数胎儿狭窄程度不变。产前超声诊断对轻中度诊断较困难,应十分慎重。

(五)房间隔缺损

房间隔缺损可分为原发孔(Ⅰ孔)型和继发孔(Ⅱ孔)型,前者约占75%。胎儿期由于卵圆孔的开放,因此对继发孔房间隔缺损的超声心动图诊断应十分慎重。对原发孔房间隔缺损或巨大房间隔缺损及房间隔缺如的单心房可在产前做出诊断。

1.超声表现

(1)二维超声

1)四腔心切面显示房间隔下部缺损。

2)四腔心切面见单一心房。彩色多普勒显示房水平的右向左的宽大的分流束。此外,较大的房间隔缺损还可导致胎儿房性心律失常。

(2)多普勒超声

四腔心探及三尖瓣反流。

2.超声诊断价值

虽然有宫内诊断继发孔型房间隔缺损的报道,但由于胎儿期特殊的血流动力学形式使胎儿超声心动图对此病的诊断价值不可靠,一般不做出继发孔型房间隔缺损的诊断,但对原发孔房间隔缺损或单心房可在产前做出诊断。

(六)室间隔缺损

室间隔缺损作为孤立的心脏畸形十分常见,约占50%,也可是某种复杂心脏畸形的组成部分。孤立的室间隔缺损,由于存在动脉导管,所以胎儿循环的左、右心室收缩压基本相等,通常不会产生缺损分流的压力阶差。

1.超声表现

(1)二维超声

1)单纯性的室间隔缺损不会出现四腔心的心房、心室的大小不对称。

2)二维超声可检出大的室间隔缺损,左室长轴切面可显示膜周部和流出道室间隔缺损。

3)肌部和膜周部的二维显示困难,易发生漏诊。四腔心切面有助于肌部缺损的诊断,肌部小缺损常于新生儿期内闭合。

(2)多普勒超声

1)彩色多普勒显示缺损部位的收缩期左向右和舒张期的右向左分流。

2)肌部缺损彩色穿隔血流流速较低。

2.超声诊断价值

虽然室间隔缺损是最常见的先天性心脏病之一,但胎儿期超声检出率明显低于新生儿期。而胎儿四腔心切面易出现假阳性或假阴性诊断,与胎儿期特定的血流动力学形式都易发生误诊,应引起注意。而对较大的室间隔缺损或合并多发畸形超声多可明确诊断。

(七)心内膜垫缺损

又称为房室管畸形。是指房室瓣水平上下的间隔组织发育不全或缺如,分为完全型和不完全型两类。完全型心内膜垫缺损又称房室共道,本病约占先天性心脏畸形的7%。病变有原发孔房间隔缺损、二尖瓣前叶和三尖瓣隔瓣发育不全及室间隔缺损的同时存在，这种瓣膜的发育畸形常使两心室共用房室瓣，取代正常的二、三尖瓣。而房室瓣组织结构异常的特点是瓣膜裂缺，从而增加胎儿的血流动力学异常。

1.超声表现

(1)二维超声

1)超声心动图显示四腔心图上的正常的十字交叉消失及瓣膜的形态和数量异常，如室间隔上完全没有瓣膜组织附着，两心室共用房室瓣。

2)心脏大小可正常，也可有心房扩大，左、右心室大小多在正常范围，基本对称。对位不良的房室共道可见右室扩大，左室发育不良。

3)心室与大动脉连接关系正常，部分病例可伴大动脉异常，如大动脉转位、右室双出口、共同动脉干等。

4)部分型房室共道畸形：不完全型心内膜垫缺损可表现为原发孔房间隔缺损以及伴有或不伴有二、三尖瓣裂(常是二尖瓣前瓣裂、三尖瓣隔瓣裂)，单心房也是其中的一种类型。

5)单心房、单心室：胎儿超声心动图诊断本病较容易，首先显示心脏扩大的心胸比例异常，四腔心图可示房、室间隔缺如，发现本病时应详细检测以排除合并其他畸形，如大血管转位等。彩色多普勒可检出瓣膜发育异常而引起的反流血流。

(2)多普勒超声]

1)彩色多普勒多数可探及瓣膜反流，瓣膜反流明显者则预后不好。

2)正常的双流出道血流消失，显示为单一的血流束。

2.超声诊断价值

完全型房室共道的胎儿时期超声心动图诊断较容易，在孕16周时即可明确诊断。

(八)法洛四联症

法洛四联症是主动脉骑跨，室间隔缺损，肺动脉小伴有肺动脉瓣下狭窄，双心室大小仍保持相等。与肺动脉相比，主动脉扩大。

1.超声表现

(1)二维超声

1)四腔心切面可正常，左右心室对称，心胸比例无明显变化。

2)左室长轴切面和五腔心切面显示室间隔缺损和主动脉骑跨。

3)主动脉内径大于肺动脉内径，主肺动脉狭窄及远端发育不良。

4)右心室无明显肥厚。

(2)多普勒超声

多普勒超声可探及主肺动脉内的高速射流，并可以此与法洛四联症伴肺动脉闭锁相鉴别。

2.超声诊断价值

胎儿超声心动图显示本病的4种畸形并不十分典型，因通常本病不会出现心室肥厚及心房扩大；左心室长轴图诊断主动脉骑跨易出现假阳性。四腔心图可见较大的膜部室间隔缺损，旋转探头再显示左心室长轴图探查主动脉内径及有无骑跨并与短轴上的肺动脉内径相比较再做出诊断。诊断本病时还需与右室双出口相鉴别，其方法与儿童期鉴别方法相同。

四、体外心、胎儿心脏肿瘤

(一)体外心

心脏主要特征是心脏部分或全部位于胸腔之外,胸前壁缺损,胸骨可部分或完全缺如。心脏结构正常或伴心脏结构异常。

1.超声表现

(1)二维超声

1)胸壁结构回声缺损,心脏外翻至胸腔外羊水中,可清晰见体外心舒缩运动。

2)合并心内结构异常的相应超声改变。

2.超声诊断价值

超声诊断体外心或称心脏外翻较容易,从胸腔横切面和纵切面均可显示。诊断应注意排除心内结构异常。

(二)胎儿心脏肿瘤

胎儿心脏肿瘤在胎儿期相对常见,主要为横纹肌瘤,肿瘤可单发、多发,肿瘤可阻碍心脏血流而引起胎儿水肿或宫内死亡。此外,胎儿心包肿瘤较罕见,主要为囊性畸胎瘤。

1.超声表现

(1)二维超声

1)心腔内出现实质性强回声团,边界清楚,回声均匀,随心脏舒缩运动。

2)肿瘤可单发或多发,可发生在心脏任何腔室,但发生在左心室和室间隔者更常见。

3)肿块可大可小,胎儿心脏横纹肌瘤随孕周进展而增大。

(2)多普勒超声

彩色多普勒血流显像可显示肿块内血流及肿块阻塞心脏流入道或流出道血流情况,血流速度增快。

2.超声诊断价值

胎儿心脏肿瘤超声显示清晰,诊断明确。其病预后不良,发现后应建议终止妊娠。

五、胎儿心律失常

胎儿超声心动图是诊断胎儿心律失常的唯一方法。通过二维引导的 M 型超声心动图观察房室壁运动、瓣膜活动曲线、多普勒超声分析心内及外周血流的运动异常、评价心律失常。

检查方法:①二维超声切面显示心房和心室后,将 M 型取样线同时穿过心房及心室壁,可显示心房和心室壁的运动;②多普勒超声检测心内及外周血流。

(一)胎儿房性期前收缩或室性期前收缩

胎儿房性期前收缩或室性期前收缩为最常见的胎儿心律失常,可分为传导型和非传导型。偶发性房性期前收缩及频发性下传性房性期前收缩多呈间断发生,一般无须临床特殊处理。非传导型房性期前收缩如发作频繁可导致胎儿血流动力学异常。胎儿房性期前收缩的诱发因素多与母亲吸烟及饮用含咖啡因等兴奋剂类的饮品有关。

1.超声表现

(1)二维超声

1)当房性期前收缩下传时可见一小的、提前出现的心房收缩波,其后伴随一提前收缩的心室运动波。

2)期前收缩后伴有一不完全性的代偿间期。

3)未下传型房性期前收缩在提前出现的心房收缩之后未见相继出现的心室收缩运动,这种情况临床易误诊为房室传导阻滞而视为胎儿危象。多普勒超声检查可将多普勒取样容积置于心室的流入道、流出道或其交界处,记录血流频谱,以区别房性期前收缩有无传导。

(2)多普勒超声

1)多普勒超声检查:可将多普勒取样容积置于心室的流入道、流出道或其交界处,记录血流频谱,以区别房性期前收缩有无传导。

2)外周血流多普勒:如肺静脉、静脉导管可显示异常的心房提前收缩波。室性期前收缩:胎儿较少出现室性期前收缩且多不合并心脏器质性病变,M型超声可鉴别期前收缩性质,与房性期前收缩的最简单的鉴别方法是观察期前收缩后的代偿间期,室性期前收缩后伴随一完全性代偿间期;而房性期前收缩后伴随一不完全性代偿间期。

2.超声报告书写

①胎儿心律失常;②频发或偶发房性期前收缩;③偶发室性期前收缩;④伴有或不伴有三尖瓣反流。

3.超声诊断价值

胎儿超声心动图是唯一可明确诊断胎儿心律失常性质的检查手段。房性期前收缩在胎儿期很常见,且多为良性预后,临床上一般无须特殊处理,超声诊断根据房性期前收缩后伴随的不完全性代偿间期可确诊,诊断时应注意排除有无期前收缩未下传。

(二)胎儿快速型心律失常

【室上性心动过速、心房扑动及心房颤动】

为胎儿高危心律失常,常可由室上任何部位的1个或2个异位兴奋点而引发。室上性心动过速心率为200～325次/分,其心率快而规则,多呈1∶1或2∶1下传;房扑和房颤的心室率为210～310次/分,其心率快而不规则,心室传导比率不同。

1.超声表现

(1)二维超声

1)超声检查方法同上。

2)此类重症胎儿心律失常常可探及心胸比例增大甚至出现(胎儿水肿)胸、腹水及心包积液。

3)多普勒超声可探及三尖瓣反流。

(2)多普勒超声

1)外周血流也会出现相应改变:如外周静脉频谱显示连续增强的心房波,持续顽固的快速室上性心动过速可由于胎儿心排血量下降,器官血供不足导致胎儿心力衰竭,此时脐静脉可出现搏动性血流频谱。

2)外周动脉血流的峰值速度降低及搏动指数变化:此时如不进行转律处理,胎儿将很快死亡。

2.超声报告

①胎儿重症心律失常;②胎儿(室上性心动过速、心房扑动及心房颤动);③胎儿三尖瓣反

流;④伴有或不伴有胎儿右心衰;⑤胎儿水肿情况。

3.超声诊断价值

胎儿室上性心动过速的宫内诊断方法同上,心室率<200 次/分可诊断本病。其宫内治疗原则也是根据胎儿的心力衰竭程度,包括心脏肥大、心包积液、胎儿水肿、三尖瓣反流及异常的外周血流频谱。

六、胎儿心力衰竭

胎儿心功能评价以胎儿左心室缩短率为常用标准,正常时应大于或等于 33%。其检测方法是,选用横位四腔心将 M 型扫描线穿过心室壁及室间隔,显示 M 型扫描图,区别左、右心室后以左心室进行测量。多普勒超声检测心内及外周动、静脉血流可辅助评价胎儿心功能,如中度以上的三尖瓣反流,脐动、静脉血流改变、腔静脉血流及血管内径。其他外周动脉(大脑中动脉、降主动脉、动脉导管)的峰值速度及搏动指数的异常。此外,胎儿心功能降低时胎儿还会出现非免疫性水肿、心包积液量增加等改变。诊断标准可参考 James C. Huhta 教授提出的"HUHTA"评分标准:

H(hydrops):水肿一出现渗出液及水肿。

U(umbilical venous doppler):脐静脉频谱出现与脐动脉频谱一致的搏动频谱。

H(heart size):心脏大小-胎心扩大,心胸比例明显增大。

T(abnormal myocardial function):异常的心肌功能,心脏搏动无力。瓣膜出现反流。

A(arterial doppler):动脉多普勒,脐动脉舒张末期血流频谱消失,脑部血流亦如此。继而脐动脉舒张期出现反向频谱。

七、双胎输血综合征

双胎输血综合征的围生期死亡率高达 50%,且多发生于单卵双胎妊娠(单绒毛腔一双羊膜腔的双胞胎),由于两胎儿的胎盘血管相互吻合产生第 3 循环而出现的胎儿自体输血综合征。典型改变是两胎儿生长发育不一致以及脐动脉血流异常。两胎儿分为受血儿(较大的胎儿)和供血儿(较小的胎儿),心脏改变主要发生在受血儿,由于血流量明显增加,心脏负荷加重,出现心胸比例异常、心室显著肥厚扩大,心脏瓣膜反流及心包积液。随着妊娠期的进展胎儿心功能失代偿而出现充血性心力衰竭,从而导致胎儿水肿。此时供血儿由于血容量大大减少而使之贫血及血氧过低,生长发育障碍表现如 IUGU。多普勒示两胎儿明显不同外周血流改变。可表现缺血性心衰改变。

第五节　外周血管疾病

一、颈部及四肢血管解剖概要

1.颈部血管

颈部血管主要包括颈总动脉及其分支(颈内、颈外动脉)与椎动脉,分别供应脑及头面部血液。脑的血液供应主要依靠颈内动脉(占 85%)与椎动脉(占 15%)。两侧椎动脉在颈高位汇合成基底动脉，供应脑干、小脑和大脑后 113 的血流。颈内动脉在颅内与椎动脉有丰富的交通支，组成 Willis 环，并分出大脑中动脉及大脑前动脉，供应大脑半球的 2/3 的血液（图 2-30）。

主动脉弓由右前向左后分别发出头臂干（无名动脉）、左颈总动脉和左锁骨下动脉。头臂干再分为右颈总动脉和右锁骨下动脉。颈总动脉在甲状软骨上缘水平分为颈内与颈外动脉。分叉处颈动脉梭形膨大，称为颈动脉窦。颈外动脉有多数分支，颈内动脉在颅外无分支。颈内动脉发出时位于颈外动脉后外方，并逐渐向后内、向上走行进入颅底。颈外动脉分叉初始位于颈内动脉前内方，然后逐渐向外后、向上走行供应面部及头颅皮下组织血液。

椎动脉、甲状颈干在两侧锁骨下动脉近端依次发出，沿前斜角肌内侧向上向后内侧走行。椎动脉为锁骨下动脉最大的分支，大多穿行颈椎横突孔，经枕骨大孔进入颅腔，在脑桥下缘合成基底动脉。甲状腺下动脉一般起自甲状颈干，上升至第 6 颈椎平面于椎动脉前方、颈动脉鞘后方折向内侧，应注意与椎动脉颈段相鉴别。

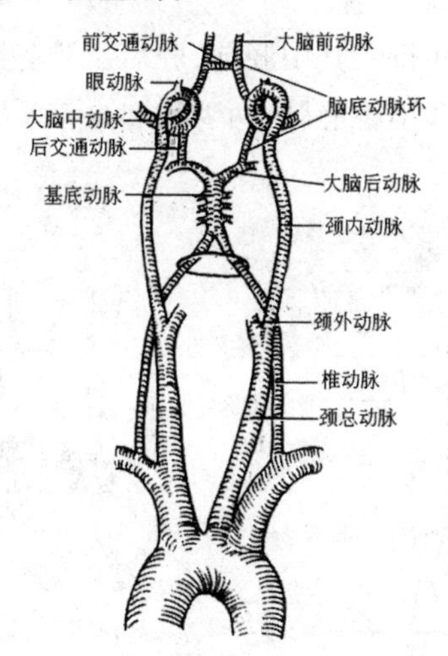

图 2-30　颈部血管解剖示意图

颈部静脉主要包括颈外静脉、颈内静脉与椎静脉。颈外静脉汇入锁骨下静脉，颈内静脉与锁骨下静脉汇合成头臂静脉（无名静脉），椎静脉汇入。颈内静脉是颈部最粗的静脉干，与颈总动脉伴行。汇集颅内血液，沿颈内动脉下行，包于颈动脉鞘内，下端膨大处腔内有 1～2 个静脉瓣。

2.上肢血管

（1）上肢动脉：上肢的血液由锁骨下动脉及其分支供应。锁骨下动脉向下延续为：腋动脉、肱动脉、桡动脉和尺动脉（图 2-31）。

（2）上肢静脉：分为深浅静脉两组（图 2-32）。

①上肢深静脉：与同名动脉伴行。有桡静脉、尺静脉、肱静脉，且均为两支，走行于动脉两侧。

②上肢浅静脉：主要有头静脉和贵要静脉，分别起自于手背静脉网的桡侧和尺侧。

3.下肢血管

（1）下肢动脉：主要有髂外动脉、股动脉、腘动脉、胫前和胫后动脉、足背动脉（图 2-33）。

（2）下肢静脉（图 2-34）

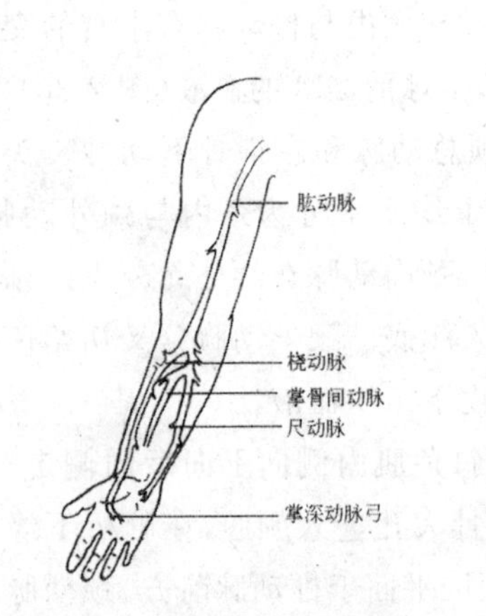

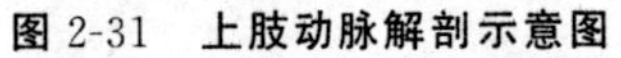

图 2-31 上肢动脉解剖示意图

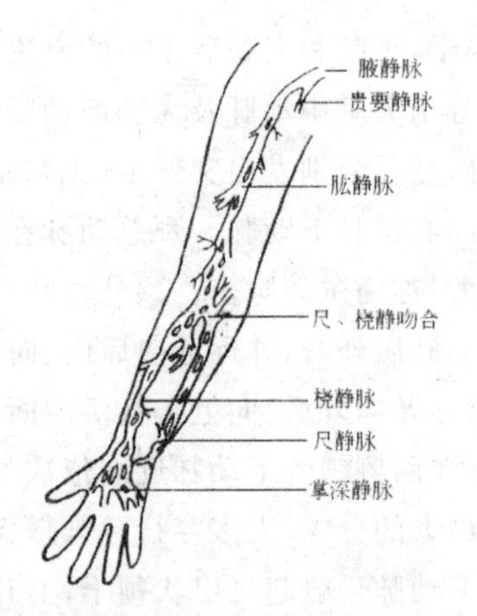

图 2-32 上肢静脉解剖示意图

①下肢深静脉：与同名动脉伴行。其中胫前、胫后及腓静脉均为两支，走行于动脉两侧。

②下肢浅静脉：有大隐静脉和小隐静脉，两者均起自于足背静脉网。

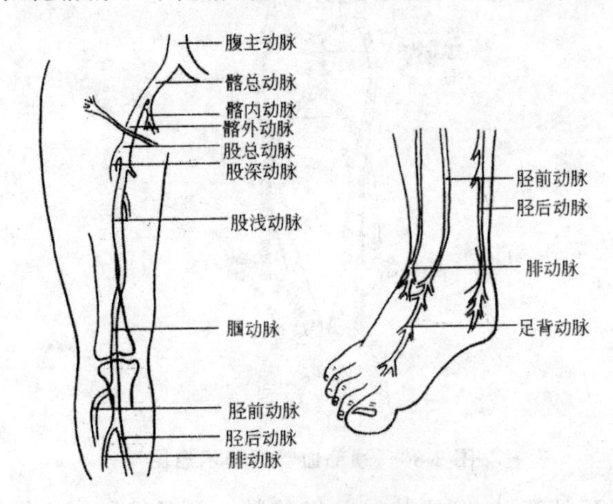

图 2-33 下肢动脉解剖示意图

大隐静脉沿内踝前面上行，小隐静脉由外踝后面转到小腿后面上行。

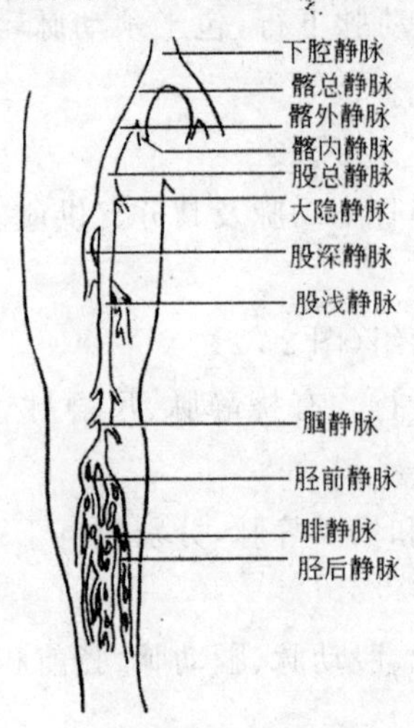

图 2-34 下肢静脉解剖示意图

大隐静脉：足背静脉网内侧一内踝前方一大、小腿内侧上行一腹股沟韧带下方注入股静脉。

大隐静脉五条属支：a.腹壁浅静脉，b.旋髂浅静脉，c.阴部外浅静脉，d.股外侧浅静脉，e.股内侧浅静脉。

③交通支静脉：大小隐静脉之间，深、浅静脉之间有交通支。

二、检查方法

（一）颈动脉检查方法

进行颈动脉检查时，患者取仰卧位，肩部略垫高，头向后微仰，充分伸展颈部，头偏向检查区对侧。探头频率一般采用7.5～10MHz。深度4～8cm为宜，多普勒取样角度45°～60°，取样容积大小根据血管内径确定。探头置于胸锁关节以上，胸锁乳突肌偏内侧，声束方向向后，进行颈动脉长轴及短轴扫查。

（二）椎动脉检查方法

椎动脉的扫查方式一般采用长轴扫查。由于椎骨横突阻挡超声通过，椎动脉长轴扫查仅见椎动脉颈段及各段椎骨横突之间的椎动脉。通常在颈动脉长轴切面，声束方向略向外倾斜，在两个椎骨横突声影之间可见平行管状回声。自下而上椎动脉长轴追踪扫查，见椎动脉起于锁骨下动脉，逐渐向上越过第7颈椎横突前方部分为椎动脉颈段，然后进入第6以及以上各颈椎横突椎动脉孔，在两个颈椎横突之间分别可见各段椎动脉回声。部分病人可见椎动脉于第5或更高水平的椎骨横突椎动脉孔进入。

（三）四肢血管检查方法

1.检查仪器

一般使用探头频率为5～10MHz，深度4～8cm为宜，多普勒取样角度45°～60°，取样容积大小根据血管内径确定。

2.体位

取卧位，患处或患肢舒展松弛，维持病变血管一定的充盈度。

（四）检查步骤与内容

1.详细询问有关病史

检查患肢局部有无肿块，红肿，质地软硬，有无搏动及震颤，肢体活动度等。

2.二维超声检查

血管内径是否均匀，有无局部膨大、变细、缩窄、受压或扭曲；管壁厚度、回声强弱、有无夹层或中断；内膜是否光滑；管腔内有无异常回声。测量颈动脉内、外径及截面积，颈总动脉及颈内、外动脉均在起始上1cm处测量，必要时测远侧管径，狭窄或扩张处应一一测量。

3.彩色多普勒检查

观察血流颜色、方向、性质、有无异常通道及瘘管。

4.频谱多普勒检查

取样容积置于彩色血流明亮处，观察血流性质，监听声谱，测定收缩期和舒张期血流的最大速度，平均速度，速度时间积分、血管直径、心率、计算阻力指数、每搏及每分血流量。

阻力指数＝（收缩期最大血流速度－舒张末期血流速度）/收缩期最大血流速度

(五)注意事项

(1)四肢血管病变检查应健侧与患侧对比。

(2)发现病变区的血管异常后应逐渐扩大检查范围,直至异常与正常交界处出现为止。

三、正常血管

(一)颈动脉

1.二维超声

动脉壁为两条近似平行的细回声光带,外膜回声较强,纤细光滑,壁厚约1mm,内一中膜厚度为0.4～0.7mm。颈总动脉分叉处管腔略膨大。颈外动脉在分叉上方即有多个分支,颈内动脉颅外段无分支,可借以鉴别颈内、外动脉。

2.彩色多普勒

红迎蓝离,管腔中心血流色彩较明亮,靠近管壁的血流色彩较暗淡。

3.脉冲多普勒

颈总动脉频谱呈三峰型,频带窄,收缩期频谱呈空窗型,血流速度快,呈尖峰状,并有次峰,舒张期频谱稍增宽,早期增速为第三峰,舒张期基线上有持续低速血流(图2-35A)。颈外动脉循环阻力大,收缩期双峰间有明显切迹,舒张期只有少量血流,甚至无血流信号(图2-35B)。颈内动脉循环阻力小,收缩期血流加速度较小,双峰间切迹不明显,舒张期仍有持续低速血流信号(图2-35C)。

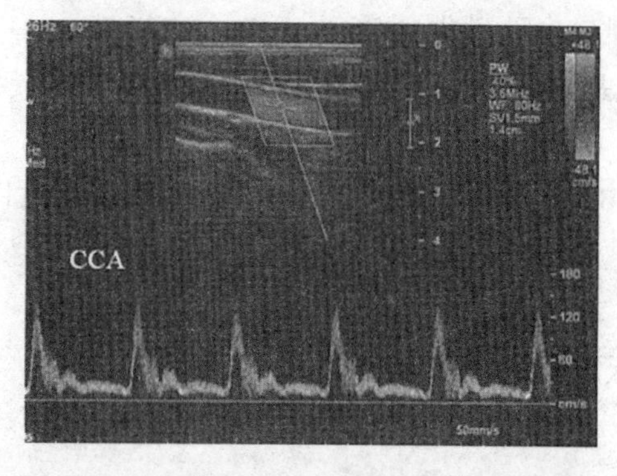

图2-35A　正常颈总动脉超声多普勒血流频谱

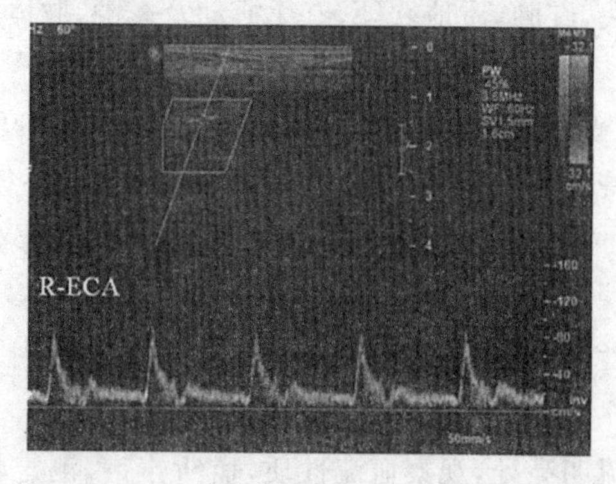

图2-35B　B正常颈外动脉超声多普勒血流频谱

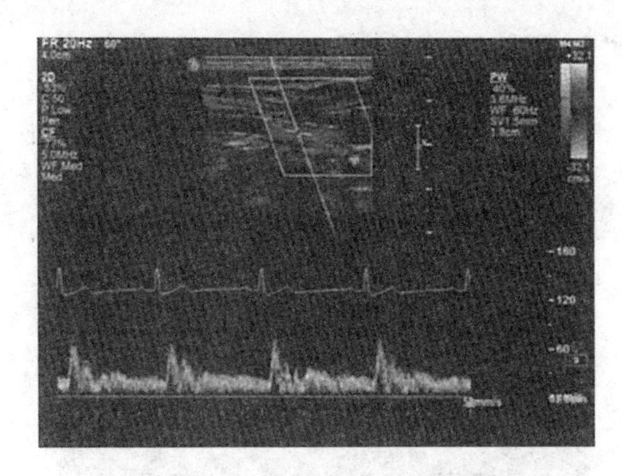

图 2-35C　C 正常颈内动脉血流频谱

(二)椎动脉

1.二维超声

颈段椎动脉发自锁骨下动脉,向上穿越第 6～2 颈椎横突孔。横突骨质后方为声影,血管不能显示,2 个椎体横突间显示血管壁及管腔,呈节段性,管壁呈平行中等细线状回声,管腔为液性暗区。

2.彩色多普勒

红迎蓝离,收缩期彩色明亮,舒张期彩色较暗淡。

3.脉冲多普勒

频谱形态为单峰形,收缩期上升支较快,下降缓慢,频带窄,舒张期有持续低速血流通过(图 2-36)。

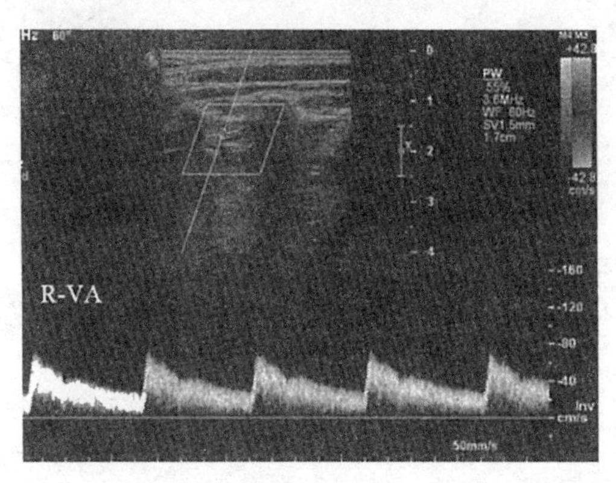

图 2-36　正常椎动脉脉冲多普勒血流频谱

(三)四肢动脉

1.二维超声

平行管状回声,有搏动,较大血管可见内一中膜厚度约 0.5mm。

2.彩色多普勒

收缩期明亮,红迎蓝离,舒张期消失或几乎消失。

3.脉冲多普勒

①第 1 波(主波):前向,高;第 2 波:逆向,较低;第 3 波,前向,较低;舒末:逆向,低(部分

人)(图 2-37);②中空;③"乐音"。

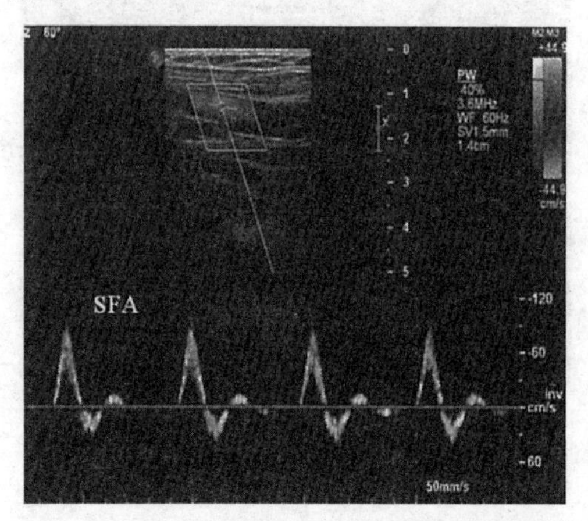

图 2-37 正常股动脉脉冲多普勒血流频谱

(四)静脉

1.二维超声

平行管状回声,壁薄,大血管可见搏动,张力低,可压缩。

2.彩色多普勒

红迎蓝离,连续暗淡血流。

3.脉冲多普勒

连续波浪起伏状,吸气时频移加大,呼气时频移减小。

(五)血管及血流参数

见表 2-5 至表 2-12。

表 2-5 颈动脉内径正常值(cm)

作者	例数	颈总动脉	颈内动脉	颈外动脉
Williams	63	1.00±0.09	0.65±0.08	0.58±0.11
西京医院	62	0.77±0.08(0.60~1.00)	0.56±0.08(0.45~0.80)	0.51±0.07(0.40~0.70)
张希平		0.67±0.04	0.44±0.04	
金元	50	0.68±0.09(0.60~0.80)		

表 2-6 椎动脉内径正常值(mm)

作者	例数	椎动脉
西京医院	47	3.66±0.44
张希平		3.68±0.39
曹铁生	30	3.9±0.3(左侧)(3.0~4.6)
		3.6±0.3(右侧)(3.1~4.4)

表 2-7　上肢血管解剖与超声测值

血管	尸检(mm)		超声(mm)	
	左	右	左	右
锁骨下动脉	8.63±0.74	9.23±1.28	6.05±0.40	6.31±0.57
腋动脉	6.97±1.11	7.27±1.22	4.82±0.67	4.83±0.66
肱动脉	4.08±1.03	4.38±0.54	3.79±0.52	3.86±0.57
桡动脉	2.26±0.37	2.36±0.34	2.01±0.32	2.00±0.30
尺动脉	2.46±0.29	2.46±0.25	1.90±0.31	1.92±0.33

表 2-8　上肢血管血流参数(V:血流速度)

血管	V 峰(cm/s)	V 负(cm/s)	V 舒早(cm/s)
锁骨下动脉	85±25	25±6.5	16±5.0
腋动脉	55±18	16±4.2	8.4±3.2
肱动脉	50±15	15±4.0	8.3±3.0
桡动脉	20±5.5	6.2±2.5	5.3±2.0
尺动脉	23±6.0	6.5±2.8	5.5±2.1

表 2-9　下肢血管解剖与超声测值

血管	尸检(mm)	超声(mm)
股动脉	7.42±1.44	7.80±1.10
腘动脉	5.44±0.98	5.90±0.70
胫后动脉	3.74±0.81	2.50±0.40(3.0±5.0)
胫前动脉	2.64±0.42	
足背动脉	1.84±0.43	2.30±0.40

表 2-10　股动脉血流参数

项目	股动脉			
	左	右	男	女
内径(mm)峰值	0.65±0.01	0.65±0.02	0.70±0.02	0.60±0.01
流速(cm/s)	79.99±6.81	79.35±5.15	76.68±6.18	82.67±5.79

表 2-11 腘动脉血流参数

项目	腘动脉			
	左	右	男	女
内径(mm)峰值	0.68±0.02	0.68±0.03	0.63±0.03	0.54±0.03
流速(cm/s)	66.41±3.68	65.55±5.60	63.71±4.99	68.22±4.28

表 2-12 足背动脉血流参数

项目	足背动脉			
	左	右	男	女
内径(mm)峰值	0.32±0.01	0.31±0.01	0.32±0.01	0.31±0.01
流速(cm/s)	46.07±5.23	45.41±4.79	46.15±5.01	45.33±5.00

四、动脉闭塞性疾病

动脉闭塞性疾病包括血栓闭塞性脉管炎、动脉硬化性闭塞症和多发性大动脉炎等。血栓闭塞性脉管炎是一种周围血管的病变,血管壁炎症伴有节段性血栓形成和管腔阻塞。动脉硬化性闭塞症病理变化主要是内膜呈不规则的粥样硬化斑块、钙化和纤维化。多发性大动脉炎的病理变化是各层结缔组织增生,淋巴细胞、浆细胞浸润,自外膜向内膜延伸,致管腔狭窄、闭塞,具有多发性、节段性、分布广泛的特点。

(一)超声表现

1.二维超声

(1)动脉狭窄性疾病其管壁结构不清晰,内膜不光滑或毛糙,管壁增厚,管腔粗细不等。

(2)动脉硬化时,内壁可见大小不等、形态不一、强或弱回声斑块,硬斑后方有声影(图 2-38)。

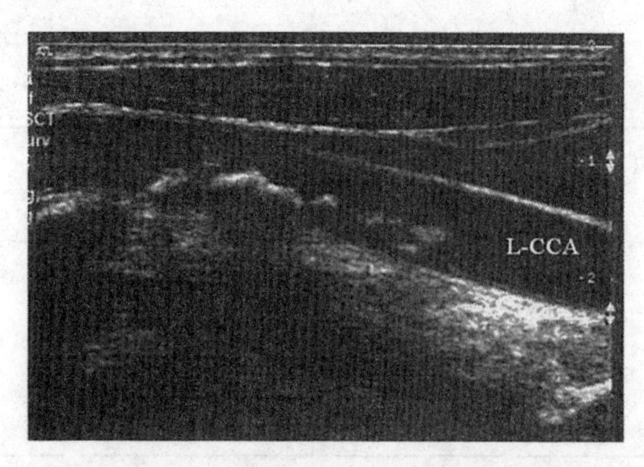

图 2-38 颈动脉粥样硬化斑块声像图

(3)血栓闭塞性脉管炎血栓形成时,管腔内可见中等或弱回声。

(4)多发性大动脉炎管壁全层向心性均匀增厚,呈均匀低回声,管腔不同程度变窄(图 2-39)。多数情况下无钙化斑块形成。类型:①头臂动脉型:主动脉及其三大动脉干并延伸(上肢无脉症)；②胸腹动脉型：降主动脉、腹主动脉及其分支，下肢可供血不足(下肢无脉症)；③肾动脉型；④混合型。

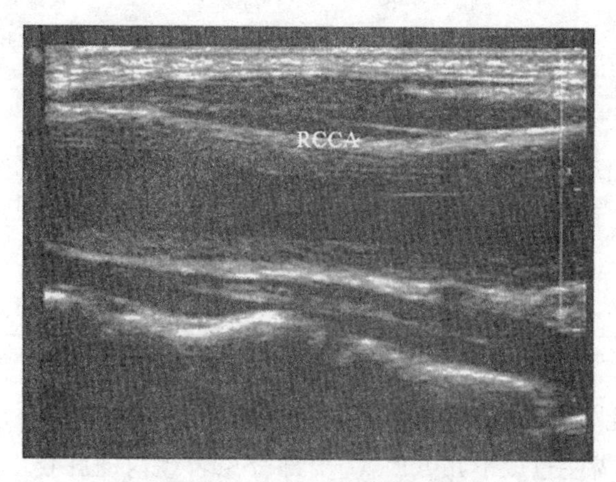

图 2-39　大动脉炎声像图

2.脉冲多普勒

(1)轻度狭窄：收缩期最大血流速度略增快，频带轻度增宽。

(2)中度狭窄：收缩期最大血流速度增快，频带增宽。

(3)重度狭窄：收缩期最大血流速度明显增快，频带增宽、充填(图 2-40)。

(4)血管闭塞：无血流信号。

3.彩色多普勒

(1)有助于软斑、血栓的发现：血管狭窄时，彩色血流形态不规则，血流变细，病变部位出现五彩镶嵌血流。

(2)估计血管狭窄程度：随狭窄程度变化彩色多普勒出现不同表现。一般直径狭窄率＜40％时，血流色彩无明显异常，仅表现为血流束变窄；狭窄 40％～60％时，收缩期血流出现混叠现象；狭窄程度＞60％时，彩色多普勒可以出现不同程度的五彩镶嵌的窄束射流(表 2-13)。

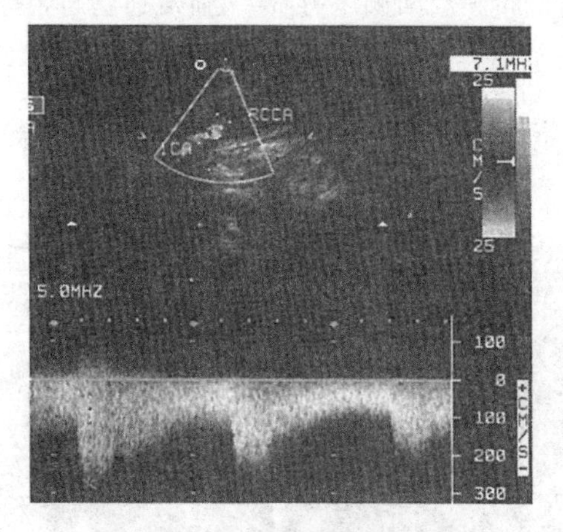

图 2-40　颈动脉狭窄血流频谱

表 2-13　颈内动脉狭窄多普勒血流标准

狭窄等级	直径狭窄率(%)	收缩期峰值流速(cm/s)	舒张末期流速(cm/s)	收缩期峰值流速比值	舒张末期流速比值
正常	0	＜110	＜40	＜1.8	＜2.4
轻度	1～39	＜110	＜40	＜1.8	＜2.4
中度	40～59	＜130	＜40	＜1.8	＜2.4
重度	60～79	＞130	＞40	＞1.8	＞2.4
危重	80～99	＞250	＞100	＞3.7	＞5.5

与下肢动脉狭窄比较，颈内动脉狭窄引起的流速加快与狭窄程度有较好的相关性。但在使用上述诊断标准时，需注意以下几方面：①少部分患者颈内动脉狭窄虽＜50%，可峰值流速却＞120cm/s，因此，狭窄率要结合形态学指标进行分析。②有些患者狭窄严重虽＞90%，但由于狭窄处血流量减少，流速也相应减低，故此，上述判断标准不可靠，也要结合形态学指标进行分析。③颈内动脉起始处狭窄，其远端可与同侧颈外动脉、对侧颈内动脉形成侧支循环，导致狭窄处流速与狭窄程度不成正比。上述判断标准，可低估狭窄程度。

(3)诊断血管闭塞：血管闭塞时，病变处彩色血流信号中断，中断近端血管内彩色较暗淡，并于中断处血管边缘见到红蓝彩色翻转的涡流。

(4)帮助确定频谱多普勒取样部位：通常取样部位置于彩色多普勒显示血流束最窄、五彩镶嵌最为明显处。

一般认为轻度狭窄程度的判断以二维超声为佳，而重度狭窄程度的判断则以多普勒血流检测，尤其是频谱多普勒流速测定更为准确。

(二)评价

超声检查可以发现血管内膜是否增厚，有无血栓形成，血管狭窄程度，测量直径狭窄率及面积狭窄率；多普勒超声可测量狭窄两侧压力阶差，血流通畅与否等。狭窄程度的估测分为两种，即直径狭窄率和面积狭窄率。直径狭窄率在血管长轴测量(图 2-41A)，即：

$$\text{直径狭窄率}=\frac{\text{正常血管内径}-\text{狭窄处血管内径}}{\text{正常血管内径}}\times 100\%$$

面积狭窄率在最狭窄处截在血管短轴切面测量(图 2-41B)，即：

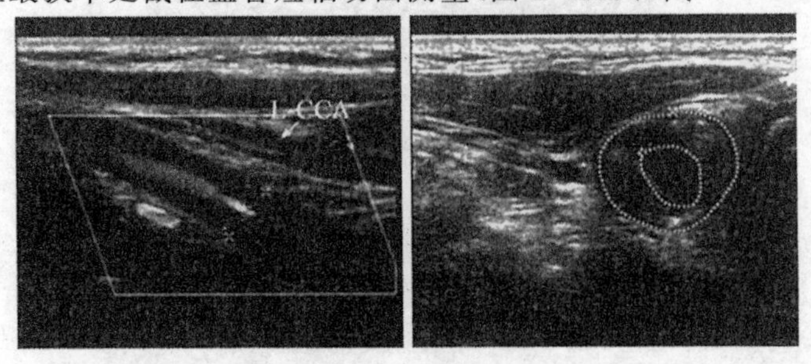

图 2-41　二维超声测量颈动脉狭窄率

$$面积狭窄率=\frac{正常血管截面积-狭窄残留腔面积}{正常血管截面积}\times 100\%$$

面积狭窄率是超声优于血管造影检查的长处之一，后者检查只能计算直径狭窄率而不能计算面积狭窄率。在管腔存在不规则狭窄时，直径狭窄率往往不如面积狭窄率更能反映狭窄程度的实际状况。

五、动脉瘤

动脉瘤包括真性动脉瘤、假性动脉瘤和夹层动脉瘤。真性动脉瘤多由动脉粥样硬化引起，亦可由先天因素、感染及梅毒等病变引起。假性动脉瘤由外伤及医源性损伤所致。夹层动脉瘤为真性动脉瘤明显扩张，造成内膜剥脱所致，多由动脉粥样硬化、马方综合征等所致。超声表现如下：

［真性动脉瘤］

1.二维超声

病变部位动脉段呈梭形或囊状局限性扩张，瘤壁薄，瘤壁仍为动脉壁的各层结构，连续性好，可见搏动(图 2-42A)。文献报道，病变部位血管内径大于近心段或远心段正常动脉 2 倍以上，即可确诊。

2.彩色多普勒

红蓝相间，暗淡(瘤较大时)(图 2-42B)，较小者无明显变化。

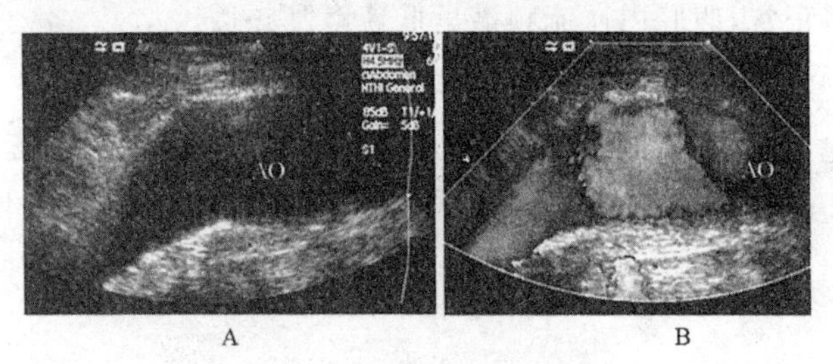

图 2-42　真性动脉瘤声像图

3.频谱多普勒

流速降低，可有双向频谱。

［假性动脉瘤］

1.二维超声

囊状液性暗区或混合性回声区在动脉旁一侧，无明显搏动；囊壁无动脉壁结构，为动脉内膜或周围纤维组织构成，壁上可附着暗淡或等回声的血栓。瘤腔与一侧动脉壁之间有通道，通道口即为动脉破口(瘘口)。

2.彩色多普勒

破口处五彩射流束进入瘤内，破口处可见红蓝色相间的往返血流(图 2-43A)。

3.频谱多普勒

破口处及射流束处高速双向收缩期为主的湍流频谱(图 2-43B)。

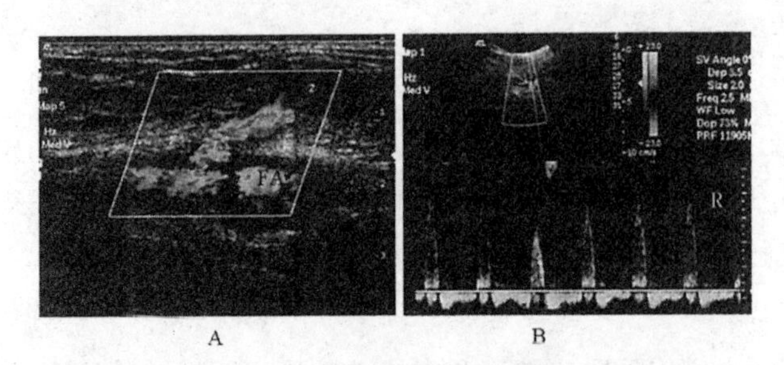

A　　　　B

图 2-43　股动脉假性动脉瘤超声图

[夹层动脉瘤]

1.二维超声

纵切面动脉内可见线状内膜等或强回声分离管壁,将管腔分为真假两腔,假腔可宽于或窄于真腔,收缩期内膜向假腔方向摆动;横断面可见剥脱的内膜将动脉分为两腔,内膜完全剥离时则呈双环征,内环即为线状内膜。仔细检查可见内膜中断,即为破口。

2.彩色多普勒

真腔血流正常或变窄,假腔内血流常不规则,血流色彩暗淡或因腔内血栓形成而未能探及血流。破口处可见五彩射流束。

3.频谱多普勒

真腔血流频谱多正常,假腔内血流频谱呈低速紊乱频谱。

六、动静脉瘘

动静脉瘘分为先天性、感染性和创伤性动静脉瘘,以创伤性动静脉瘘最为多见。先天性动静脉瘘口多为多发性;而后天性动静脉瘘瘘口一般为单发,多有外伤、穿刺史。

(一)超声表现

1.二维超声

(1)伴行的动、静脉间有异常通道,瘘口近心段的静脉呈瘤样扩张,少数患者动脉也可见扩张。

(2)动、静脉间可显示瘘口及瘤体内血栓。

(3)先天性及肿瘤性动静脉瘘可显示病变血管呈瘤样改变,瘤体内可见蜂窝状无回声区。

2.彩色多普勒

收缩期见单色或五彩镶嵌射流束通过瘘口进入静脉。

3.频谱多普勒

瘘口近端静脉内可探及连续性双向高速动脉湍流频谱,即静脉血流动脉化。

(二)评价

二维超声,尤其是彩色多普勒超声常较易发现外伤性动静脉瘘口而明确诊断。先天性和肿瘤所致动静脉瘘常难以发现瘘口,彩色多普勒发现动静脉之间多条五彩血流束,结合听诊改变多可提示诊断。

七、血管创伤

血管损伤在战时、平时较常见。严重血管损伤后引起致命性出血,如处理不当,可造成肢体缺血坏死和残疾，甚至死亡。造成血管损伤的主要原因多系外伤所致。

1.动脉损伤

动脉损伤类型和后果按损伤后的变化及结果可分为八种类型(图 2-44)。包括:①动脉痉挛;②动脉挫伤;③动脉部分裂伤;④动脉贯穿伤;⑤动脉完全断裂伤;⑥动脉受压;⑦损伤性动脉瘤(假性动脉瘤);⑧损伤性动静脉瘘。

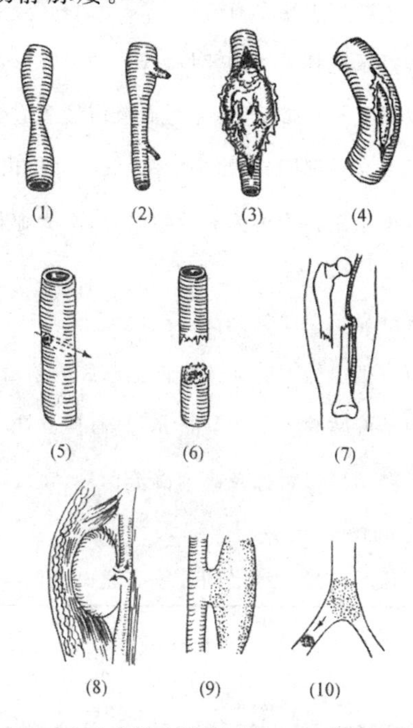

(1)、(2)动脉痉挛;(3)、(4)动脉部分裂伤;(5)、(6)动脉贯穿伤;(7)动脉受压;(8)损伤性动脉瘤;(9)损伤性动静脉瘘;(10)血栓形成

图 2-44　动脉损伤的类型解剖示意图

(1)超声表现:由于动脉损伤的类型与后果不同,其超声表现也有不同(表 2-14)。

表 2-14　动脉损伤的主要类型及超声表现

动脉损伤类型	超声诊断要点
动脉痉挛	1.二维超声示血管形态结构无异常,内径变细,内膜正常或增粗
	2.频谱多普勒血流加快,或为轻度湍流
	3.彩色血流正常或局部动脉内血流色泽明亮
动脉挫伤	1.二维超声示动脉内膜粗糙,表面可有血栓,或动脉壁间血肿,可造成血管阻塞
	2.频谱多普勒可表现为正常或轻度湍流
	3.彩色示局部管腔血流变细或远端无血流
动脉部分撕裂	1.二维超声示动脉壁失去正常连续
	2.彩色示破裂处血液外流,呈喷射状,可形成血肿或假性动脉瘤
动脉贯穿伤	1.二维超声可见血管壁有两处连续中断
	2.频谱多普勒示破口远端血流速度减低

（续表）

动脉损伤类型	超声诊断要点
	3.彩色血流可显示血流从破口向外喷射
动脉完全断裂伤	1.二维超声显示血管壁连续中断，动脉走行失常，断裂远端管腔变窄或腔内为血栓
	2.彩色血流示断裂远端无血流
动脉受压	1.二维超声可示血管受压的部位，管腔结构变形，内径变细
	2.频谱多普勒显示频带增宽，充填血流信号或远端无血流
	3.彩色血流形态不规则，血流束变细，受压处可出现五彩镶嵌血流或无血流信号
损伤性动脉瘤	1.二维超声可示血肿中央为液性暗区，周围为血栓或凝血块，同时可显示动脉破口与血肿相通
	2.频谱多普勒显示破口处为高速湍流频谱
	3.彩色血流示破口处五彩血流束向血肿腔内射流，血肿腔内为红蓝色涡流
损伤性动静脉瘘	1.二维超声示静脉腔内径明显扩张，具有搏动性。仔细探查可显示瘘口
	2.脉冲多普勒于瘘口可探及高速湍流信号，在瘘口附近的静脉内探及不规则动脉血流信号
	3.彩色血流显示动静脉瘘之间连续高速血流信号

（2）鉴别诊断

①真、假性动脉瘤：损伤性动脉瘤多为假性动脉瘤，为与动脉相邻的囊性肿物，其囊壁为纤维组织构成，非真正的动脉壁结构，故瘤体与血管之间常见血管壁回声，两者之间交通口较小；而真性动脉瘤的动脉管壁呈梭形、纺锤形或囊状局限性扩张，与正常血管壁相延续。彩色多普勒发现血管与瘤体之间射流口常是确定假性动脉瘤的有效方法。

②动脉断裂伤与动脉血栓栓塞：动脉断裂伤与动脉血栓均可发现动脉血流完全中断及血流中断远端血栓回声。但前者可见血管壁连续中断。

（3）评价：二维超声心动图观察动脉断裂、撕裂及贯穿伤的断端，可发现假性动脉瘤瘤体与动脉的关系，甚至交通口，对上述动脉伤有较大的诊断价值，结合彩色多普勒有明确的诊断意义。二维超声有时不易发现损伤性动静脉瘘口，彩色多普勒可提高其检出率。

2.静脉损伤

静脉损伤的病理变化与动脉损伤相似。静脉损伤的超声检测和诊断均较动脉损伤难，二维超声可见静脉血管变细，走行变异；多普勒可见血流速度减低，回流受阻。超声诊断可参考病史及临床表现。

八、静脉血栓

静脉血栓形成的常见病因主要有静脉炎（局部感染、静脉注射、外伤等）；静脉血流缓慢、停滞（长期卧床、心衰、外压）；凝血状态增高（烧伤，严重脱水）等。

(一)超声表现

1.二维超声

(1)静脉内可显示微弱、低或中等回声血栓。

(2)患处静脉加压后不能或不能完全压闭。

(3)病变静脉管壁可有增厚、粗糙,管腔狭窄。

(4)静脉血栓形成梗阻的远心段可有扩张。

2.彩色多普勒

病变部位静脉管腔内血流消失或充盈缺失(图2-45)。

狭窄处血流束变细、变亮。闭塞处及近心端无血流信号,远心端血流变暗,小静脉难以显示。较远处可因侧支循环出现血流。

3.频谱多普勒

静脉血栓部分梗阻时,远心端血流速度降低,小静脉则难以测到;狭窄时近心端流速可增加。闭塞时,近心端无血流信号。

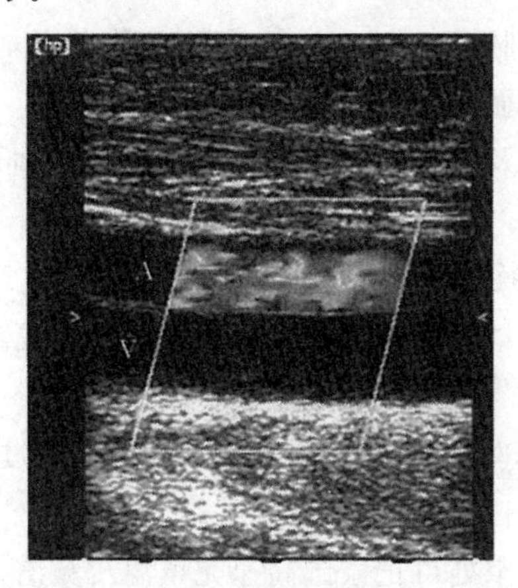

图2-45　**静脉血栓彩色多普勒超声图**

(二)评价

二维超声可发现静脉血栓部位、堵塞静脉腔的程度。新鲜血栓二维超声有时难以确认,可结合加压观察静脉腔能否压闭来判断。彩色多普勒可以有效地确定血流通畅与否。

九、下肢深静脉瓣功能不全

下肢深静脉瓣功能不全分为原发性与继发性两类。前者病因不明,后者主要由于下肢静脉曲张、血栓及肿瘤压迫等病因引起。由于血液逆流导致下肢肿胀,营养不良,甚至溃烂或静脉曲张。超声表现如下:

1.二维图像

静脉管腔结构清晰,瓦氏实验静脉管径较平静呼吸时增大,最多可达200%。

2.彩色多普勒

瓦氏实验可见静脉瓣处反向血液。

3.频谱多普勒

瓦氏实验可测量静脉反流频谱时间。正常人反流持续时间小于0.5s,大于1s为异常。静脉瓣功能不全Ⅰ级:反流持续时间1～2s;Ⅱ级:反流持续时间2～3s;Ⅲ级:反流持续时间4～6s;Ⅳ级:反流持续时间大于6s。

挤压试验:患者站立,探头扫查下肢深静脉,如能扫描到静脉瓣更好,探头不动,用手挤压探头远心端肢体,出现血流加速,放松后发现逆流血流(正常通常无逆流,但少数可有极轻度逆流,应注意)。

十、盗血综合征

锁骨下动脉盗血综合征,通常由于动脉粥样硬化、大动脉炎等,引起锁骨下动脉近心端或头臂干发生严重狭窄或闭塞,致使同侧椎动脉血液逆流(同侧椎动脉内压力下降,低于健侧椎动脉压力,出现健侧椎动脉部分血液由基底动脉起始处转向患侧椎动脉出现逆流),患侧椎动脉逆流血进一步进入患侧锁骨下动脉,供患侧上肢血流,同时发生椎-基底动脉系统血供不足,称为锁骨下动脉盗血综合征。

(一)超声表现

1.椎动脉逆流

(1)彩色多普勒:患侧椎动脉血流出现逆流,与同侧椎静脉血流呈同方向。此时应追踪查找同侧锁骨下动脉近心端彩色血流状态。

(2)频谱多普勒:血流方向及形态异常。此病频谱为逆向血流,流速降低或舒张期血流中断,仅有收缩期血流频谱。

2.锁骨下动脉或头臂动脉狭窄或闭塞

(1)二维超声:可见逆流椎动脉的同侧锁骨下动脉近心端或头臂干某段管腔大部分或完全由中等或较强回声充填。

(2)彩色多普勒:严重狭窄处可见窄束五彩镶嵌射流,通过血流甚少。闭塞时可见血流中断。

(3)频谱多普勒:在严重狭窄处可记录到高速充填湍流频谱。

(二)评价

超声可以明确诊断窃血现象,确定动脉狭窄部位和程度。

十一、血管功能超声评价的新技术

传统的血管超声检查仅能对血管结构进行定性或半定量的研究,近些年来可视化血管超声成像技术的发展,使得血管超声逐渐趋向于定量检测;在研究血管结构的同时,也可以对血管的功能,包括弹性及应力等进行研究。目前应用较多的主要有血管壁回声跟踪技术(E-Tracking技术)和速度向量成像(velocity vector imaging,VVI)。

(一)血管壁回声跟踪技术(E-Tracking技术)

E-Tracking技术基于原始信息分析平台,可以通过自动采集血管搏动所产生的射频信号,描记血管前后壁的运动轨迹,自动计算出血管内径变化并以曲线形式加以显示,获取的血管内径变化值随后被输入到分析软件,系统可根据上述值及输入的血压值自动计算出动脉硬化的决定指标,包括压力-应变弹性系数Eρ、硬度指数β、增大指数AI、脉搏波传导速度PWVβ、顺应性AC等参数,从而对血管功能状态做出准确评估。与其他检查方法相比,E-

Tracking 技术可在动脉发生管壁增厚或出现斑块之前，判断有无早期动脉硬化或动脉硬化的趋势。此外，此技术还可实现高精确度的测量，分辨率高达 0.01mm。

E-Tracking 技术的计算参数中，压力-应变弹性系数 Eρ 代表动脉血管的弹性，发生动脉硬化时，该数值升高；硬度指数 β 代表动脉血管的硬化程度，发生动脉硬化时，该数值升高；增大指数 AI 和脉搏波传导速度 PWVβ 代表大动脉的扩张性及外周血管阻力，发生动脉硬化时，该数值升高；顺应性 AC 代表血管的顺应性，发生动脉硬化时，该数值降低。上述指标均可用于评价血管功能，早期发现动脉血管僵硬度及顺应性的变化。

E-Tracking 技术与既往超声相比，具有实时、快捷、操作简便的特点，方便于临床血管病变的早期筛查。

(二)速度向量成像(VVI)

VVI 技术运用声学采集方式及像素空间相干技术，通过实时跟踪运算方法自动追踪二维图像中描记点的位置，获取研究对象的运动信息，把速度矢量叠加在二维图像上显示。研究对象的运动用带箭头的直线表示，箭头的长度代表速度的大小，箭头的指向代表速度的方向。

VVI 通过对长轴或短轴切面上血管壁结构力学的分析，可以直观显示血管壁及血管壁上任意点的运动参数，检测动脉壁的运动速度、应变、应变率及旋转等指标，直接反映血管壁的力学特征，可以早期评价血管功能和全身动脉硬化程度。

VVI 技术和其他超声技术相比更具优越性。①VVI 技术基于斑点追踪原理，可不受扫查角度的影响，反映血管壁在各个方向的运动，量化血管壁在多个平面运动的结构力学向量，有助于提高血管疾病检查的准确性；②VVI 自动检测运动的中心不受研究对象摆动的影响，重复性好；③VVI 技术以矢量方式表示研究对象的运动，把矢量叠加在二维图像上，使观察界面更直观；④VVI 技术来源于二维成像，空间和时间分辨率高，实时准确。

第三章　肝脏疾病超声诊断

一、肝脏解剖概要

(一)肝脏的位置、形态及韧带

肝脏是人体最大的实质性器官。大部分位于右季肋区,小部分位于左季肋区,左右肋弓间的部分与腹前壁相贴。其外形接近楔形(或立体三角锥形),楔底在右侧,楔尖指向左侧,即右侧厚大,左侧扁薄。

肝脏的凸面向上弧形隆起,大部分与右侧膈肌相贴附,称为膈面。肝的脏面有两条纵沟和一条横沟,呈"H"形。左纵沟其前部为肝圆韧带,后部为肝静脉韧带,右纵沟由胆囊窝和腔静脉窝组成,横沟为第一肝门,门静脉、肝动脉和胆管由此出入。肝脏脏面与十二指肠、胆囊、结肠右曲、右肾、右肾上腺、下腔静脉、胃、胰等脏器相邻。

除肝裸区外,肝脏全部为腹膜覆盖,腹膜由肝表面向腹壁或毗邻器官移形反折处成为韧带。镰状韧带由肝前上面纵行向下,超越肝下缘后为游离缘,其中有肝圆韧带及数支脐旁静脉。膈面上向左右横行展开者为冠状韧带,向后下方有肝肾韧带。冠状韧带前、后两叶分别从膈面向下包肝至脏面,在肝门区相合为小网膜,向下连于胃十二指肠,分为肝胃韧带及肝十二指肠韧带,后者的右缘游离,后方为网膜孔,其两层腹膜内有门静脉主干、肝固有动脉及胆总管走行。

(二)肝脏的管道系统(图 3-1)

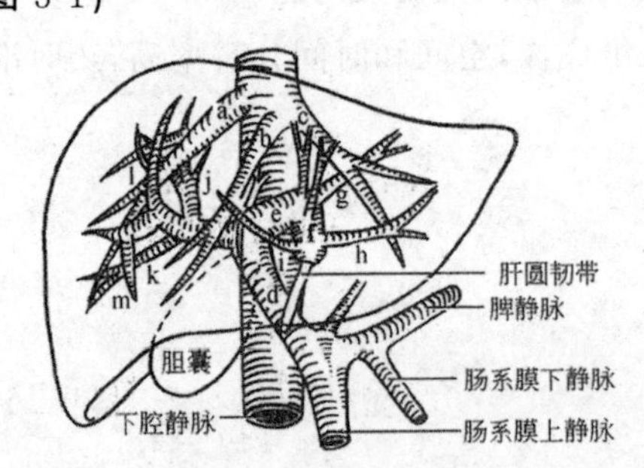

图中 a～c 为肝静脉(a 肝右,b 肝中,c 肝左),d 为门静脉主干,e～m 为门静脉分支(e 左支横部,f 左支矢状部,g 左外叶上段支,h 左外叶下段支,i 左内叶支,j 右后叶上段支,k 右后叶下段支,l 右前叶上段支,m 右前叶下段支)

图 3-1　肝内管道结构解剖示意图

肝脏内有门静脉、肝动脉、肝管和肝静脉四套管道结构。前三者在肝内分布基本一致,并均被共同的结缔组织包绕,称 Glisson 系统。肝静脉走行自成系统,称肝静脉系统。

1.Glisson 系统

(1)门静脉及其分支:门静脉主干由脾静脉和肠系膜上静脉汇合而成,在网膜孔前缘上行达肝门。在肝门横沟处,门静脉主干分叉为右支和左支。右支短粗,沿肝门右切迹行走分布于右半肝,其分支有右前支、右后支。左支分四部:横部位于肝门横沟;到达左纵沟时转向前上方为矢状部；在转折时构成 90°～130°转角，称角部；矢状部末端膨大，称囊部。左支的主要分支有左内叶支、左外叶上段支、左外叶下段支，分布于左半肝。

(2)肝管：起自肝内毛细胆管、止于肝胰壶腹。其肝内部分与门静脉各级分支走行基本一致，左内叶肝管与左外叶肝管汇合成左肝管，右前叶肝管与右后叶肝管汇合成右肝管，左右肝管汇合成肝总管。但肝内胆管分支的解剖变异较多。

(3)肝动脉：肝总动脉自腹腔动脉干发出，沿胰腺上缘向右行走，先后分出胃右动脉与胃十二指肠动脉后，本干即称肝固有动脉，在肝十二指肠韧带内上行，入肝门前分为肝左动脉及肝右动脉。在肝内的走行与门静脉分支基本一致，但变异较多。

肝动脉、门静脉、胆总管三者在肝十二指肠韧带内走行时，其正常位置关系为：门静脉在后，胆总管在门静脉的右前方，肝动脉在左前方。三者的分叉或汇合点的高低为：左右肝管汇合点最高，门静脉分叉点次之，肝动脉分叉点最低且显著偏左。

2.肝静脉系统

肝静脉系统包括肝左、肝中及肝右静脉和两组肝小静脉。肝左静脉收集左外叶静脉回血，肝中静脉收集左内叶和右前叶静脉回血，两者多汇合后注入下腔静脉。肝右静脉收集右后叶及一部分右前叶静脉回血，注入下腔静脉。肝小静脉主要包括肝右后静脉和尾状叶静脉，一般 4～8 支，直接注入下腔静脉。

(三)肝的分叶(图 3-2)

目前国际上多采用 Couinaud 肝段划分法，Glisson 系统分布于肝段内，肝静脉走行于肝段间，将肝分为左、右半肝、五叶和八段。

1.正中裂

正中裂将肝分为左、右半肝。此裂的投影相当于胆囊窝中线至下腔静脉左壁的连线。裂内有肝中静脉走行。

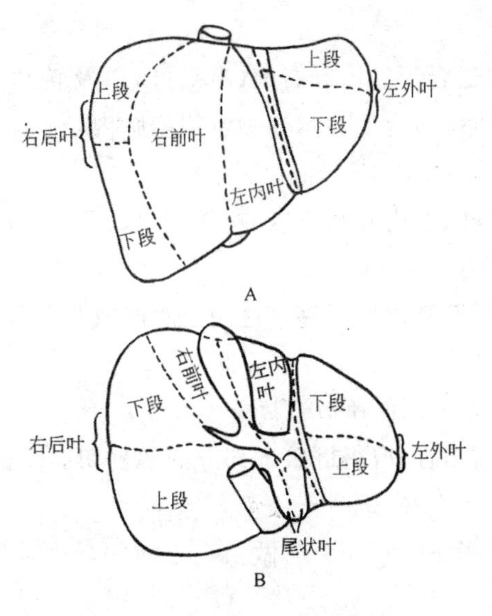

A.前面观；B.下面观

图 3-2　肝脏分叶解剖示意图

2.左叶间裂

此裂为一矢状裂，将左半肝分为左内叶和左外叶。它相当于镰状韧带附着线稍偏左。裂内有门静脉左干矢状部走行。

3.左段间裂

内有肝左静脉走行，将左外叶分为上段和下段。

4.右叶间裂

该裂由外上向内下斜行，内有肝右静脉走行，将右半肝分为右前叶和右后叶。

5.右段间裂

肝门右切迹到肝右缘中点的连线，相当于肝门静脉右支主干平面，既分开右后叶上段和下段，又分开右前叶上段和下段。

6.背裂

位于尾状叶前方，将尾状叶与左内叶和右前叶分开。

二、检查方法

(一)仪器

应用实时超声显像仪，凸阵、线阵、相控阵探头均可，常用探头频率3～5MHz。肝脏血管血流检测需用彩色多普勒超声显像仪。

(二)查前准备

肝脏超声检查前不需做准备。

(三)体位

1.仰卧位

最常用体位。用以测定肝脏各径线，观察肝脏形态、下角，显示3支肝静脉汇入下腔静脉的第二肝门，显示门静脉左支横段及矢状段等。

2.左侧卧位

此体位也较常用。特别适合于显示肝右前、右后叶，以及转动探头扫查肝膈顶部、右下角处，左内叶亦易于观察。此体位适合于显示并测量门静脉内径。

3.右侧卧位

有时采用。用以显示左叶、左内叶膈下区、左外侧角及第一肝门区。

4.坐位、半坐位或站立位

必要时可应用，此体位时肝脏位置下移。适用于肥胖或肺气肿患者。

(四)探查方法

1.于右肋间、肋缘下、剑突下行各种切面扫查

包括斜切、横切或纵切面扫查，取得肝脏各部分的各种切面图像。

2.扫查手法注意点

(1)于肋间隙扫查时，在同一肋间探头应做扫查方向的最大范围摆动，取得一系列不同方向上的切面图像。

(2)对右膈顶部易被肺气阻挡部分，应加用从肋缘下扫查，扫查时使声束由下向上，由肝下缘指向膈顶部。

(3)于肋缘下扫查时,可嘱患者吸气使横膈位置下降后再屏气,获得肝脏最佳显示效果。

3.肝脏血管血流探测法

(1)门静脉血流:在二维图像显示管腔或彩色多普勒引导下取样,取得血流频谱,测量及计算最大血流速度(V_{max})、平均血流速度(V_{mean})、血流量。最常用测量点为门静脉主干、门静脉左支矢状部或门静脉右支。

(2)肝动脉血流:在二维图像显示管腔或彩色多普勒引导下取样,取得血流频谱,测量及计算最大血流速度、平均血流速度、血流量、阻力指数(RI)。常测量部位为肝总动脉及肝固有动脉。

(3)肝静脉血流:显示肝静脉的切面上在其中取样,测量同门静脉。

以彩色多普勒或频谱多普勒观察以上血管血流方向,并注意频谱特征。

三、正常超声表现

(一)正常肝脏超声图像(图3-3)

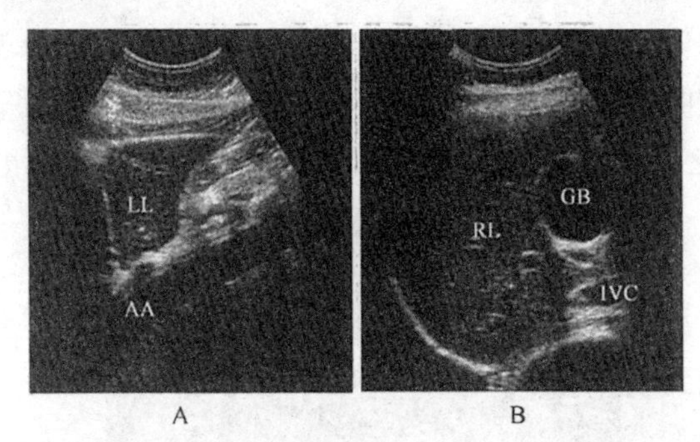

A.肝左叶(LL)纵切面,肝表面光滑,下缘呈锐角;B.肝右叶(RL)斜切面,肝脏膈顶部光滑的弧形高回声,肝实质为细小密集点状回声,分布均匀

图3-3　正常肝脏轮廓声像图

1.肝脏的形态和轮廓

(1)肝表面光滑,边界线清晰。

(2)肝脏膈顶部呈圆顶状,光滑的弧形带状回声。

(3)肝脏下缘、外缘均呈锐角。

2.肝脏实质回声

肝脏实质回声为细小密集点状回声,中等强度,分布均匀。

3.肝内管道结构超声表现

(1)门静脉:门静脉肝内各分支超声表现为管壁回声强而厚的管道结构。其分支走向有一定的特征,如左支及主要分支超声图像显示为"工"字形结构(图3-4),右前支则与胆囊长轴平行。

(2)肝静脉:肝静脉超声显示为管壁菲薄、回声弱的管道结构,走行较平直,由肝周缘走向下腔静脉(图3-5)。

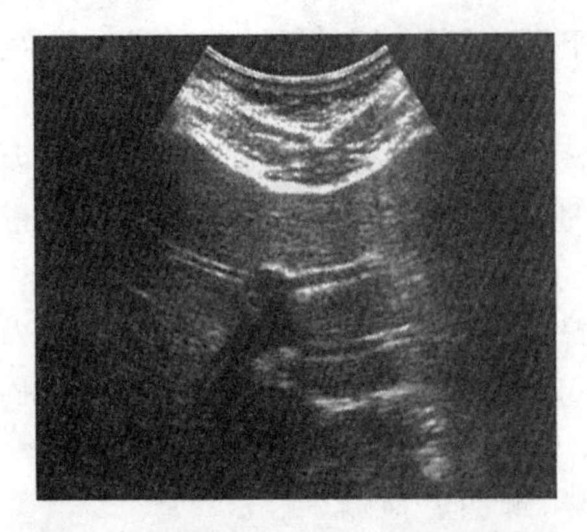

图 3-4　门静脉左支及其分支特征声像图

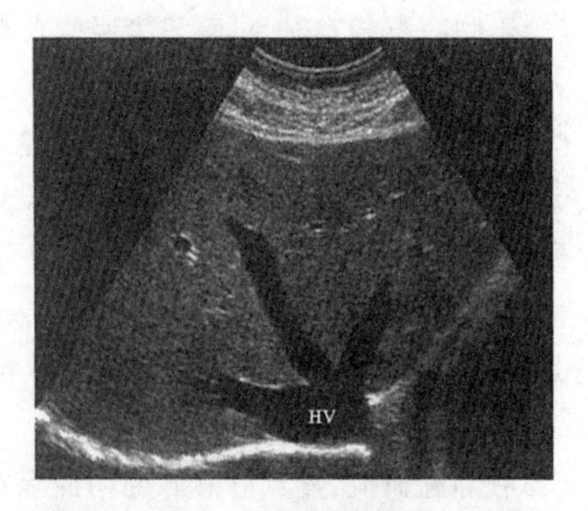

图 3-5　肝静脉声像图

(3)肝管:肝内胆管与门静脉分支走行基本一致,正常时不显示,仅左右肝管可能在门静脉左支横部或右支前显示为细管道结构。

(4)肝动脉:在胰腺上缘横切面上,可以显示腹腔动脉干向左右分叉为脾动脉和肝总动脉(图 3-6)。肝固有动脉有时亦可显示。肝动脉分左、右支处位置低,故有时可在肝门部纵切面上显示门静脉与肝总管之间圆形管道断面,为肝右动脉。肝内小动脉正常时超声多不能显示。

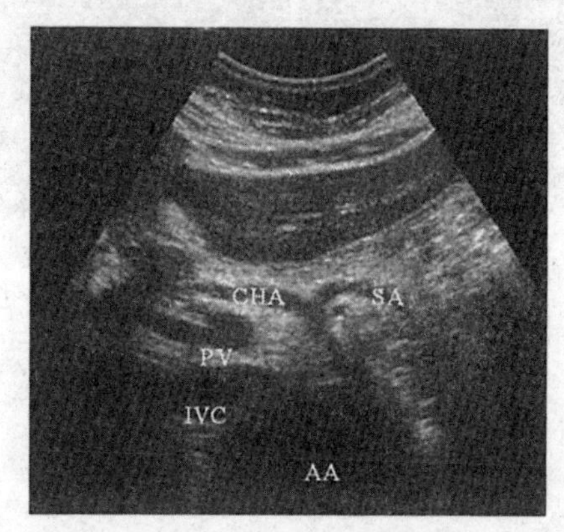

图 3-6　肝总动脉声像图

4.肝脏其他结构图像

(1)肝圆韧带:由门静脉左支矢状部至囊部的长轴切面上,可见自囊部至肝下缘有一条强回声带,即肝圆韧带,横切面上显示为一团状强回声。

(2)静脉韧带:位于肝左叶与尾状叶之间,为一条带状强回声。

5.肝脏与周围脏器关系

肝膈面与膈肌接触,脏面与胆囊、右肾、右肾上腺、胰腺、胃,后方下腔静脉、腹主动脉等,都有一定的位置关系。

(二)肝脏血管正常血流

1.门静脉血流

门静脉血流频谱为持续性静脉频谱,随心动周期及呼吸略有波动。血流各项参数参考值见表 3-1。

表 3-1　血流各项参数参考值(1)

报告人	例数	V_{mean}(cm/s)	Q(ml 次/分)
Moriyasu	35	14.43±3.41	929.00±209.90
粟克湘	62	13.89±3.44	746.85±215.75
赵玉华	50	14.03±4.38	755.04±310.54
华西安	50	16.68±2.90	790.47±223.13
罗葆明	32	16.44±1.28	882.44±87.11

2.肝静脉血流

正常肝静脉血流频谱与下腔静脉频谱相似，彩色多普勒及脉冲多普勒显示血流方向为离肝血流。

3.肝动脉血流

当肝总动脉及肝固有动脉可显示时，可于其中录得动脉型血流频谱，其血流各项参数参考值见表 3-2。

表 3-2　血流各项参数参考值(2)

	D(cm)	V_{max}(cm/s)	V_{mean}(cm/s)	Q/(ml 次/分)
肝总动脉	0.387±0.0070	91.05±24.89	41.40±9.29	277±148
肝固有动脉	0.332±0.0070	82.20±20.75	37.89±11.22	182±101

四、肝硬化

肝硬化是一种由多种病因引起的一种以肝组织弥漫性纤维化、假小叶和再生结节形成为特征的慢性肝病。以门脉性肝硬化最常见，其他尚有坏死后性、胆汁性、血吸虫性、淤血性、中毒性、酒精性肝硬化等。早期可无明显临床表现，晚期以肝功能减退、门脉高压为主要临床表现，并可出现许多严重并发症，如上消化道出血、肝性脑病、肝癌等。

(一)超声表现(图 3-7)

(1)早期肝脏肿大，晚期肝脏缩小。

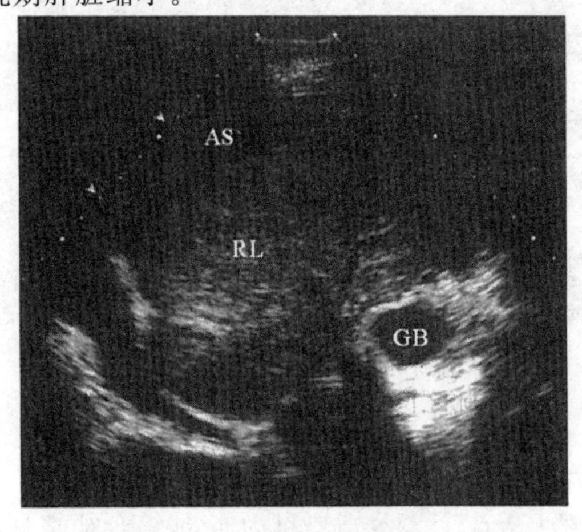

图 3-7　肝硬化声像图

(2)肝脏表面不平,呈锯齿状或波浪状,肝前有腹水时显示更清晰;肝缘变钝。

(3)肝脏内部回声多表现增粗和增强,分布不均匀。有时见网状高回声的分隔。有的再生结节显示局限的低回声区。

(4)肝静脉可受挤压变细或粗细不均匀。

(5)门静脉系统血管异常:门静脉主干增粗(内径>1.3cm),脾静脉增粗(内径>0.8cm),肠系膜上静脉增粗(内径>1.0cm)。有时可见呈瘤样或蚓状扩张。有时可见栓塞及海绵样变性。后期门脉管腔变细或不能显示。

(6)肝动脉代偿性扩张和增生,血流量增加。

(7)脾大。

(8)腹水。

(9)胆囊壁增厚水肿。

(10)门静脉系统血流异常及门-体静脉侧支循环表现。应用二维超声及多普勒超声可见:

1)门静脉主干内血流速度减低,血流频谱低平,正常的轻度波动消失。

2)脐旁静脉再通:见肝圆韧带部位的强回声带为管道结构取代,向下延伸至脐部。彩色多普勒显示内有离肝血流,脉冲多普勒显示为离肝的持续静脉频谱,其血流速度与门静脉左干矢状部相似。

3)脾肾静脉自发性分流:见左肾静脉扩张,内血流增加,或发现脾静脉与左肾静脉之间有交通。

4)胃左静脉扩张:于肝左叶下后方可见管道结构,纵行或弯曲互相交通,彩色及脉冲多普勒显示其内有持续静脉频谱。

5)腹壁静脉曲张:腹壁显示弯曲管道结构,彩色或脉冲多普勒显示静脉血流。

(11)胆汁性肝硬化可能见到一些有关征象。如肝内胆汁淤积引起者,肝外胆管及胆囊常难显示,肝外胆管阻塞引起者可探及胆系扩张及有关病因的征象。

(12)血吸虫病肝硬化者肝脏回声常有特征性图像,即"龟背样"图像或"网格状"图像。

(13)淤血性肝硬化者可见到下腔静脉和肝静脉内径明显增宽。

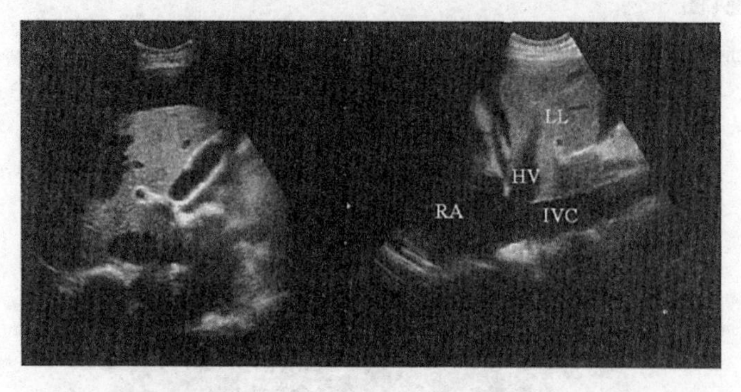

图 3-8 淤血性肝硬化声像图

(二)鉴别诊断

1.肝硬化与布-加综合征鉴别

两者均可引起腹水、脾大等改变。鉴别要点为布-加综合征常见肝尾状叶肿大、肝静脉扩张或交通支形成以及下腔静脉近入口段的狭窄或闭塞。应用二维超声即多数能鉴别。加用彩色多普勒可发现布-加综合征者的下腔静脉及肝静脉血流异常,可进一步鉴别。

2.肝硬化的再生结节与肝癌鉴别

晚期肝硬化的肝内回声分布不均匀与弥漫性肝癌的鉴别,见本章肝癌。

(三)临床意义

早期肝硬化,超声表现特征性较差,不易诊断。至中晚期时,超声根据肝脏、门静脉系统等图像异常,多数可做出正确诊断。特别是检出门静脉系统血流异常及门体侧支血管对诊断门脉高压有重要价值。多普勒超声测定各种治疗前后门脉血流,观察分流手术是否通畅对临床估价疗效及预后有重要意义。对超声诊断有一定困难者,可行超声引导下肝穿刺活检,以明确诊断。肝硬化病人易并发肝细胞癌,故应加强超声随访,以便做出早期诊断。

五、脂肪肝

当肝内脂肪含量大量增加,肝细胞内出现大量脂肪颗粒时,称为脂肪肝。经适当治疗后,可以恢复正常,但长期持续,严重者可发展成肝硬化。

(一)超声表现

1.弥漫性脂肪肝超声表现

(1)肝实质回声弥漫性增强,可出现不同程度声衰减,重度者深部肝组织回声明显减弱或不显示。

(2)肝内管道结构多模糊不清。

(3)肝脏可轻度或中度增大。

2.局限性脂肪肝超声表现

肝内见局限性的增强回声区,多呈片状或局限于一个或多个肝脏解剖叶段。

3.部分弥漫性脂肪肝超声表现

内有局限的正常肝组织区,表现为肝内低回声区,其轮廓多较锐,多呈不规则状,无占位效应,周围肝组织回声明显增强,低回声区内常可见到正常血管结构走行(图 3-9)。

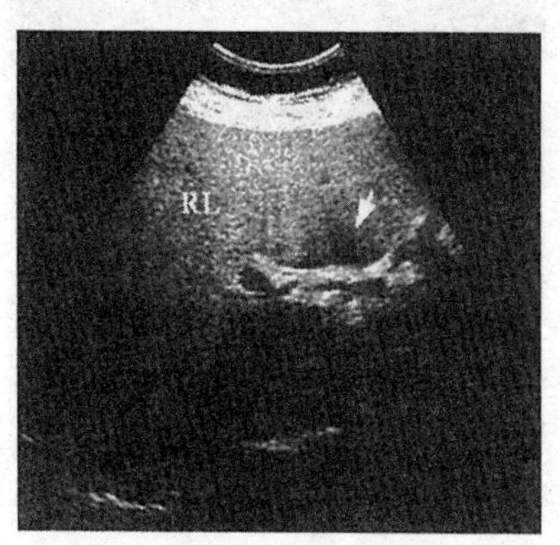

图 3-9　部分弥漫性脂肪肝声像图

(二)鉴别诊断

1.局限性脂肪肝与强回声型肝癌、肝血管瘤鉴别

前者强回声区常呈片状,无占位效应,注意多切面观察可与肝肿瘤鉴别。其余鉴别点见本

章肝癌节段。

2.部分弥漫性脂肪肝内局限正常肝组织与小肝癌鉴别

前者低回声区周围有增强的脂肪肝超声表现，低回声区内可有正常血管走行，无占位效应，多数可与肝癌鉴别。其余鉴别点见肝癌节段。

(三)临床意义

具有典型超声表现的脂肪肝，超声易做出正确诊断，提示病人进行适当治疗，争取良好预后。对不典型者，如鉴别征象不明确时，应进行短期随访观察，或进行超声引导下细针穿刺活检或细胞学检查，以明确诊断。肝脏超声造影也可对不典型脂肪肝与肝内占位性病变进行鉴别。

六、肝囊肿

肝囊肿是发展缓慢的良性病变，大多数为先天性，可以单发或多发，以多发者较常见。临床多数无症状。

(一)超声表现

(1)肝内见圆形或椭圆形无回声区，边界清楚，壁薄，内部极清晰，后方回声增强(图 3-10)。

(2)多发者可见肝内散在多个无回声区，特点同上，其余肝组织回声正常。

(3)有的表现为轮廓略不规则，多较小，其周围有小血管似与无回声区相通或紧邻其囊壁。

(二)鉴别诊断

(1)多发性肝囊肿与多囊肝鉴别，见多囊肝节段。

(2)关于肝血池：有上述第 3 项超声表现者，有人提出诊断为肝内血池或血池样血管瘤，因超声不能鉴别其液性内容是血液还是囊液，且多数较小，不需手术或抽吸治疗，其鉴别意义不大，故现仍将此项表现者归于肝囊肿内。至于肝内血管的囊样扩大，则应根据其来源、部位、彩色多普勒及脉冲多普勒特征做出相应诊断。

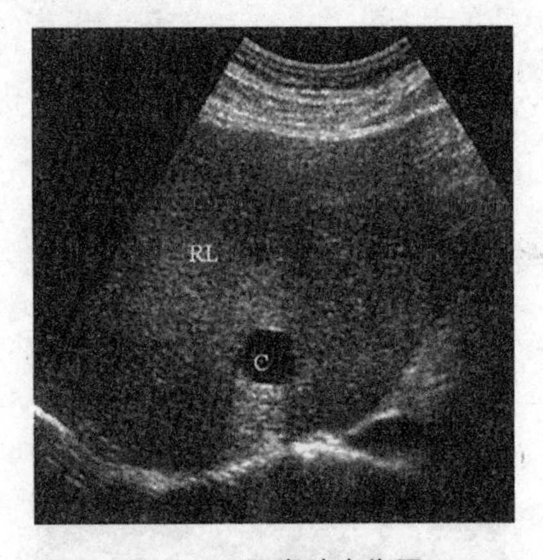

图 3-10　**肝囊肿声像图**

(三)临床意义

超声诊断肝囊肿简便、正确，可确诊 3mm 直径的囊肿，优于其他影像学诊断方法。近年来，介入性超声的开展，对肝囊肿进行超声引导下穿刺抽吸注入硬化剂治疗有良好治疗效果，痛苦少，创伤小。

七、多囊肝

多囊肝是一种先天性疾病，具有家族性和遗传性，因发展缓慢，多数长期无症状，随年龄增大肝脏逐渐肿大，因无数囊之间只有极少的肝组织，可引起肝功能损害。

（一）超声表现

（1）肝脏肿大，表面高低不平，外形不规则，挤压周围脏器移位。

（2）肝内多个大小不等、形状不一的无回声区，弥漫分布全肝，无回声区之间的肝组织回声可正常或增强，分布不均匀（图 3-11）。

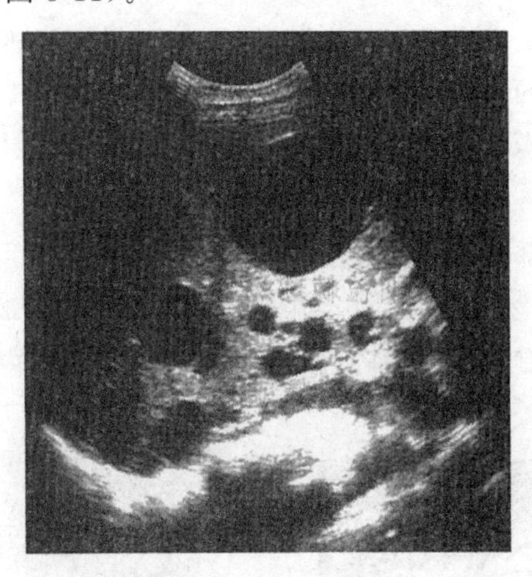

图 3-11　多囊肝声像图

（3）常伴多囊肾或多囊脾等超声征象。

（二）鉴别诊断

多囊肝与多发性肝囊肿鉴别，见表 3-3。

表 3-3　多囊肝与多发性肝囊肿鉴别

	多囊肝	多发性肝囊肿
分布	弥漫全肝	散在
肝轮廓	明显改变	多正常
肝大小	肝大	多正常
其余组织	回声增强，分布不均匀	正常
合并多囊肾	常合并	无

（三）临床意义

超声可明确诊断多囊肝，估价其严重程度，并提示是否合并多囊肾等改变，在临床治疗方案选择、随访、估价、预后等方面有重要的意义。

八、肝棘球蚴病

肝棘球蚴病是由绦虫幼虫寄生于肝脏引起的寄生虫病，该病主要分布于畜牧地区。发病者与犬有密切接触史。我国已报道的肝棘球蚴病有两类：一类是细粒棘球蚴病，或称包虫囊肿，一类是泡状棘球蚴病，或称泡型棘球蚴病，此型临床少见，呈实质性包块改变。临床可有右上腹包块、肝区隐痛或其他压迫症状，如压迫下腔静脉引起下肢水肿等。

(一)超声表现

(1)肝内无回声区，边界清楚，轮廓多为圆形或椭圆形，发生于近表面时向外膨隆，在边缘角者可使边缘角变圆钝。

(2)常见肝包虫囊肿超声图像类型

1)单囊型：肝内无回声区内部无子囊，囊壁薄或较厚，或可呈双层。部分可见囊沙呈细颗粒状回声沉积于后壁。

2)多发囊肿型：肝内2个以上孤立的囊肿，回声可有明显差别。

3)子囊孙囊型：肝内大的无回声区内有多数小囊，各有其囊壁，小囊大小可相似或大小不等、形状不一，形成特有的“囊中囊”征象，有的呈“车轮状”排列或“蜂窝状”分布。此型图像较多见(图3-12)。

4)内囊分离型：内囊壁部分分离或完全分离破裂，囊液内有卷曲的带状强回声漂动。

5)囊壁钙化型：囊壁钙化，显示强回声，常为半圆形或弧形带状回声，其后方为声影。

6)囊肿实变型：为囊内有大量内囊碎屑或坏死物，呈现强回声、分布不均匀的实质包块图形(图3-13)。

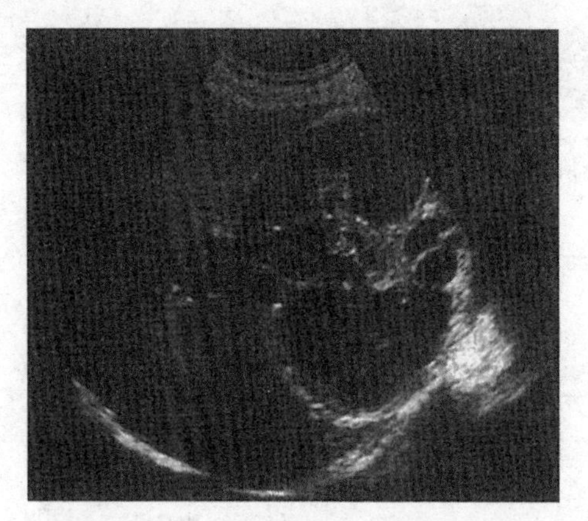

图3-12　肝棘球蚴病声像图

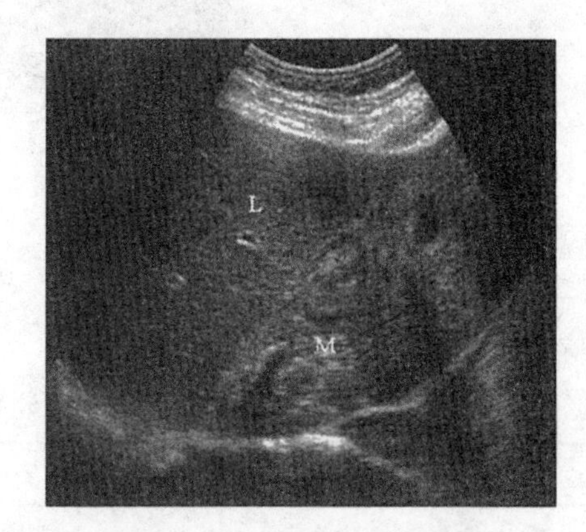

图3-13　肝包虫实变型声像图

(3)并发症表现

1)合并感染表现：肝内无回声区内有点状或团状回声。

2)胆管梗阻：压迫胆管引起，可见胆管扩张超声表现。

3)破裂到腹腔，穿破膈肌到胸腔、心包等，可见有关征象。

(4)泡型肝棘球蚴病表现病变呈强回声，外形极不规则，周围界限不清，其中有多数点状、小结节状及小圈状钙化，后方伴明显衰减或声影。病灶可呈巨块型、弥漫结节型、坏死液化型。

(二)鉴别诊断

1.肝包虫囊肿的单囊型图像与肝囊肿鉴别

前者壁可略厚，囊内可有点状囊沙回声，鉴别困难者应结合病史。

2.实变型图像、泡型肝棘球蚴病与肝癌鉴别

棘球蚴病的实变型图像可伴钙化、声影，泡型者的边界极不清楚及小结节状图像等具有特

征性，病灶内及周边没有血流信号，肝癌不具有。结合肝癌其他征象加以鉴别。少数鉴别仍困难者结合流行病学，临床表现，Casom 试验，AFP 等检查。

（三）临床意义

超声检出和诊断肝棘球蚴病有很高的正确性，尤其对典型图像如子囊孙囊型图像，可明确诊断。超声对其类型的观察可进一步判断本病的临床过程，有利于治疗方案的选择。对其中实变型图像及泡型棘球蚴病图像，有时与肝癌鉴别有一定困难，需结合病史、临床及其他检查分析。

九、肝脓肿

肝脓肿临床常见者有细菌性肝脓肿及阿米巴肝脓肿。细菌性肝脓肿可因胆管系统、门脉系统感染或其他途径感染而来，常为多发性小脓肿，较集中部位可融合。阿米巴肝脓肿是阿米巴原虫侵入肝脏引起，经历 1 个月左右形成脓肿，多为单发，常较大。临床表现主要有发热、肝大及肝区疼痛。

（一）超声表现

1.早期

肝内显示局限性低回声区，边界不清楚，内部回声分布不均匀，并有点状、片状高回声。

2.脓肿形成期

（1）肝内见无回声区，边界清楚，呈圆形或椭圆形，其后方回声增强。

（2）脓肿内部因液化程度不同及脓汁性状关系可有不同表现。

①脓汁稀薄：无回声区内清晰。

②脓汁稠厚：无回声区内有密集细小点状低回声，有坏死肝组织碎片时可见斑状强回声，具有随呼吸运动和体位改变而浮动的特征（图 3-14）。

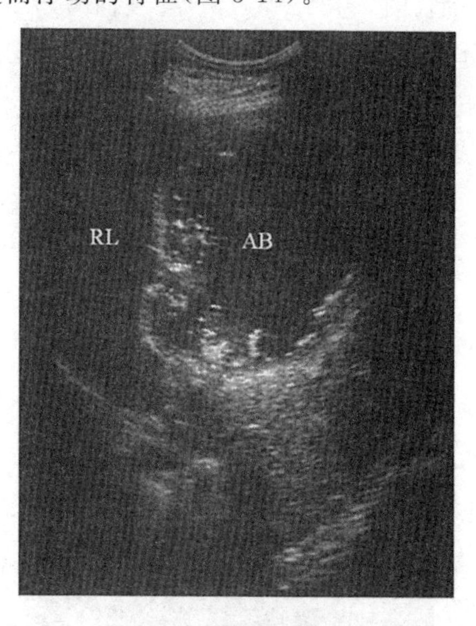

图 3-14　肝脓肿声像图

（3）脓肿液化不全：内部有分隔样回声，其间可有粗大的点状或斑状强回声。

3.脓肿壁厚而粗糙

脓腔内有分隔者可见带状分隔。

4.细菌性肝脓肿时

可见肝内多发性散在的小无回声区或低回声区，已融合者可稍大，形态可不规则。

5.肝脏可增大

大者可致肝轮廓改变或肝内血管及邻近器官受压或移位。

(二)鉴别诊断

肝脓肿早期及液化不全者与肝癌鉴别。

(1)短期随访检查可观察到脓肿液化过程。

(2)超声引导下穿刺抽出脓液确诊为肝脓肿，如为实性，可穿刺活检明确其性质。

(三)临床意义

超声对肝脓肿的检出及诊断均有很高的正确性，是最简便的首选诊断方法。超声引导下肝脓肿穿刺确诊及抽脓、注药或置管引流等治疗措施，安全有效，在肝脓肿治疗方面有重要价值。

十、原发性肝癌

原发性肝癌是我国常见的恶性肿瘤之一。从大体病理上常分为三种类型，即巨块型、结节型、弥漫型。临床以巨块型、结节型多见，巨块型者表现为中心易液化坏死。原发性肝癌组织学分型有肝细胞癌，胆管细胞癌和混合型肝癌。原发性肝癌多伴有肝硬化。临床上早期无明显表现，中晚期可有肝区疼痛、乏力、消瘦及上消化道出血、肝性脑病、肝癌结节破裂出血等并发症表现。

(一)超声表现

1.肝脏内局限性异常回声区，边界清楚或不清楚，轮廓比较规则

其回声类型可有：低回声型(图 3-15)、等回声型、高回声型(图 3-16)、混合型等。混合型可为强弱不等回声，不均匀分布，或为内有液化坏死呈不规则无回声区。小肝癌多为低或等回声型.结节型及巨块型肝癌可为高回声或混合回声型。

2.病变与周围肝组织间多见“晕环征”，显示为低回声带(图 3-16)

3.弥漫型肝癌

表现为全肝或大部分肝组织呈强弱不一回声，分布不均匀。

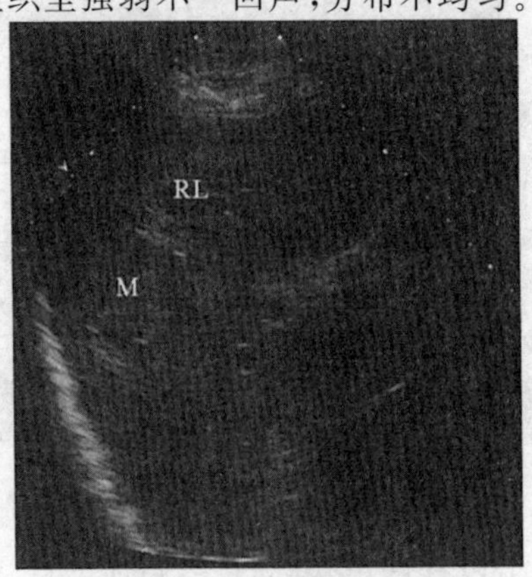

图 3-15　原发性肝癌声像图

4.病变较大者表现

(1)肝内管道结构受压、移位、抬高、弯曲等改变。

(2)肝脏增大,局部膨隆,边缘角变钝等。

(3)周围器官血管受压等。

5.常合并肝硬化超声征象

6.转移征象

门静脉、下腔静脉内癌栓(图 3-17),卫星癌结节,淋巴结肿大等征象。

7.彩色多普勒超声表现

(1)病变异常区周边见彩色血流包绕征,色彩明亮,脉冲多普勒显示多为动脉型频谱,流速高。

(2)病变内部彩色血流丰富,也多为动脉型频谱,流速高。

(3)肝动脉管径增粗,流速增加,肝内小动脉血流易显示。

8.超声引导细针穿刺活检或细胞学检查

取得组织学或细胞学检查阳性结果。

9.超声造影检查

原发性肝癌大多数在造影动脉相整体增强呈高回声,门脉相呈等回声或低回声,延迟相为低回声,表现为“快进快出”型(图 3-18)。

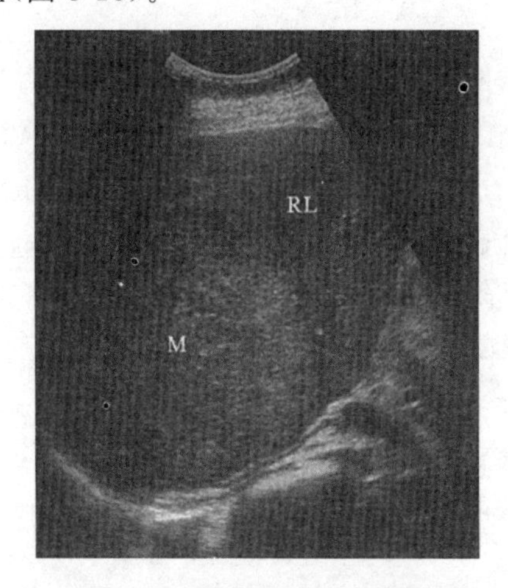

图 3-16　原发性肝癌声像图

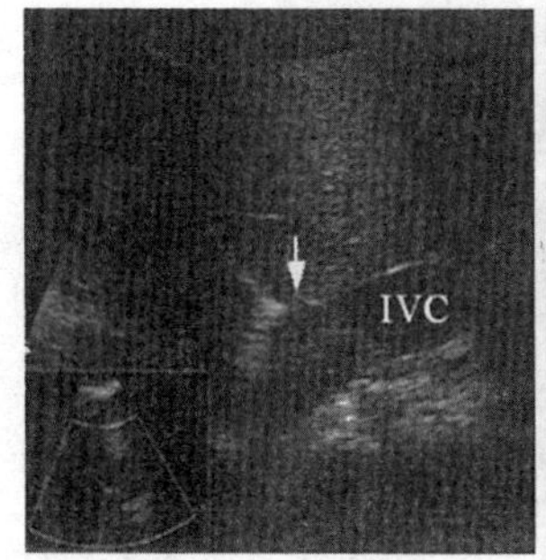

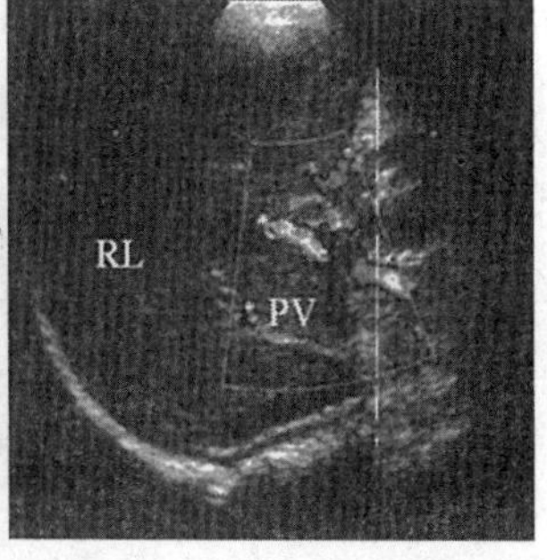

图 3-17　肝癌声像图

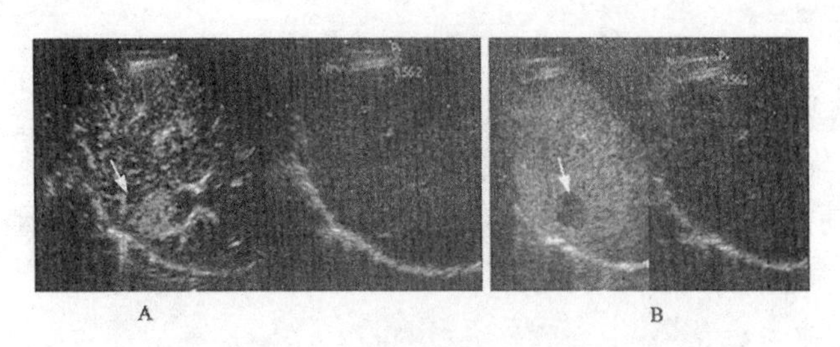

图 3-18 原发性肝癌超声造影

(二)鉴别诊断

1.肝癌与肝血管瘤鉴别

见本章肝血管瘤节段。

2.低回声型小肝癌与良性病变鉴别

如炎性结节、脂肪肝内相对正常的肝组织等。超声图像有时鉴别困难,彩色多普勒如显示丰富的动脉血流可能做出鉴别,如仍不能鉴别,应争取超声引导细针穿刺活检或超声造影检查进一步明确诊断。

3.弥漫型肝癌与肝硬化鉴别

两者图像相似,常难以鉴别,应结合临床及其他检查结果予以综合分析。

4.原发性肝癌与转移性肝癌鉴别

见本章转移性肝癌节段。

(三)临床意义

超声应用于肝脏疾病的诊断开展早,应用广,效果好。特别在原发性肝癌的检出及诊断方面,已做出很多努力和成绩。在目前诸多肝癌的诊断方法(AFP 检查、CT、MRI、肝动脉造影、ECT、超声等)中,超声常作为首选方法。彩色多普勒超声应用于腹部脏器血流观察,提高了肝癌超声诊断的正确性。介入性超声的开展不仅用于肝癌诊断取得良好效果,而且已开展了超声引导微波凝固治疗、HIFU 治疗等工作,为肝癌的治疗开辟了新途径。近年来,超声造影检查也逐渐应用于临床,积累了丰富的经验,对肝癌的诊断有出色的效果。

十一、转移性肝癌

其他器官的恶性肿瘤可通过血液、淋巴或直接侵犯等途径转移到肝脏,称转移性肝癌。转移性肝癌大小不一,数目不等,常见为小结节,多数散在分布于肝脏内,结节中央易发生坏死。

(一)超声表现

1.肝内多个结节,其回声类型多样

常见类型有:

(1)低回声型:边界清楚,形态规则,内部呈低回声。

(2)高回声型:边界清楚,形态欠规则,内部为高回声,分布不均匀。

(3)“靶环形”或“牛眼征”:边界清楚,周缘区低回声晕环,内部为高回声,有时高回声的中央还有小片状低回声或无回声区(图 3-19)。

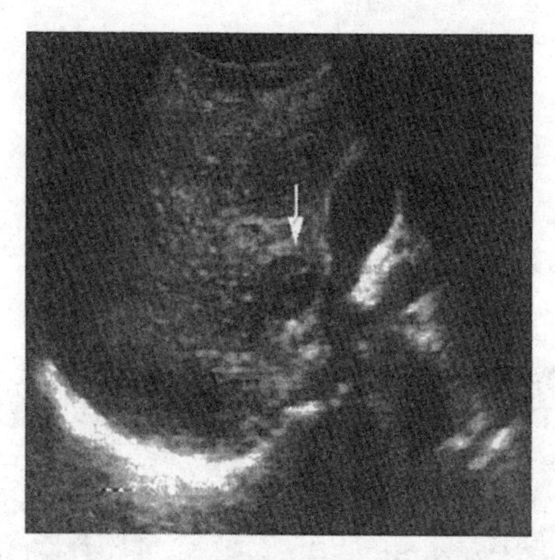

图 3-19　转移性肝癌“牛眼征”声像图

(4)混合回声型:边界清楚,外形较规则,内部以高回声或等回声为主,伴部分无回声区,分布不均匀。

2.结节大小

肝的大小、轮廓在结节较小者可正常,较大转移灶时可引起肝局部肿大及轮廓改变,并可能挤压肝内血管,使之移位等征象。

3.彩色多普勒超声表现

转移性肝癌的病灶周边及内部有的亦可检出异常动脉血流,但检出率较原发性肝癌低。

4.穿刺活检

超声引导细针穿刺活检或细胞学检查可明确肿瘤性质。

5.超声造影检查

转移性肝癌大多数在造影动脉相周边或整体增强呈高回声,门脉相呈低回声,延迟相为低回声或无增强。

(二)鉴别诊断

转移性肝癌与原发性肝癌鉴别:转移性肝癌常见为多发的结节,多数可正确诊断。极少数表现为单个较大病变时,需与原发性肝癌鉴别,转移性肝癌其余肝组织回声多正常,不伴肝硬化表现,且有原发灶肿瘤病史,而原发性肝癌常伴肝硬化改变,彩色多普勒肝动脉血流增加明显等,有时可以鉴别两者。

(三)临床意义

超声检出、诊断转移性肝癌,其正确性高,对临床各种恶性肿瘤的治疗方案选择、随访、预后评价等均有重要价值。

十二、肝血管瘤

肝血管瘤为肝良性肿瘤中最常见者。组织学上分为毛细血管瘤和海绵状血管瘤。以海绵状血管瘤最多见。生长缓慢,一般较小,多无症状,常在查体时发现。较大肿瘤可有胀痛或压迫邻近器官产生有关症状及体征。

(一)超声表现

1.肝内见异常回声区

边界清楚,轮廓规则,常呈圆形、椭圆形或分叶状。

2.常见肿瘤回声类型

(1)高回声型:为最常见类型,见边界清楚的高回声区,回声分布均匀,呈浮雕样,其间可见呈筛状的小无回声区(图 3-20)。

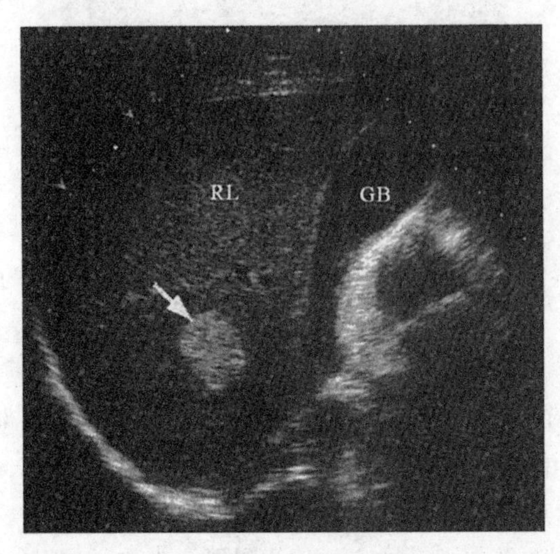

图 3-20　肝血管瘤声像图

(2)等回声型:边界清楚,周边回声增强,内部回声与周围肝组织相等,分布均匀。

(3)低回声型:异常区边界回声也较强,内部为低回声,分布均匀。

(4)混合型:异常区内部回声强弱不等,边界清楚。

3.彩色多普勒显像

肝动脉管径无明显增粗,肝动脉血流不增加。异常回声区周边及内部动脉型彩色血流不丰富,偶见有彩色血流多为静脉频谱,或血流速度低。

4.超声造影检查

大多数肝脏造影动脉相周边结节状增强、中央无增强、环状增强,门脉相部分或整个肿瘤向心性增强,延迟相肿瘤整体增强。

(二)鉴别诊断

肝血管瘤与肝癌的超声鉴别,见表 3-4。

表 3-4　肝血管瘤与原发性肝癌超声鉴别

	肝血管瘤	原发性肝癌
边界	清楚	清楚或不清楚
轮廓	规则	多不规则
回声类型	高回声型多见	各型回声
回声分布	均匀	不均匀

（续表）

	肝血管瘤	原发性肝癌
晕环征	无	可有
周边及内部动脉血流	多无、少数有低速	多有，丰富、高速
肝动脉增粗	无	明显
肝动脉血流量增加	不明显	明显
门静脉或其他血管癌栓	无	可有
肝硬化超声征象	无	多伴有
超声造影	动脉相周边增强，延迟相整体增强	动脉相整体增强，延迟相呈低回声

（三）临床意义

肝血管瘤超声表现以高回声型多见，超声容易检出，常在查体或检查其他疾病时偶尔发现，因多较小，不需手术治疗，随访观察超声可作为主要的手段。对不典型的图像类型，结合超声征象的其他特点，一般可与肝癌作鉴别，仍不能明确诊断时，应结合其他诊断方法结果综合分析。

十三、肝脏其他肿瘤

肝脏恶性肿瘤中以肝癌常见，良性肿瘤中以血管瘤较常见。其他良、恶性肿瘤均较少见或罕见。

（一）超声表现

1.肝腺瘤

良性肿瘤，大多发生于女性，血中雌激素水平增高。肝内见边界清楚，轮廓规则的异常回声区，其内部回声为低回声及较高回声，分布多不均匀。

2.肝错构瘤

本病罕见。为发生于婴幼儿的先天性良性肿瘤。肝内见边界清楚，轮廓规则的高回声区，分布均匀或不均匀，后部及后方回声衰减或有声影。

3.恶性淋巴瘤

肝内弥漫性多发性小的圆形低回声区或为稍大较局限的单个或数个低回声区，其边界清楚，内部回声很低，有时近似于无回声区。

（二）临床意义

以上肝肿瘤均少见，超声检出后有时难以确定其病理类型，只能做出某些提示，如边界较清楚，轮廓规则者提示可能为良性肿瘤，如有恶性淋巴瘤病史者发现肝内低回声病变时可提示肝受侵犯。

第四章　胆系疾病超声诊断

一、胆管系统的解剖

胆管系统起自肝内微胆管，止于十二指肠 Vater 壶腹，分为肝内胆管及肝外胆管两部分。生理功能是负责调节、储存和输送胆汁。

（一）肝内胆管

肝内胆管最小的分支是肝细胞间的微胆管，互相汇合成小叶间胆管，与门静脉伴行，小叶间胆管汇集成段间胆管，段间胆管内径为 1～2mm，段间胆管再汇合成左右肝管。

（二）肝外胆管

肝外胆管由肝左、右管、肝总管、胆囊和胆总管组成。

1.肝左、右管

肝左、右管均在肝纤维包膜内肝实质外。右肝管短粗，长为 0.8～1cm，左肝管长为 2.5～4cm，直径均约 0.3cm。在肝门横沟深处左内叶下缘处两者相汇合成肝总管。肝左管与肝总管之间的夹角较小，约 90°，是肝内结石好发部位，肝右管与肝总管夹角较大，约 150°。

2.肝总管

肝总管长约 3.0cm，直径为 0.4～0.6cm，位于肝十二指肠韧带外缘下行，门静脉在其内后方与之并行，肝动脉在其左侧。肝总管下端与胆囊管汇合成胆总管。

3.胆总管

胆总管长为 7～8cm，直径为 0.6～0.8cm。由于胆总管壁具有大量弹性纤维组织，故可扩张到相当粗的程度而不破裂。胆总管分为四段，即十二指肠上段、十二指肠后段、胰腺段和十二指肠壁内段（图 4-1）。十二指肠上段自肝总管与胆囊管汇合处起到十二指肠上缘，位于肝十二指肠右缘，其后有门静脉，其左有肝动脉。十二指肠后段位于十二指肠第一段的后面，此段在下腔静脉前方、门静脉右侧。胰腺段位于胰头后方，下腔静脉前方。十二指肠壁斜穿十二指肠降部后内侧壁，末端在肠壁内扩大形成壶腹，并开口于十二指肠乳头，有 70%～80%的人胆总管与主胰管在此汇合共同开口。

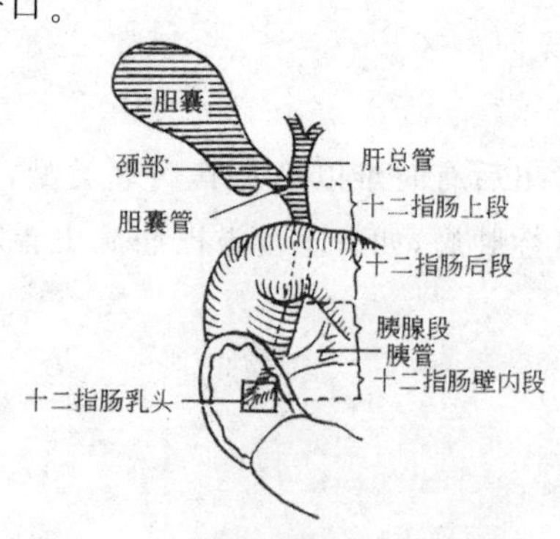

图 4-1　胆管系统解剖示意图

4.胆囊、胆囊管

胆囊位于肝右叶脏面的胆囊窝内，胆囊底一般相当于右锁骨中线与第9肋软骨的相交叉处。胆囊长5～8cm，宽2～3cm，容量35～50ml。分为底、体、颈三部。底部游离，体部附着于肝脏胆囊窝，颈部部分稍膨大，形成Hartmann囊。

胆囊管长2～4cm，以很小的锐角汇入胆总管，其汇合处位置变异很大。胆囊管近胆囊的一段有螺旋状黏膜皱襞称Heister瓣，近胆总管的一段则内壁光滑。

二、检查方法

(一)检查前准备

应空腹检查，故检查前应禁食8～12h。

(二)体位及检查方法

1.体位

最常采用仰卧位检查，一般可以满足胆管系统探查的需要。有时需采取用左侧卧位检查，此体位通过肝脏作为声窗，有利于肝外胆管的显示。右侧卧位、坐位、半坐位、胸膝卧位检查也可根据病人的情况随时调整。

为了观察目标是否可移动，常需要迅速变换体位检查。

2.检查方法

(1)胆囊扫查方法：于右肋缘下或肋间行纵切、横切及斜切面扫查，以取得胆囊的一系列长轴或短轴切面。

(2)胆管扫查方法

①肝外胆管扫查方法：于右上腹行纵切及横切面扫查，在纵切面上，可从显示门静脉右干至主干的切面前显示肝外胆管的长轴切面。再从肝门部由上向下作一系列横切面，直至胰腺以下平面，可显示肝外胆管的一系列短轴切面图像。

②肝内胆管扫查方法：与肝脏扫查方法相同，观察肝脏各切面上门静脉各级分支附近肝内胆管部位。

三、正常超声表现

(一)正常胆囊超声表现

1.胆囊切面形态

胆囊超声显示为一边界清晰的无回声囊，壁为纤细的环状高回声。在其长轴切面上，可显示为椭圆形、梨形、茄形或葫芦形，其短轴切面则呈圆形或近圆形。长轴切面可见胆囊体部附着于肝脏脏面的胆囊窝，底部位于肝右叶前下缘，颈部位于后部近门静脉处(图4-2)。

2.胆囊大小

正常胆囊长径小于8cm，短轴径小于4cm。一般认为短轴径对判断胆囊大小是否正常意义较大。

3.胆囊壁厚度

正常胆囊壁为高回声带，厚度均匀一致，空腹时其厚度约为3mm以下。

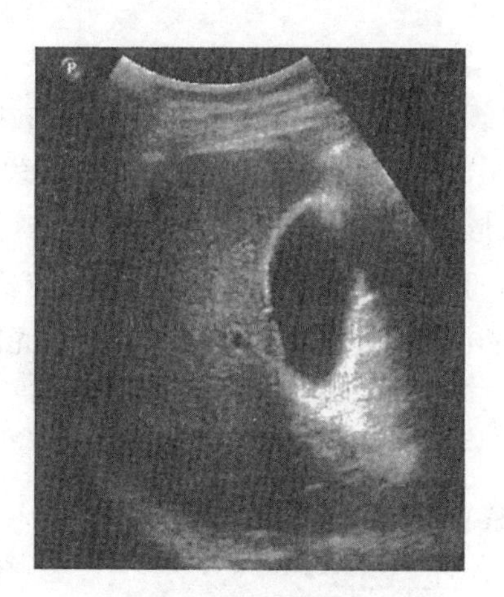

图 4-2 正常胆囊声像图

(二)正常胆管超声表现

1.肝内胆管

正常情况下,超声能够观察到的最细肝内胆管为段间胆管。

2.肝外胆管

根据门静脉左右支可显示位于其前方的肝左、右管。胆囊管纤细不易显示,超声声像图显示的上段胆管实际很难肯定是解剖上的肝总管或是胆总管。通常通过易辨认的门静脉、下腔静脉、胰头定位肝外胆管。右上腹纵切面上,肝总管及胆总管上段显示为门静脉前方的一段细窄的管道结构,于肝门部测量肝总管的内径,正常值为 0.4～0.5cm。其横断面在近肝门处可与伴行的门静脉和肝动脉组成所谓的“米老鼠征”,“头”为门静脉,“右耳”为肝总管,“左耳”为肝动脉(图 4-3)。向下追踪观察可在显示胰腺的脾静脉水平的切面上见胆总管的胰腺段呈圆形管道结构,位于胰头后方、下腔静脉前方。

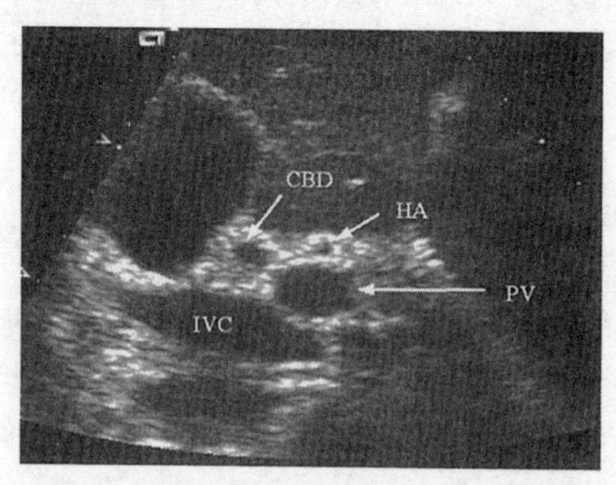

图 4-3 肝外胆管横切面“米老鼠征”声像图

四、胆囊炎

胆囊炎临床上分急性和慢性两类。急性胆囊炎是胆囊发生的急性化学性和(或)细菌性炎症。约 95%的病人合并有胆囊结石。主要致病原因为胆囊管梗阻、继发细菌感染。早期胆囊充血、水肿,炎症进一步发展,则形成化脓性胆囊炎,囊腔可充满脓性胆汁。如胆囊梗阻仍未解除,可引起胆囊缺血坏疽,引起坏疽性胆囊炎,常发生穿孔,较小穿孔可能炎症局限于胆囊周围，严重者引起胆汁性腹膜炎。急性胆囊炎时脓液可进入胆管和胰管，引起胆管炎和胰腺炎。急性发作的典型表现为突发右上腹阵发性绞痛，常在饱餐、进油腻食物后，或在夜间发作。疼痛常放射至右肩部、肩胛部和背部。体格检查时 Murphy 征阳性。

慢性胆囊炎是急性胆囊炎反复发作的结果，有 70%～95%的病人合并胆囊结石。由于炎症、结石等反复刺激，胆囊壁有不同程度的炎细胞浸润，纤维组织增生，囊壁增厚，与周围组织粘连等。病变严重者，胆囊壁瘢痕形成，发生萎缩，完全失去功能。较少见者因胆囊管梗阻，胆囊增大，收缩功能消失，形成胆囊积液。临床表现多不典型，多数病人有胆绞痛病史，有厌食油脂、腹胀等消化道症状，右上腹部、肩背部隐痛等。

（一）超声表现

1.急性胆囊炎超声表现

（1）胆囊增大，外形紧张饱满，短轴径＞4cm 或长轴切面呈短椭圆形（图 4-4）。

（2）胆囊壁弥漫性增厚，多数厚度＞5mm，水肿，呈双层回声，即“双边影”（图 4-4）。

（3）胆囊腔无回声区内出现密集点状或絮状低回声或高回声，可随体位改变而移动。

（4）胆囊结石急性炎症发作时，可见结石的超声表现，常位于胆囊颈部（图 4-4），应注意寻找。

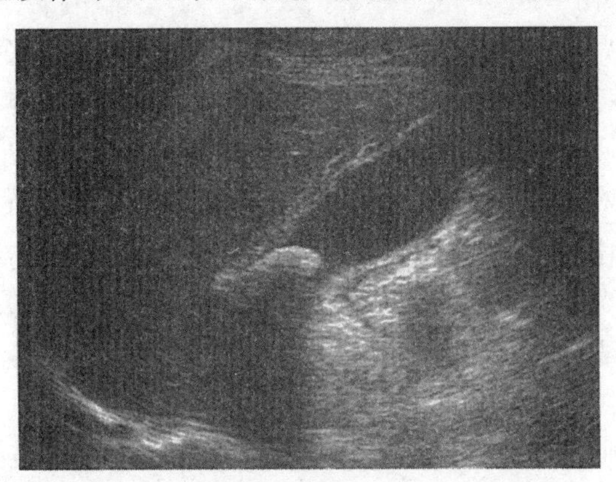

图 4-4　急性胆囊炎结石嵌顿声像图

（5）胆囊穿孔致周围炎症时，见胆囊周围不规则液性暗区。

2.慢性胆囊炎超声表现

（1）常见表现为胆囊缩小或大小正常，胆囊壁增厚达 0.4cm 以上，或壁不光滑，毛糙（图 4-5）。

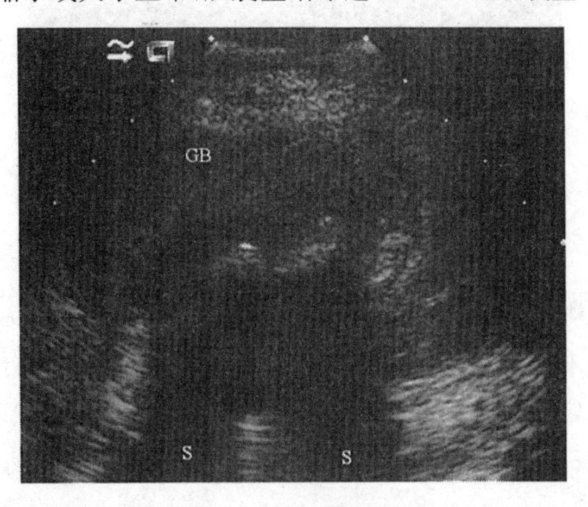

图 4-5　慢性胆囊炎声像图

(2)胆囊腔内无回声区不清晰,内有多数密集低回声,后回声增强不明显(图 4-5)。

(3)常伴有结石超声表现(图 4-5)。

(4)胆囊壁增厚明显或完全纤维化及胆囊萎缩时,超声显示胆囊无回声区消失,而在胆囊区探及弧形带状强回声,其后方有声影。

(5)胆囊积液时见胆囊明显增大,壁不厚。

(6)脂餐试验示胆囊收缩功能不良。

(二)鉴别诊断

(1)急性肝炎、肝硬化、低蛋白血症、多发性骨髓瘤、腹水、右心功能衰竭及肾病等也均可引起胆囊壁增厚,有时呈“双边影”,但这些疾病具有相对应的临床表现和实验室检查异常,容易与胆囊炎引起的壁增厚相鉴别。

(2)慢性萎缩性胆囊炎的胆囊腔完全闭塞后,仅有瘢痕组织,超声常难以显示胆囊,容易误诊为先天无胆囊。前者在胆囊床解剖位置可发现高回声团块或条索,后者无此特点,而且,先天性无胆囊罕见,若超声不能显示胆囊图形,绝大多数是胆囊萎缩的结果。

(三)临床意义

超声对急性及慢性胆囊炎的诊断及评估方面有重要价值,是临床首选诊断方法。对临床判断胆囊炎病变程度、是否伴有结石、并发症,对临床决定治疗方案有重要意义。

五、胆囊结石

胆囊结石是临床常见疾病,在急腹症中仅次于阑尾炎。根据结石的化学成分不同,分为胆固醇结石、胆色素结石和混合性结石。胆结石常与慢性胆囊炎并存,并互为因果。有 20%～40%的胆囊结石病人可终身无症状,称为静止性胆囊结石。也可以表现为胆绞痛或急、慢性胆囊炎。症状出现与否和结石的大小、部位,是否合并感染、梗阻及胆囊的功能有关。

(一)超声表现

典型表现(图 4-6):胆囊腔无回声区内呈现强回声;后方伴有干净声影;位置可随体位改变而移动。

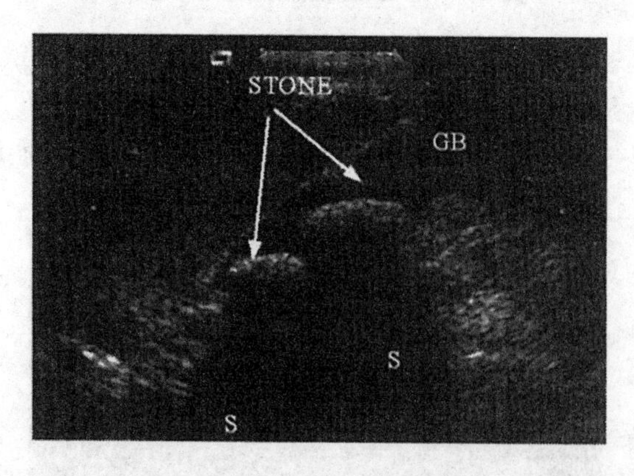

图 4-6 胆囊结石典型声像图

不同的结石会呈现不同形状的强回声。硬而光滑的结石,呈“新月形”;软而疏松的结石,呈“满月形”;有的仅能显示结石前半部分,呈“半月形”;有的结石形状不规则,呈多角状。

(1)充满型胆囊结石(图 4-7):充满型胆囊结石主要超声表现为:胆囊失去正常的轮廓和形

态;胆囊内胆汁无回声区消失;胆囊腔内充满团状强回声并伴有宽大的声影。即所谓的"WES"征(wall-echo-shadow)。

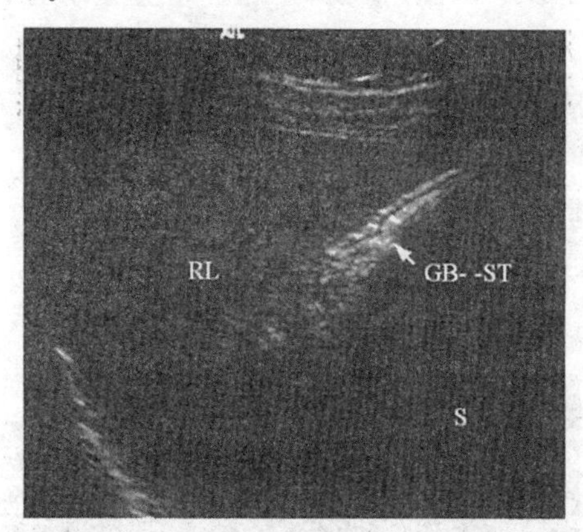

图 4-7　充满型胆囊结石声像图

(2)泥沙样胆囊结石(图 4-8):泥沙样结石用来形容胆囊内直径 1～2mm 的微小结石,表现为小颗粒状或小斑片状强回声,沉积在胆囊最低位置,可伴有宽大声影,当体位改变时,可以看到结石移动和强回声带及声影的重新分布。无明显声影时,可移动体位动态观察。

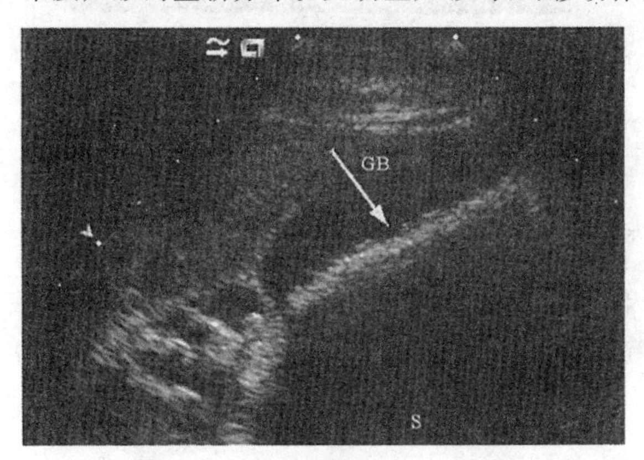

图 4-8　泥沙样胆囊结石声像图

(二)鉴别诊断

1.胆囊结石与胆囊旁气体强回声伴后方声影鉴别

胆囊旁胃肠道气体强回声后方并有声影,在有的切面上似在胆囊腔内,会误认为胆囊结石,应多切面、多方向扫查,或改变体位、探头加压、饮水等方法仔细观察,并且气体声影"不干净",一般可以鉴别。

2.充满型胆囊结石与慢性萎缩性胆囊炎鉴别

少数非结石性胆囊炎胆囊萎缩后,因胆囊壁增厚或纤维化而产生与充满型胆囊结石相同的图像,仅从超声表现难以鉴别,应结合病史或其他临床征象考虑。

(三)临床意义

超声对胆囊结石的诊断正确率高,无创、简便,成为临床首选诊断方法。

六、胆囊息肉样病变

胆囊息肉样病变又称胆囊小隆起性病变，是超声检查显示直径<1.5cm 的胆囊壁隆起性病变。其病理类型复杂，多为良性病变，如胆固醇息肉、炎性息肉、腺瘤等，可为单发或多发。一般无明显临床症状，常在查体或检查其他疾病时发现。

(一)超声表现

(1)胆囊壁上附着单个或多个圆形或半圆形的团块，有时有蒂相连，位置不随体位改变而移动(图 4-9)。

(2)体积小，小于 1.5cm，多数在 1.0cm 以内。

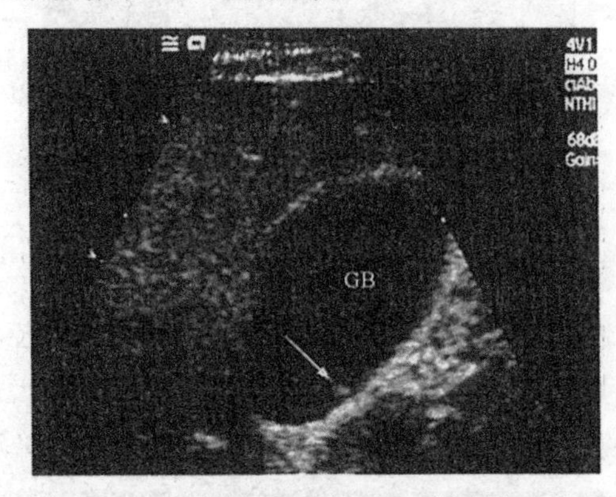

图 4-9　胆囊息肉(箭头所示)声像图

(二)鉴别诊断

胆囊息肉样病变中良性病变与恶性病变鉴别：一般认为单发性、直径大于 1cm、基底部宽，提示恶性可能性大。

(三)临床意义

胆囊息肉样病变因多无临床症状，故多于查体作超声检查时发现病变，因多数病例属良性病变，故超声可作为随访观察的重要手段。对其中少数有恶性可能的病例，超声检出后可提示临床手术治疗。

七、胆囊癌

胆囊癌多发生于胆囊体部和底部，腺癌多见。女性发病率为男性的 3～4 倍。流行病学显示，胆囊结石长期的物理刺激与胆囊癌的发生有关，特别是“陶器样胆囊”恶变率较高。早期无特异性症状，与慢性胆囊炎、胆结石相似，晚期可有右上腹痛，触及右上腹包块，腹胀，消瘦，甚至出现黄疸、腹水等。

(一)超声表现

1.根据胆囊癌的大体病理形态特点可将声像图分为四型

(1)厚壁型：胆囊壁呈局限性或弥漫性不均匀增厚，常以颈部或体部更为显著。回声分布不均匀，外壁不光滑，内壁粗糙，不规则(图 4-10)。

(2)实变型：胆囊轮廓不规则，表现为杂乱的低回声或中等回声实性包块，液区消失，常与肝脏组织分界不清。

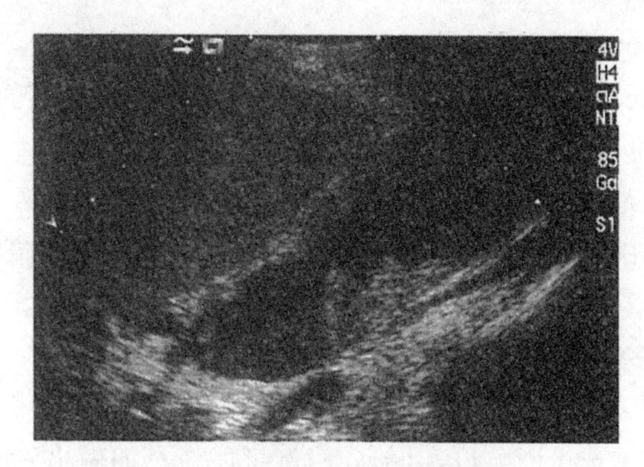

图 4-10　胆囊癌(厚壁型)声像图

(3)蕈伞型:胆囊壁上见局限的蕈伞状结构向囊腔内突出,常为低回声或中等回声,局部胆囊壁正常连续性回声线破坏。

(4)混合型:同时具有壁厚型和蕈伞型声像图表现。

2.彩色多普勒超声表现

病变区域有血供增多的特点(图 4-11),频谱多普勒可发现高速的动脉血流。

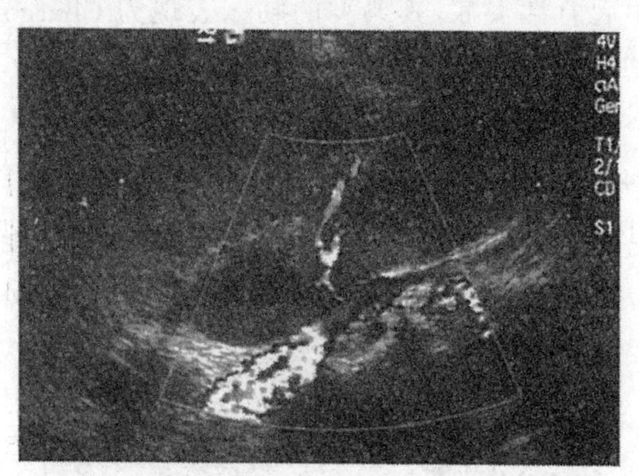

图 4-11　胆囊癌二维与彩色多普勒超声图

3.伴随的其他超声表现

(1)可伴有胆囊结石。

(2)可伴有肝内胆管扩张、肝总管扩张。

(3)晚期可伴有肝内转移、肝门部淋巴结肿大等转移征象。

4.超声造影检查

可帮助了解胆囊病变区域的血供情况。

(二)鉴别诊断

1.厚壁型胆囊癌与慢性胆囊炎的鉴别

前者胆囊壁厚不均匀,不规则,致胆囊腔不规则;而后者胆囊壁增厚较均匀,内腔轮廓规则。

2.实变型胆囊癌与慢性胆囊炎内部充满黏稠液体的"实变样"胆囊鉴别

前者胆囊增大、轮廓不规则,胆囊壁回声不清晰,与肝脏分界不清,CDFI 可显示内有彩色血流信号;后者轮廓规则,胆囊壁可明确分辨,内回声分布均匀。

3.草伞型胆囊癌与胆囊内胆泥的鉴别

前者形态不规则,局部胆囊壁不能分辨,不随体位改变移动;后者是黏稠的胆汁形成,形态规则,局部胆囊壁回声可分辨,体位改变时可缓慢移动。

4.急性胆囊炎周围炎症包块与胆囊癌鉴别

急性胆囊炎穿孔周围炎性包块超声表现胆囊周围有不规则液性暗区或有溢出的结石强回声及声影,胆囊壁水肿增厚尚可分辨,胆囊液性暗区尚存在;而胆囊癌的包块型为整个胆囊为一实性包块图形,囊壁多不清楚。

(三)临床意义

超声检查是本病的首选诊断方法,对部分病例可能在早期做出诊断。最易漏诊的病例是充满型结石并发早期胆囊癌。由于结石的宽大声影的掩盖,使肿瘤不易被发现。要强调多体位、多切面观察,并对可疑病例定期随访,动态监测。

八、胆管结石与炎症

胆管结石分为原发性胆管结石和继发性胆管结石。原发性胆管结石是指在胆管内形成的结石,继发性胆管结石为胆囊结石排至胆管者。根据结石的部位分为肝内胆管结石和肝外胆管结石。结石嵌顿时可引起急性炎症,其典型的临床表现为 Charcot 三联症,即腹痛,寒战高热和黄疸。

(一)超声表现

1.肝外胆管结石(图 4-12)

肝外胆管扩张,内有团状强回声,后伴声影,与胆管壁有明确分界,部分有胆管壁增厚,回声增强。

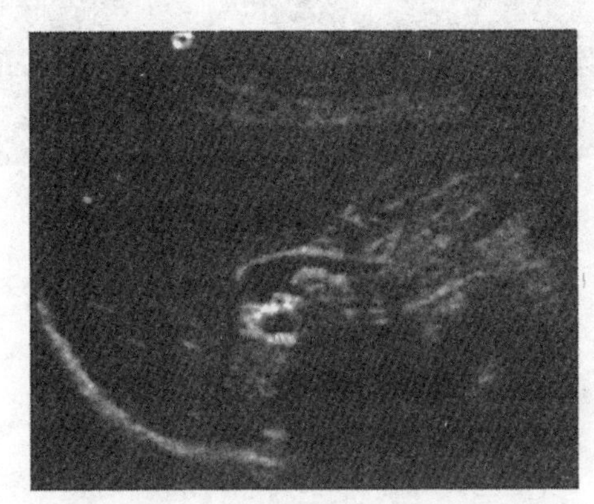

图 4-12 肝外胆管结石声像图

2.肝内胆管结石(图 4-13)

肝内与门静脉分支相伴行部位见到团状强回声,其周围有宽窄不等的无回声区,后伴声影,可见其远端肝内胆管扩张。

3.结石引起梗阻

若结石引起胆管完全梗阻,长期胆汁淤滞或合并感染,则受累的肝叶、肝段回声粗糙,可能肿大或硬化萎缩,使肝脏变形。

4.化脓性胆管炎

肝外胆管扩张,壁增厚,回声增强或模糊。管腔内可见密集的细点状回声或沉积物弱回声。

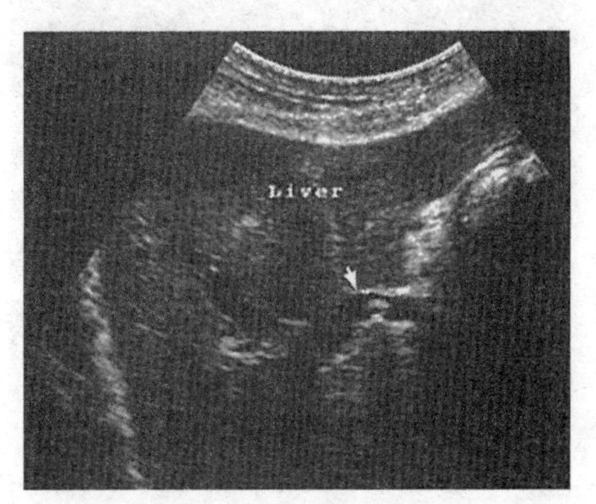

图 4-13　肝内胆管结石(箭头所示)声像图

(二)鉴别诊断

1.肝内胆管结石与肝内钙化灶的鉴别

两者均表现为肝内强回声伴后方声影,但前者强回声周围有液性暗区或其远侧有扩张的肝内胆管,且强回声常位于与门静脉分支相伴行部位;而后者,强回声周围无液性暗区,其远侧无扩张管道,其位置亦与门静脉分支的分布无关,强回声有时可分辨为"等号"样。

2.肝内胆管结石与肝内胆管积气鉴别

前者强回声形状稳定,边界清楚,后方有声影;后者强回声形状不稳定,边界不清楚,常紧贴胆管前壁,后方为多次回声带,改变体位后出现部位有改变。

(三)临床意义

超声对胆管结石诊断正确性较高,为首选方法。肝外胆管的检查有时受胃肠气体影响,可采用饮水法等提高其显示率。

九、胆管癌

胆管癌是指发生在肝外胆管,即左、右肝管至胆总管下端的恶性肿瘤。大体病理形态分为乳头状癌,结节状癌和弥漫性癌。临床以黄疸为主要症状。

(一)超声表现

1.胆管癌根据其大体病理形态特点可将声像图分为三型

(1)乳头型:扩张的胆管内见乳头状软组织肿块,胆汁与肿块界面形成倒"U"字形。可为低回声至中等回声,分布不均匀,边缘不整齐,无声影,位置固定(图 4-14)。

(2)截断型:肿块在扩张的胆管内呈不规则的结节,骤然截断管腔,胆汁与肿块的界面回声与管壁近似直角(图 4-15)。肿块多数呈中等回声,无声影,与管壁分界不清。

(3)狭窄型:管壁不均匀增厚,膨胀性增宽,呈中或高回声带,与周围组织分界不清(图 4-16)。管腔逐渐狭窄或闭塞,梗阻端呈"V"字形。

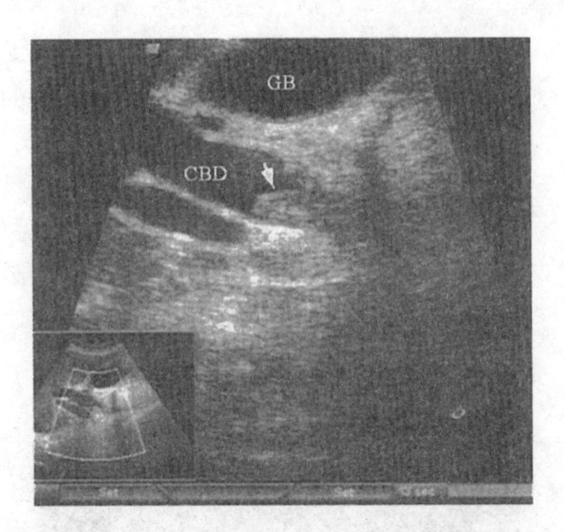

图 4-14 乳头型胆管癌(箭头所示)声像图

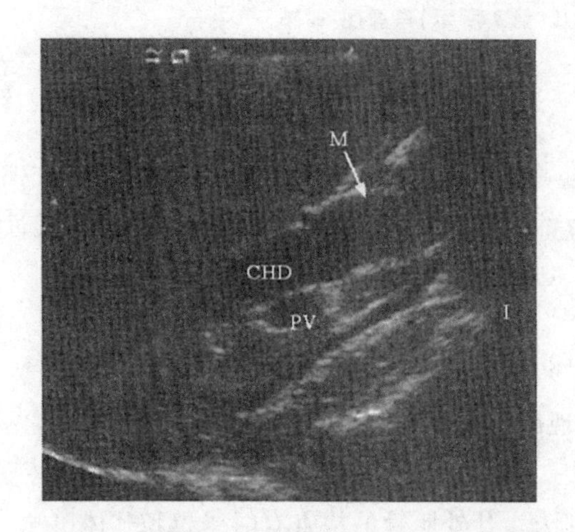

图 4-15 截断型胆管癌(箭头所示)声像图

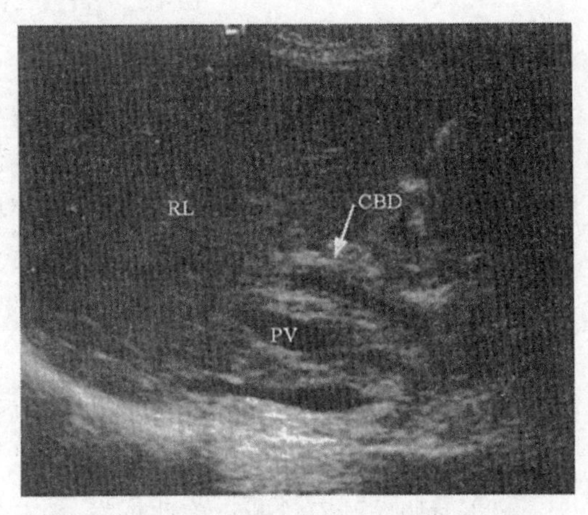

图 4-16 狭窄型胆管癌(箭头所示)声像图

2.胆管系统扩张

梗阻部位以上的胆管扩张。

3.彩色多普勒超声表现

胆管癌的瘤体内可有丰富的血流。

(二)鉴别诊断

1.胰头癌

通常把胰管扩张和胰头肿大同时存在作为诊断胰头癌的依据。当胰头部发现肿块时,胰管和胆管均扩张或单纯胰管扩张,多考虑为胰腺癌;胆管扩张而胰管不扩张时,多考虑为胆管癌。

2.肝外胆管结石与胆管癌鉴别

前者多为高回声,后伴声影。若结石无声影,且嵌顿不移动时,需结合病史鉴别诊断。

(三)临床意义

超声易发现胆管扩张,能对大多数胆管癌做出准确诊断,对临床有重要应用价值。

十、胆管蛔虫症

胆管蛔虫症是蛔虫进入胆管引起的病症。随着卫生条件的改善和防治工作水平的提高，本病发病率已明显下降。蛔虫寄生于人体中下段小肠内，当其寄生环境发生变化时，蛔虫可上窜至十二指肠，有钻孔习性的蛔虫可钻入胆管，导致胆管机械性梗阻和细菌感染。临床表现为突发性剑突下阵发性钻顶样剧烈绞痛，疼痛发作时病人辗转不安、呻吟不止，疼痛可突然缓解，间歇期宛如正常人。

(一)超声表现

(1)肝外胆管扩张，在扩张的胆管内可见双线状强回声，中心为无回声，呈"等号"状(图 4-17)，又称"通心面"征，横切面呈"同心圆"状。如蛔虫尚存活，可见其蠕动。

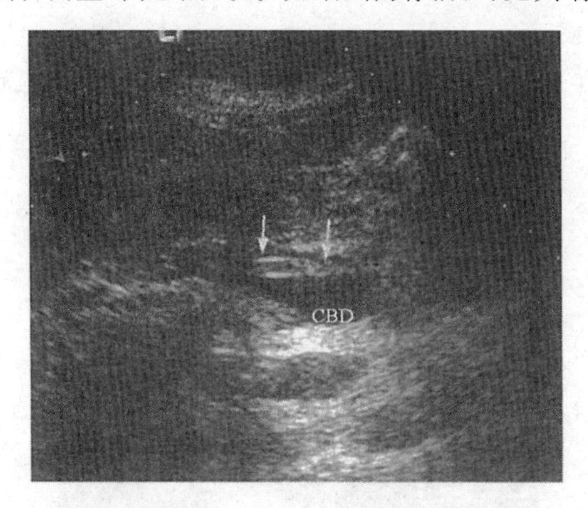

图 4-17　胆管蛔虫声像图

(2)蛔虫如在胆囊内，可在胆囊内见到双线状回声，多呈蜷曲状。

(3)蛔虫在胆管内死亡后，虫体萎缩、断裂、破碎以致溶解，线状回声模糊或消失，呈现片状或团状不规则高回声，与结石相似。

(二)鉴别诊断

当蛔虫死亡后，虫体破碎，与胆管内无声影结石、黏稠胆汁和沉积物等不易鉴别。

(三)临床意义

胆管蛔虫具有典型的临床表现，结合特征性的声像图表现，可较准确的诊断本病。超声检查是诊断本病的最简便而准确的有效方法。

十一、先天性胆管囊状扩张症

先天性胆管囊状扩张症可发生于肝内、肝外胆管的任何部分。胆管壁先天性发育不良及胆管末端狭窄或闭锁是发生本病的基本因素。典型临床表现为腹痛、腹部包块和黄疸三联症，多呈间歇性发作。

(一)超声表现

1.先天性胆总管囊肿超声表现

超声表现为肝总管、胆总管的囊性扩张，显示为右上腹部椭圆形或梭形的液性暗区(图 4-

18),位于胆囊颈内后方、门静脉前方,其长径与胆总管的走向一致。液性暗区内部清晰,后回声增强。

2.肝内胆管囊状扩张症超声表现

肝内见多个圆形或梭形液性暗区,其间有狭窄的相通连处,或为节段性的较均匀扩张的管道,互相通联,上述扩张管道或囊性区都见于肝内门静脉分支所伴行部位。肝门附近者,可追踪至肝管或肝总管相通。

3.混合型超声表现

具有上述两种类型的表现。

4.合并结石时

见囊肿有结石超声表现。

5.囊肿癌变时

见囊壁上有低回声至中等回声区,轮廓不规则,分布不均匀,后方无声影。

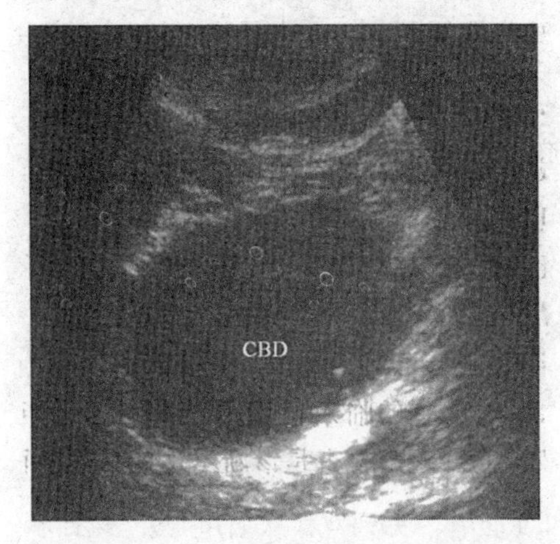

图 4-18　先天性胆总管囊肿声像图

(二)鉴别诊断

1.先天性胆总管囊肿与胆总管下端阻塞引起的胆总管明显扩张鉴别

前者多无明显肝内胆管扩张;而后者伴明显的肝内胆管扩张,且有其他有关征象。

2.先天性胆总管囊肿与右上腹其他囊性包块鉴别

胆总管囊肿的液性暗区可追踪至胆囊颈与门静脉之间的肝总管或显示其与左、右肝管相通。而其他囊性包块无此征象。

3.肝内胆管囊状扩张症与多发性肝囊肿鉴别

前者多位于门静脉分支相伴行处,囊肿之间有相通;而后者在肝内散在分布,互不相通。

(三)临床意义

超声可明确诊断先天性胆管囊状扩张症,并判断其类型及有否并发症。与 ERCP、PTC 等比较,具有简单、无创等优点。

十二、肝外胆管阻塞

多种疾病可引起肝外胆管阻塞,常见的良性病变为结石、狭窄、胆管炎、胰腺炎、胆总管囊肿、蛔虫等;恶性病变为胰头癌、胆管癌、壶腹部癌等。

(一)超声表现

(1)肝内胆管扩张,肝内有多数管道结构,呈“树枝状”向肝门部汇聚,呈“多管征”(图 4-19)。

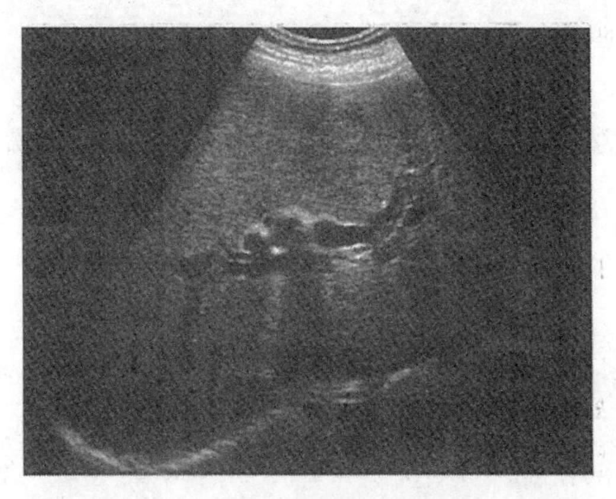

图 4-19　肝内胆管扩张声像图

(2)肝外胆管扩张,肝外胆管直径>8mm 或其直径等于或大于与其平行的门静脉直径,超声显示“平行管征”或“双筒征”(图 4-20)。

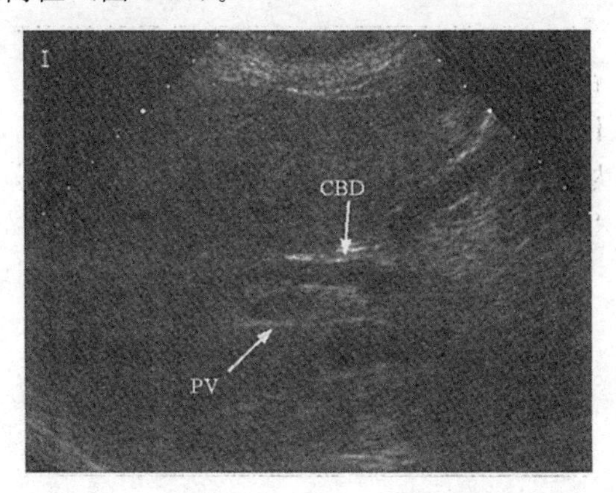

图 4-20　肝外胆管扩张,“双筒征”(箭头所示)声像图

(3)胆囊增大,可伴有胆汁淤积。

(4)可伴有胰管扩张。

(5)显示阻塞病因的有关超声表现。

(二)肝外胆道梗阻水平的判断

1.肝门部梗阻的超声诊断

肝内胆管扩张,肝外胆管扩张不明显,胆囊不大或缩小。

2.上段肝外胆管梗阻的超声诊断

肝内胆管扩张,肝外胆管扩张。胆囊肿大与否取决于梗阻部位而定,若梗阻发生在胆囊管开口以上水平胆囊可以正常大小、缩小或萎缩;若梗阻发生在胆囊管开口以下水平胆囊肿大。

主胰管一般不扩张。

3.下段肝外胆管梗阻的超声诊断

肝内胆管扩张,肝外胆管扩张。胆囊肿大。

4.壶腹部梗阻的超声诊断

肝内胆管扩张,肝外胆管扩张。胆囊肿大。主胰管显著扩张。

(三)临床意义

超声在诊断肝外胆管梗阻疾病中敏感性高,可判断梗阻部位及病因,对临床确定治疗方案有重要价值。

第五章　胰腺疾病超声诊断

胰腺为腹膜后器官,位置深在,前方有胃肠道气体的干扰,后方有脊柱的影响,要获得清晰的图像,是相当困难的。既往各种诊断方法大多不能直接观察胰腺和正确诊断胰腺疾病。现代医学影像技术的发展,已能较好地显示胰腺及诊断胰腺疾病。超声显像是其中重要方法之一,特别是应用高分辨力实时显像仪器,对胰腺疾病诊断的正确性已获充分肯定,加之超声的非侵入性及简便、可重复性等优点,超声常用作胰腺诊断的首选方法。但有人认为,在腹部脏器的超声探测中,胰腺探测的难度居首位。因此,要获得满意的胰腺图像,必须采用高分辨率仪器,排除腹部气体干扰,熟悉胰腺的解剖、病理及临床知识,才能提高胰腺的显示率,为临床早期诊断胰腺疾病提供参考。

一、胰腺的解剖与生理

(一)胰腺的大体解剖

胰腺是腹膜后位脏器,在上腹及左季肋区深部,位于小网膜囊内,它自十二指肠向脾门处稍向左上横行,横跨第1、2腰椎椎体前方。胰腺的大小、形态因人而异,一般成人长度为10～15cm,厚度胰头部2.5cm以内,胰体及胰尾部2.0cm以内。

1.胰腺的组成

胰腺由四部分组成:胰头、胰颈、胰体及胰尾部。胰腺各部及其毗邻如下:

(1)胰头部:胰头是胰腺最宽的部分,它位于肝尾叶和门静脉下方,脊柱和下腔静脉前方。胰头外侧为十二指肠第二段并被环抱,胃窦覆盖于它的前方。后方有胆总管走行,内侧有肠系膜上静脉走行并以此与胰体部分界。胰头向下内侧延伸部称钩突,其下部分向左延伸,可达肠系膜上静脉与腹主动脉间。

(2)胰颈部:胰颈部是胰头与胰体之间,此部较窄,肠系膜上静脉走行于其后的沟内,至胰腺胰头部上后方与脾静脉汇合成为门静脉。

(3)胰体部:胰体部位于脊柱前中央左侧,此部较长,前面为小网膜将胰体与胃后壁相隔。腹腔动脉干在胰体上缘自腹主动脉发出,向前分叉为脾动脉及肝总动脉,脾动脉沿胰体上缘走向脾门。胰体后方有腹主动脉、肠系膜上动脉、脾静脉、左肾静脉、左肾上腺、左肾上腺等血管及脏器。肠系膜上动脉常在胰体上部后方自腹主动脉发出后即几乎平行腹主动脉向下。脾静脉则横行于胰体中部后方。胰体下部与横结肠相邻。

(4)胰尾部:胰尾部一般较小,与胰体部常无明确的分界。它位于左肾及左肾上腺的前面,尾端达脾门,其后面也有脾静脉横行。

2.胰腺导管

胰腺导管为胰腺组织内引流胰腺外分泌液即胰液的导管,包括主胰管和副胰管。常见类型为主胰管贯穿全长,副胰管短细或缺如(61%),少数两者粗细相近、交通,或副胰管粗大、贯穿全长。

(1)主胰管(Wirsung 管):自胰尾至胰头贯穿全长,在肝胰壶腹部与胆总管汇合后由十二指肠乳头进入十二指肠第二段。

(2)副胰管(Santorini 管):引流胰头上前部的导管。其一端与主胰管相通,一端于肝胰壶腹上约 2cm 的小乳头处开口于十二指肠。

(二)胰腺的断面解剖

胰腺大致可分为三种形态。①蝌蚪形:胰头粗而体、尾逐渐变细,约占 44%;②哑铃形:胰腺的头、尾粗而体部细,约占 33%;③腊肠形:胰腺的头、体及尾几乎等粗,约占 23%。胰腺的形态、大小、位置的变异较大,但与某些血管的关系比较恒定,包括腹主动脉、下腔静脉、肠系膜上静脉、肠系膜上动脉、门静脉、脾静脉、腹腔动脉干、肝动脉等,它们与胰腺各部的关系可作为胰腺断面解剖的标志。

1.经过脾静脉的胰腺横断面

此断面可显示胰腺全貌。胰腺断面形态可为腊肠形、蝌蚪形和哑铃形。在此断面上胰腺前方为胃及肝,紧贴胰体后横行的脾静脉,胰颈后方为脾静脉与肠系膜上静脉汇合成门静脉。

2.经过肠系膜上动脉、上静脉的横断面

此断面不能显示胰腺全长。断面显示包括钩突在内的胰头和胰体部。胰腺前方为胃窦,胰头外侧为十二指肠,后方为肠系膜上静脉和上动脉、下腔静脉及腹主动脉四条血管的横断面。

3.经过下腔静脉之矢状断面(胰头纵断面)

此断面胰头呈椭圆形或梭形,其前方为胃窦,上方为肝尾叶、门静脉,后方为下腔静脉。

4.经过腹主动脉之矢状断面(胰头纵断面)

此断面多呈椭圆形,前方为胃,后方为腹主动脉及与之平行的肠系膜上动脉。胰体上缘可能为腹腔动脉于之断面,也可能为脾动脉之横断面。胰体后面有脾静脉之横断面与之紧贴。

(三)胰腺生理要点

胰腺具有内、外分泌功能。胰腺的外分泌为胰液,含有各种消化酶,如胰淀粉酶、胰脂肪酶、胰蛋白酶、核糖核酸酶、羟基肽酶及碳酸氢钠,对食物的消化起重要作用。胰腺还有内分泌功能,是由散在于胰腺腺泡之间的胰岛产生,胰岛集中在胰尾部,包括 A 细胞分泌胰高血糖素(glucagon),可增高血糖。B 细胞分泌胰岛素(insulin),可降低血糖。此两种细胞分泌的激素调节体内血糖水平,保持动态平衡。另外还有 δ 细胞分泌胃泌素(gastrin),可促进胃酸分泌。

二、检查方法

(一)仪器

检查胰腺应用实时显像仪器为佳。线阵探头、凸形探头或扇形探头均可。探头频率常用 3.0～3.5MHz,采用谐波频率可提高胰腺的显示率。

(二)检查前准备

清晨空腹检查较好,一般应禁食 8～12h。因胃肠道胀气影响胰腺显像,故有人主张做胃肠道准备,如进不胀气饮食,服用消胀药物,清洁灌肠等。

(三)检查体位与方法

1.仰卧位检查法

检查胰腺最常用的体位是仰卧位，于平静呼吸时将探头置于病人上腹部，可先行横切面，依次由上到下做一系列横切面，找到显示胰腺全长的切面，观察切面形态、轮廓、大小等。然后需要从右到左做矢状切面对胰腺各部分一一观察。遇因上腹胃肠气体回声较多，胰腺显示不清时，可用探头适当加压或嘱病人深吸气使肝下移推开横结肠，利用下移的肝脏作为声窗观察，提高胰腺显示率。.

2.侧卧位检查法

当仰卧位检查胰头或胰尾显示不佳时，可改为左侧卧位或右侧卧位，可避开胃肠气体干扰，右侧卧位以观察胰头而左侧卧位观察胰尾部。

3.坐位、半坐位或立位

此体位亦可达到使肝脏位置下移推开横结肠的目的而使胰腺容易显示。

4.俯卧位

有时可应用俯卧位通过左肾上部观察胰尾图形。

5.饮水法检查

上述检查方法均不能显示胰腺时应采用饮水法检查。病人取坐位，饮水 500ml，胃内充满液体后，通过胃作为声窗观察胰腺，可明显改善胰腺的显像而取得满意效果。

三、正常胰腺

(一)正常胰腺声像图

1.切面形态与毗邻

正常胰腺轮廓规则，声像图各个切面形态与断面解剖基本符合。

(1)胰腺上缘的横切面图：可见腹腔动脉干自腹主动脉前壁发出向前行 1～2cm 后分叉为右行之肝总动脉及左行之脾动脉，分叉处呈 r 状。此切面为由上向下横切检查时即将出现胰腺切面之标志(图 5-1)。

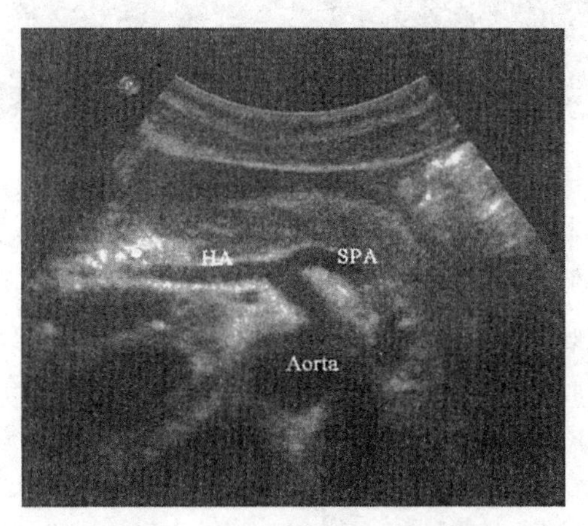

图 5-1　胰腺上缘的横切面声像图

(2)经脾静脉之胰腺横切面：胰腺轮廓为腊肠形、蝌蚪形或哑铃形。其前方的胃壁呈低回声，胃腔为强回声，饮水后为液性暗区。胰腺后方之脾静脉显示为与胰腺切面平行的横行管腔结构，在胰体及胰尾后方管腔粗细较均匀，至胰头、颈后方脾静脉与肠系膜上静脉汇合处为门静脉，表现为椭圆形的膨大部(图 5-2，图 5-3)。

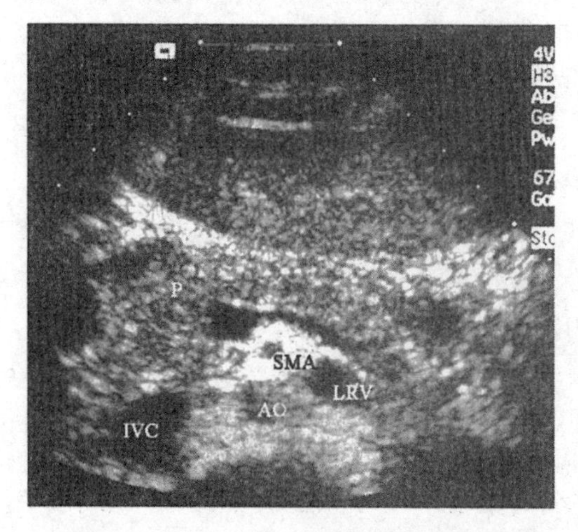

图 5-2　经脾静脉之胰腺横切面声像图

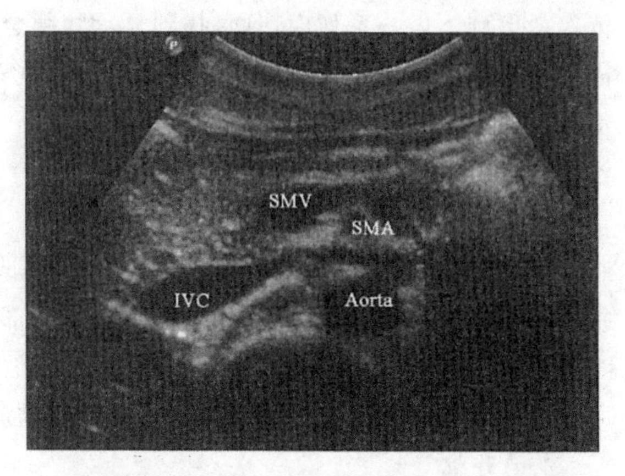

图 5-3　经肠系膜上动、静脉之胰腺横切面声像图

(4)胰头纵切面：在经过下腔静脉之纵切面上可见胰头前为胃窦呈圆形或椭圆形“靶环”形图形，饮水后检查胃窦为液性暗区。门静脉位于胰头上方，为椭圆形无回声区，下腔静脉在胰头后方(图 5-4)。

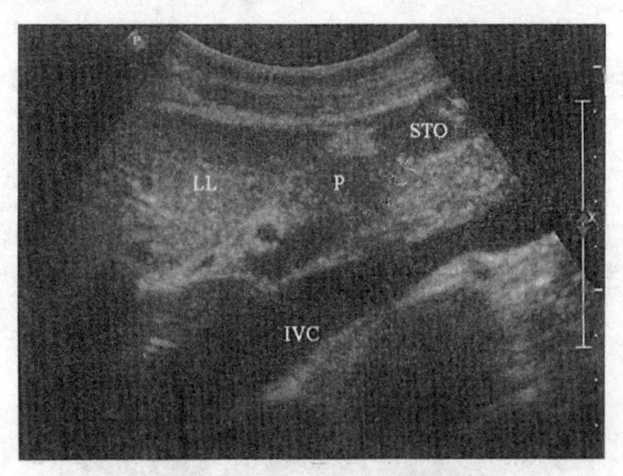

图 5-4　胰头纵切面声像图

(5)胰体纵切面图：从上述胰头纵切面再向内侧作纵切面至肠系膜上静脉消失时即可显示胰体纵切面。前方胃壁为低回声，胃腔为强回声。紧贴胰体后方之脾静脉为略扁之圆形无回声结构。胰体后方腹主动脉为纵行管道结构，可见有规律搏动，腹腔动脉干在胰体上缘向前发出或胰体上缘有小圆形管腔为脾动脉断面。胰体上部后方可见到肠系膜上动脉呈壁厚、回声强的管道结构，自腹主动脉发出向下与腹主动脉几乎平行(图 5-5)。

2.回声结构

胰腺实质为中等回声，分布均匀。正常成人胰腺内回声强度与肝组织相似或稍强。儿童胰腺回声较弱。

3.胰腺大小

超声测量胰腺大小一般测各部的厚度,即前后径。正常测值各家报道略有不同,可能与测量方法及部位不同有关。一般在显示脾静脉的胰腺横切面上测量。在下腔静脉前测量胰头厚度,正常值2.5cm以内。胰体在腹主动脉及肠系膜上动脉前测定,正常值2.0cm以内,胰尾在椎体左缘前测量,正常值2.0cm以内。

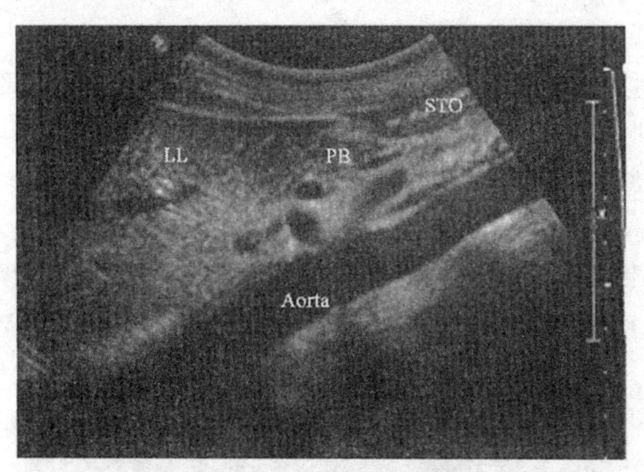

图5-5　胰体纵切面声像图

4.胰腺导管声像图

胰腺的主胰管贯穿全胰腺,在横切面上一般可部分显示或分段显示,胰体部较易显示。表现为胰腺中部稍偏后见单条或两条线状强回声,管腔内径正常<2mm。

(二)临床意义

超声对正常胰腺的显示率报告不一,一般认为胰体和胰头较易显示,胰尾显示率较低。影响胰腺显示的因素主要为胃肠道气体。近年来由于仪器方面的改进及检查技术的进步,胰腺的显示率大大提高,故常作为临床估价胰腺的首选方法。但仍有少数病人不能满意显示,而需要用其他影像学检查法如CT、ERCP、PTC、动脉造影、MRI等。近年来,国内文献报道应用内镜超声(EUS)检查胰腺已取得成功的经验。

四、胰腺炎

(一)急性胰腺炎

1.病理

急性胰腺炎病理可为急性水肿型及急性坏死型。以急性水肿型多见,病理改变为胰腺肿大、充血、水肿,腹膜后组织有水肿,腹腔可有少量渗液。急性出血坏死型少见,其病理改变为胰腺实质的坏死、脂肪坏死、出血及炎症反应。急性胰腺炎继发感染可发展成脓肿、弥漫性胰腺炎。后期可形成胰腺假性囊肿。

2.临床要点

各年龄均可发生急性胰腺炎,以20～40岁者居多。常突然发作急性腹痛,或于酗酒、暴饮暴食后发生。腹痛部位为上腹或左上腹。伴恶心呕吐,中度发热。查体有压痛及轻度肌紧张,可伴有黄疸及腹水、胸腔积液症。出血坏死型胰腺炎可出现腹部及脐部皮下出血,重者可休克。实验室检查血清胰淀粉酶升高,尿淀粉酶升高,腹水内淀粉酶含量增高。

3.声像图表现

(1)胰腺肿大:胰腺多呈弥漫性肿大(图 5-6),亦可某一局部肿大较明显,故切面形态发生明显改变,严重者胰头可几乎呈圆球形。

(2)肿大的胰腺回声明显减低,可呈无回声区内伴弱回声,或近似液性暗区,透声性增加,后壁及后方回声加强。

(3)肿大胰腺可压迫下腔静脉或肠系膜上静脉等血管。

(4)继发胰腺脓肿时可见壁光滑或边界不规则之包块,内为无回声区或有低回声,或呈液-液平面回声,有时有不规则的分隔光带。假性囊肿形成时有相应声像图表现。

(5)慢性胰腺炎急性发作者,胰腺不规则肿大,回声增强,不均匀。

4.临床意义

急性胰腺炎于急性期行超声检查时,可以明确诊断,估价胰腺肿胀程度及液体渗出量。并可发现并发症如胆道疾病、胰管阻塞,为临床正确选择治疗方法提供重要信息。

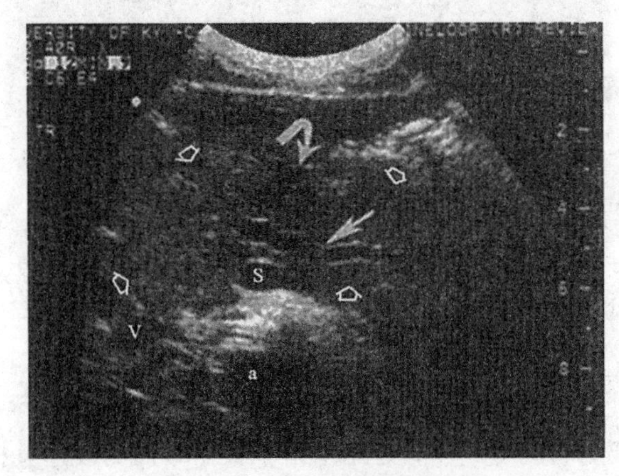

图 5-6 急性胰腺炎声像图

超声还可观察胰腺炎的病程,随访胰腺炎恢复情况及有否假性囊肿形成。

(二)慢性胰腺炎

1.病理

慢性胰腺炎是各种因素引起的胰腺反复性或持续性的炎性改变,导致胰腺腺泡和胰岛组织萎缩、胰腺纤维化等。胰腺呈不规则结节状,质硬,有纤维组织增生或钙质沉着。并可伴胰管不同程度的狭窄或扩张,或伴假性囊肿形成、胰管内结石。

2.临床要点

中年男性多见,特别多见于嗜酒者。临床症状主要有上腹疼痛反复发作,向背部放射。可伴体重减轻、营养不良、脂肪泻或黄疸等。胰腺组织破坏明显时可有糖尿病临床症状。有胰腺假性囊肿形成时可发现腹部包块。

3.声像图表现

(1)胰腺轻度或中度肿大,轮廓尚规则或不规则。胰腺组织内回声增强,分布不均匀,有钙化灶时可见多个强回声,较大者可伴声影。

(2)胰管可扩张,表现为胰管管径增大之条状液性暗区或多个串珠样相连之液性暗区。扩张的胰管内如有结石可见强光团回声,其后有声影(图 5-7)。

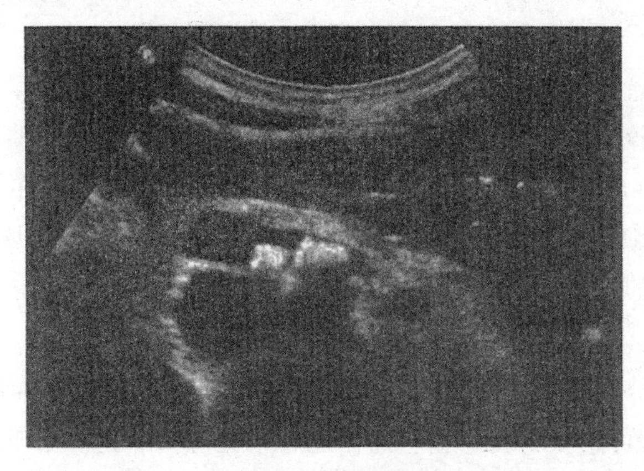

图 5-7　慢性胰腺炎伴胰管结石声像图

4.临床意义

慢性胰腺炎与慢性胆囊炎、胆石症、胃十二指肠溃疡、胰腺癌等临床表现极为相似,故需要应用多种诊断方法来进行鉴别和确诊。超声是诊断胆结石最为敏感的方法,经检查可以肯定或排除,但仍需注意两者是否并发。目前超声鉴别慢性胰腺炎与胰腺癌还有一定困难,尚需结合其他诊断方法,综合分析和判断,也可行超声引导经皮胰腺穿刺活检或针吸细胞学检查以求进一步明确诊断。

五、胰腺囊肿

(一)病理

胰腺囊肿包括真性及假性胰腺囊肿两类。真性囊肿较少见,可为先天性或后天性(潴留性),囊肿多较小,在胰腺腺体内,内有上皮覆盖,或与胰腺导管相通。先天性者可能合并其他脏器的多囊病变,如多囊肝、多囊肾。假性胰腺囊肿一般由于胰腺创伤或急、慢性胰腺炎后,含有高浓度胰淀粉酶的胰液、血液等积聚于局部,刺激周围组织产生炎症反应,几周后形成纤维包囊,形成假性囊肿。急性胰腺炎后假性囊肿形成率为 3.8%～11%不等。假性囊肿有时可自发破裂,破裂到腹腔或胃肠道。

(二)临床要点

真性胰腺囊肿多数无临床症状,如为先天性多囊胰,胰腺增大明显时,可发现腹部包块。

假性胰腺囊肿多曾有急、慢性胰腺炎或胰腺区创伤史,但早期可无症状。常因发展较大后因发现腹部包块来诊治,或囊肿较大压迫周围脏器引起症状,如胃肠道症状或胆道受压引起黄疸等。假性囊肿破裂时可发生休克、腹膜炎或肠道症状,腹水征,原腹部包块消失。

(三)声像图表现

1.真性囊肿声像图

胰腺组织内见到一个或多个小液性暗区,边界清楚,有后回声增强。多囊胰时胰腺可局部或弥漫性增大,有多数大小不等之液性暗区或呈蜂窝状回声。

2.假性囊肿声像图

胰腺的某一部位(以体、尾部多见)探查到边界清楚的圆形或椭圆形暗区,多数内部清晰,少数可见液性暗区内有散在回声光点。后壁及后回声增强。一般此部位正常胰腺结构消失。假性囊肿较大时可见周围器官、血管、胆道等受压、移位等征象。

(四)临床意义

胰腺真性囊肿及较小的假性囊肿因无临床症状.过去很少做出诊断。应用超声显像可以检出1～2cm直径的胰腺囊肿，故对急性胰腺炎或胰腺创伤后的随访检查可观察其预后及转归，对有否假性囊肿形成及其大小、部位可及时提示，早期诊断，为临床治疗方案提供重要依据。超声对胰腺囊肿的诊断正确率高，可为首选方法。

六、胰腺肿瘤

胰腺肿瘤包括外分泌胰腺肿瘤与内分泌胰腺肿瘤。外分泌胰腺肿瘤以胰腺腺癌多见，少见肿瘤为胰腺囊腺瘤，可恶变为胰腺囊腺癌。还有罕见者肉瘤是发生于胰岛细胞的肿瘤，多为良性，如常见的发生于分泌胰岛素的B细胞的胰岛素瘤，具有分泌功能。少数为无功能肿瘤。

(一)胰腺腺癌

胰腺腺癌是最常见的一种胰腺肿瘤，病因不明，但可能和某些疾病有关，如糖尿病、慢性胰腺炎。

1.病理

胰腺腺癌可发生于胰腺的任何部位，以胰头癌最多见，占半数以上，其余为胰体、胰尾及全胰腺癌。大多数胰腺癌起源于胰管上皮细胞，癌块为坚实的结节性肿块，与周围胰腺组织界限不清。如阻塞胰管引起远端管腔扩大，甚至形成囊状。胰头癌阻塞(压迫或浸润)胆总管下端引起胆总管扩张，胆囊肿大及肝内胆管扩张。

2.临床要点

胰腺癌男性较多见，年龄40岁以上。临床症状有上腹钝痛或不适，持续性或间歇性，可能放射至腰背部。有的病人以食欲减退、恶心呕吐等胃肠道症状为主，可有乏力、消瘦、体重减轻等症状。晚期发现上腹部包块。如为胰头癌则出现黄疸。

3.声像图表现

(1)胰腺轮廓改变:胰腺内肿瘤较小者可见局部(前缘或后缘)稍向表面突出，失去正常切面形态。

(2)胰腺切面轮廓局限性不规则(图5-8):肿瘤较大时癌块呈不规则轮廓，有时呈蟹足状向四周浸润。

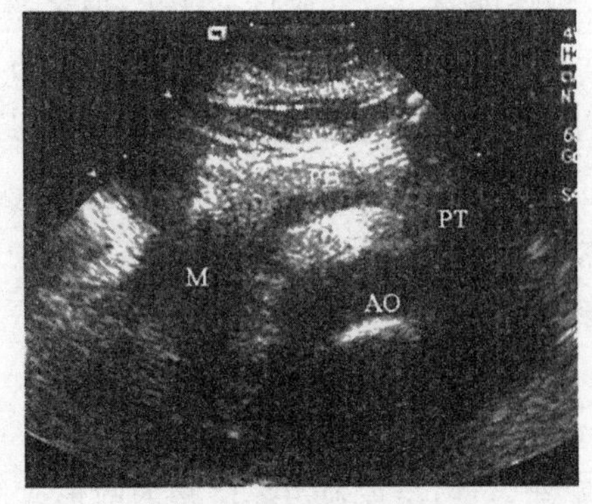

图5-8　胰头占位病变声像图

(3)胰腺大小改变:胰腺多为局限性增大,厚度测量大于正常值。

(4)胰腺肿块回声:多为低回声,回声不均匀。少数由慢性胰腺炎恶变者可能为分布不均匀之强回声。肿瘤内有出血坏死时可见到液性暗区。

(5)胰头癌时可见胰管扩张。

(6)周围结构受压、移位、梗阻等:如下腔静脉受压、变窄,胰头癌引起之肝内外胆道扩张。

(7)晚期可见转移征象:肝转移癌、淋巴结转移、腹水征等。

4.鉴别诊断

(1)胰头癌与壶腹癌的鉴别:两者均可见到整个胆系的扩张,也都可能伴胰管扩张,故鉴别有一定困难。

(2)胰头癌与胆总管下段癌鉴别:胆总管下段癌显示肿瘤回声在胆管腔内而胰头显示正常大小及回声。

(3)胰体癌与肝尾叶肿瘤鉴别:注意观察实时显像下肿块动度常可鉴别。也可饮水观察,胰体者应在胃后方见到。

(4)胰尾癌与左肾上腺肿瘤、左肾上腺肿瘤鉴别:观察脾静脉与肿瘤关系可鉴别,脾静脉在肿块后方,则为胰尾包块。

(二)胰腺囊腺瘤

1.病理

胰腺囊腺瘤来自胰腺导管上皮。肿瘤一般较大,呈圆形或分叶状。切面呈多房状,房腔大小不等,较小者切面呈蜂窝状,较大者囊内有不同色泽及黏稠的液体,多见为陈旧血性或咖啡色液体。囊内之多数分隔一般较薄,囊壁或间隔可光滑或可见乳头状实性物,有的可有钙化。囊腺瘤可恶变为囊腺癌,尤其是乳头状囊腺瘤易恶变,有时在同一标本可发现良性区和恶性区共同存在。

2.临床要点

临床多见于女性,年龄20～40岁。多为偶然发现上腹部包块来诊治。查体扪及包块,圆形、椭圆形或分叶状,无明显压痛。

3.声像图表现

(1)体、尾部多见,一般边界清楚,圆形、椭圆形或分叶状包块。

(2)声像图类型为:多房囊性包块及混合性包块。①多房囊性包块:包块内为液性暗区,内有多数分隔光带,呈多个大小不等的腔,壁及分隔光带一般较为光滑、薄。有时自壁或间隔光带上有乳头状实性回声结构突向腔内。②混合性包块:包块仍呈多房状,但部分为液性暗区,部分呈实性区。

(3)包块较大者:亦可压迫周围器官及血管发生移位、受压等征象。

4.鉴别诊断

(1)胰腺囊腺瘤和囊腺癌鉴别:两者均有上述类型声像图,故声像图鉴别常不可能。但如间隔光带较厚,实性部分较多,应考虑恶性可能。

(2)胰腺囊腺瘤与假性胰腺囊肿鉴别:胰腺假性囊肿多为单个较大囊性包块,但偶见之不典型的多房图像仅从声像图不易鉴别,应结合临床考虑。

5.临床意义

本病因临床少见，常在发现包块来诊治，既往术前难以诊断。现在应用超声及其他影像学检查，能及时做出术前诊断。胰腺囊腺癌可从囊腺瘤恶变而来，恶性程度低，病程较长，早期确诊手术切除预后良好。

(三)胰腺其他肿瘤

1.胰岛素瘤(功能性B细胞瘤)

胰岛素瘤多为良性，临床不多见。肿瘤一般圆形或椭圆形，有完整包膜，单发多见，肿瘤常很小，在0.5～3cm。可位于胰腺各部位。

胰岛素瘤多见于20～50岁，男性多见。主要临床表现是发作性低血糖及其所引起的神经系统方面症状，常于饥饿或空腹下发作，进食或注射糖后即恢复正常。

声像图表现：肿瘤＞1cm者，可在胰腺内见到边界整齐的均质低回声区。但肿瘤＜1cm时，较难发现。对经腹超声不能发现肿瘤者，可应用术中探查，可能检出肿瘤，正确定位，对指导手术切除范围有重要意义。

2.无功能胰岛细胞瘤

无内分泌功能的胰岛细胞瘤较胰岛素瘤更为少见，临床常因上腹部偶尔发现包块逐渐增大来诊，有时伴上腹隐痛。

声像图表现：胰腺区显示包块图形，一般边界清楚，内回声不均匀，回声较低，可伴有无回声液区，及后回声增强。可压迫下腔静脉或使其他邻近血管移位或变窄。

3.其他

如胰腺肉瘤很罕见，故其超声特征报道少见。

七、胰腺创伤

据国内资料统计，胰腺创伤发生率居腹部损伤的第10位。战时以开放伤多见，平时闭合性伤居多。

(一)病理

单纯胰腺损伤时胰腺充血、水肿，与急性胰腺炎病理改变类似。较重的挫伤及挫裂伤时胰腺组织破坏、出血、坏死、血肿形成，胰液外溢至腹膜腔，其内所含各种消化酶被激活，周围组织被腐蚀、皂化。胰腺引流不畅可并发胰腺脓肿、膈下感染、败血症等。如胰管分支创伤，胰液缓慢溢出可形成假性胰腺囊肿。

(二)临床要点

单纯胰腺挫伤临床表现差异很大，可无任何症状，直至数周或甚至数十年后，因假性囊肿形成发现腹部包块来诊。有的伤员伤后曾有短期上腹疼痛不适。较重胰腺伤，有上腹剧痛(放射到肩背部)、恶心、呕吐、腹胀、上腹压痛、反跳痛、腹肌紧张等，上腹可扪及进行性肿大的包块。

(三)声像图表现

胰腺创伤早期及单纯挫伤较轻者，超声探查胰腺轮廓无改变，大小正常，内回声正常。一定时间后，有创伤性胰腺炎及出血血肿发生后，超声可显示胰腺增大，回声减低，腹膜后血肿和(或)胰腺附近积血积液，常为液性暗区或低回声区，或伴有腹腔积液。超声造影可以鉴别有无活动性出血或血肿。后期有假性囊肿形成可见囊肿声像图。

（四）临床意义

超声在估价腹部脏器损伤方面是一项很有价值的方法，特别是超声造影可以鉴别肝、脾、肾等器官的损伤，但在诊断胰腺损伤报道较少。因胰腺损伤早期超声探查可无异常发现，故对可疑伤员应注意观察复查，及时发现有关超声征象，为临床提供诊断，以免延误治疗。

第六章 脾脏疾病超声诊断

一、脾脏解剖

脾脏位于左季肋区，第 9～11 肋骨的深面，其长轴与肋骨一致。脾脏呈扁圆形，分脏膈两面、前后两缘和上下两极。膈面隆凸，朝向外上方与膈肌相贴；脏面凹陷，近中央处为脾门，是血管、神经、淋巴等出入之处。脾脏前上方与胃体、胃底相贴，后下方与左肾及左肾上腺邻近，前方下毗邻结肠脾曲，脾门前内侧是胰尾部。脾脏形态、大小存在个体差异，一般长 10～12cm，宽 5～7cm，厚 3～4cm（图 6-1）。

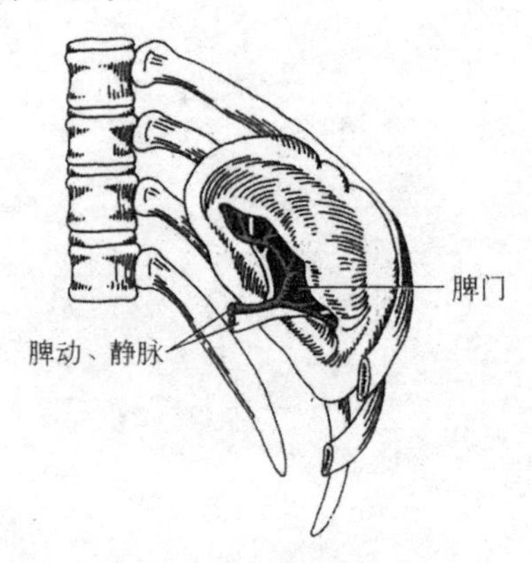

图 6-1 脾脏解剖示意图

脾动脉起自腹腔动脉干，沿胰腺上缘迂曲走行至脾门，距脾门 3cm 左右处分成 2～7 个分支进入脾实质。脾静脉与脾动脉伴行，在脾门处由 3～6 个属支汇合，在胰腺后方、脾动脉下方走行。脾动脉内径 4～5mm，脾静脉内径 5～8mm。

二、检查方法

（一）仪器

所用仪器与肝脏相同，常选用凸阵探头，探头频率 3.5～5.0MHz。

（二）检查前准备

常规无须特殊准备。检查脾门区肿块时宜空腹，必要时饮水 500ml 后检查。

（三）检查方法

1.右侧卧位肋间斜切面扫查

患者右侧卧位，沿肋间扫查获得长轴切面图像，必要时嘱患者左手举放于头部以增宽肋间隙便于探测。在显示脾门部血管时测量脾脏最大长径、厚径及脾血管内径。

2.平卧位冠状切面扫查

患者平卧位，探头纵置于左腋后线，声束指向脊柱，显示脾肾冠状切面。声束向前移动形成前倾冠状切面，显示脾门及脾血管。此二切面可显示左膈下及左肋膈角及脾肾间关系等。

3.平卧位左肋下扫查

探头置于肋下缘，声束指向膈顶部，显示脾下缘至膈顶的脾脏长轴切面及脾门血管，尤其适合于肿大脾脏的长径测量。

4.平卧位脾血管扫查

探头置于剑突下横切面观察胰腺后、上方的脾血管。

(四)脾脏测量

1.脾脏长径

在肋间切面上测量，即脾脏上下极之间的距离，由于脾门部内凹，常采用脾门至上下两极的距离之和作为理想的脾脏长径。

2.脾脏厚径

上述切面测量脾门至其对侧缘的距离。

3.脾脏宽径

垂直于脾脏长轴切面的脾脏最大横径。

二、正常脾脏

(一)二维超声表现

正常脾脏的肋间斜切面呈半月形，冠状切面呈三角形。脾脏轮廓清晰，表面光滑整齐，包膜呈线状中等回声，脾脏中部向内凹陷为脾门，回声较强，显示脾静脉的断面图像。脾实质呈均匀分布的细密低回声光点，回声强度略低于正常肝实质，脾内血管不易显示。

(二)正常脾脏测值

脾脏长径 8～12cm；厚径男性不超过 4cm，女性应小于 3.7cm；宽径 5～7cm。脾静脉内径 5～8mm，脾动脉内径 2～3mm。

(三)频谱多普勒

频谱多普勒显示脾静脉呈连续性低速血流频谱，脾动脉为搏动性频谱，呈收缩期单峰宽带，舒张期下降持续同向血流频谱，示脾脏为低阻力循环。

(四)彩色多普勒

彩色多普勒显示脾门部及脾实质内脾静脉为蓝色血流，脾动脉为红色血流。胰后段脾静脉为红色血流，脾动脉为蓝色血流。彩色多普勒显像可引导频谱多普勒的取样和显示。

四、脾大

脾大多为其他疾病的继发性改变，常见病因有：梗阻性原因如肝硬化等引起的门脉高压症；感染性脾大如败血症、伤寒、疟疾等；血液病如白血病、某些贫血及原发性血小板减少性紫癜等；结缔组织病和代谢性疾病；脾脏较大的占位病变亦可致脾大。

(一)超声表现

1.脾

长度、厚度均增大。

2.脾大的程度

通常分为三度：

(1)轻度脾大：超过正常值，平静吸气时脾下缘在肋下 4cm 以内。

(2)中度脾大:脾门切迹变浅、下缘圆钝,各径测值明显增大,平静吸气时脾下缘超过肋下4cm,但未超过脐平面。

(3)重度脾大:形态明显失常,脾门切迹消失,平静吸气时脾下缘超过脐平面。

3.脾脏实质呈均匀分布的低回声

超声无特异性改变或脾脏实质内局部病灶异常回声,即脾内显示囊性、实性或混合性肿块表现。

4.脾静脉系统扩张

脾静脉及脾内静脉明显增粗,脾静脉主干内径>0.8cm,脾门处分支>0.5cm,脾内分支>0.3cm。

(二)诊断标准

具备第1条可诊断脾大,结合第2条可判断脾大的程度。具备第1、4两条可提示门脉高压症的诊断。具备1、3两条可提示脾脏占位病变引起的局限性畸形肿大。

(三)临床意义

二维超声显像即可诊断脾大,尤其是无症状脾大,可根据脾大的程度、形态、内部回声、血管的多少,结合病史、临床表现及其他检查结果,多能提示脾大的原因,尤其对门脉高压性脾大的诊断有很大帮助。但弥漫性脾大的声像图无特异性,单从脾脏本身难以确定病因。

五、脾脏囊肿

脾脏囊肿可分为真性、假性。真性者囊壁有上皮被覆,如上皮样囊肿、内皮囊肿、某些寄生虫性囊肿和多囊脾。假性囊肿少见,多为血肿或梗死吸收后形成,囊壁为结缔组织。

(一)超声表现

(1)脾实质内见网形、椭圆形无回声区,单个,较大,囊壁光滑,囊后方回声增强(图6-2)。

(2)囊肿较大可致脾脏外形不规则,呈局限性肿大。

(3)多囊脾为脾实质内多数大小不等的囊腔,分布较密集。常合并多囊肝、肾。

(4)假性囊肿内部可显示纤维状分隔光带及弥漫性细点状回声。

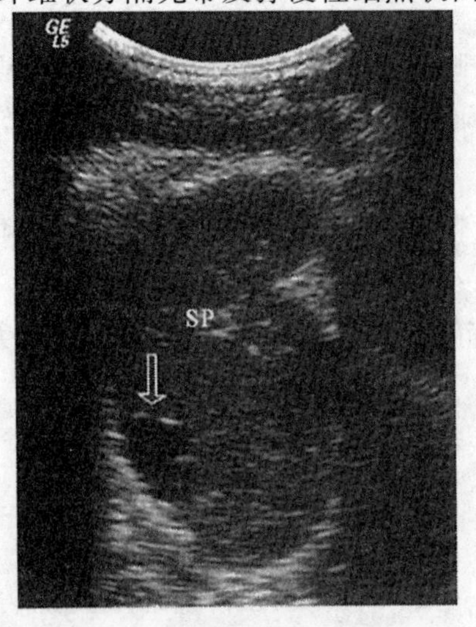

图6-2 脾脏囊肿声像图

(二)诊断标准

具备第1条可明确诊断脾脏囊肿。假性囊肿除应具备第1、4两条外,要密切结合病史。多囊脾声像图极富特征性,具备第3条可明确诊断。

(三)鉴别诊断

假性囊肿应与真性囊肿进行鉴别。除具备明显的外伤史、脾梗死史及囊肿内分隔光带及弥漫性点状回声外,超声引导下经皮囊肿穿刺抽吸囊液化验有助于二者的鉴别。

(四)临床意义

超声诊断囊性病变准确性高。根据囊肿内部及囊壁的回声的变化,有助于囊肿的性质、来源的判断。

六、脾脏实性肿瘤

脾脏原发性肿瘤:常见的良性肿瘤有脾血管瘤、脾错构瘤、脾淋巴管瘤及脾纤维瘤等;常见的脾脏原发恶性肿瘤有脾原发性恶性淋巴瘤、脾血管肉瘤;脾脏继发性恶性肿瘤常见有淋巴瘤、黑色素瘤。良性肿瘤可无症状,恶性肿瘤表现为左上腹痛、发热、脾大及左上腹肿块,晚期有消瘦、贫血等恶病质表现。

(一)超声表现

1.二维超声

(1)脾大,呈局限性或弥漫性肿大,也可大小正常。

(2)脾实质回声异常,内显示圆形、椭圆形或不规则形实性肿瘤回声,肿瘤大小、数目及内部回声不一,常见有以下几种肿瘤。

①脾血管瘤:脾实质内单个或多个,边界清晰,多呈不均匀的强回声区,亦可呈网格状(图6-3)。

②脾恶性淋巴瘤:表现为均匀低回声病变。霍奇金病多为脾实质内弥漫性小结节状病灶,多数直径约1cm(图6-4);非霍奇金淋巴瘤多为单个或数个较大病灶,边界清晰,内部回声多不均匀。

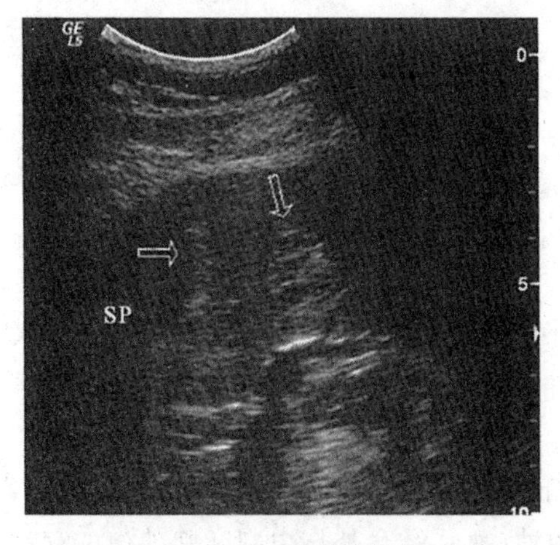

图6-3　脾血管瘤声像图

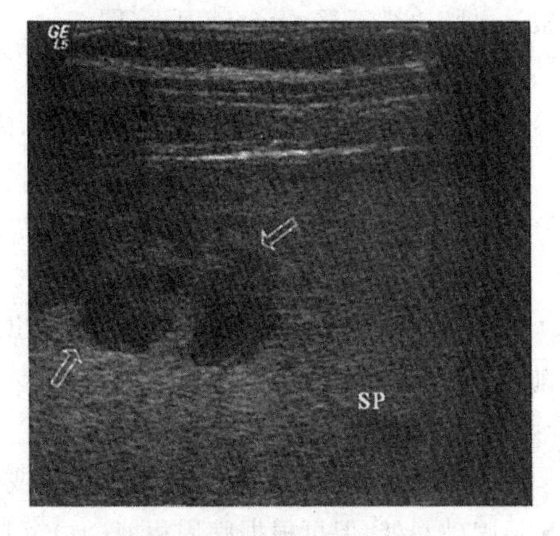

图6-4　脾淋巴瘤声像图

③脾转移癌:脾实质内单个或多个低回声病灶,分布欠均匀,可呈“牛眼”征。

2.彩色多普勒超声

原发恶性肿瘤(如恶性淋巴瘤)多表现为瘤内供血丰富的高速动脉血流;转移癌则瘤内多不显示血流,提示肿瘤少血供;良性肿瘤中脾血管瘤为少血供,内部不显示血流或有少许血流,加压后消失。

3.介入性超声

脾脏实性肿块需确诊者,可在实时超声引导下,用21～22G细针穿刺肿块,切取组织或抽吸细胞,明确肿块的病理性质。

(二)鉴别诊断

发现肿块时,应先与来自邻近脏器如胰尾、左肾及左肾上腺的肿块相鉴别。肿块较大难以鉴别时,位于脾动脉前方的多源自脾脏,位于脾动脉后方者多源自胰尾。再结合病史及声像图特征区分肿瘤和非肿瘤性病变,必要时行超声引导下细针穿刺活检,明确诊断。

(三)临床意义

二维超声容易发现0.5cm以上的脾脏肿瘤,声像图特点结合临床表现可能有助于肿瘤的诊断和鉴别诊断。

七、脾外伤

脾脏质地柔软,脾外伤在腹部脏器闭合性损伤中最常见。左上腹或左腰部顿挫伤易累及而发生脾破裂,形成脾包膜下血肿、脾内血肿、脾破裂出血及腹腔积血。临床表现为左上腹疼痛,失血量大则有休克表现。

(一)超声表现

1.脾真性破裂

脾脏包膜回声明显不规则或连续性中断,或脾某一局部边缘不整,内部为低回声伴无回声区。

2.脾实质血肿

脾实质内见不规则形无回声或低回声区,有杂乱的分隔光带,病程长则血肿机化呈强回声条索。血肿边缘不整,无囊壁回声(图6-5)。

3.脾包膜下血肿

脾实质边缘与脾包膜之间出现条带状、梭形或不规则形无回声区或低回声区(图6-6)。

4.脾周围血肿

早期脾脏周围出现无回声区,血肿形成后呈不规则低回声区。

5.腹腔积血

少量积血最早在肝肾隐窝和(或)盆腔出现无回声区,或侧卧位在低位处见无回声区;大量积血则全腹腔探及无回声区。

(二)临床意义

超声可直观显示脾脏真性破裂及实质或包膜下的血肿。当出血量少、创伤较轻时,超声不易显示脾破裂处,但可根据脾周积液(血)及腹腔积液(血),结合外伤史判断脾外伤的存在,应在报告上注明检查时间,密切观察随诊。

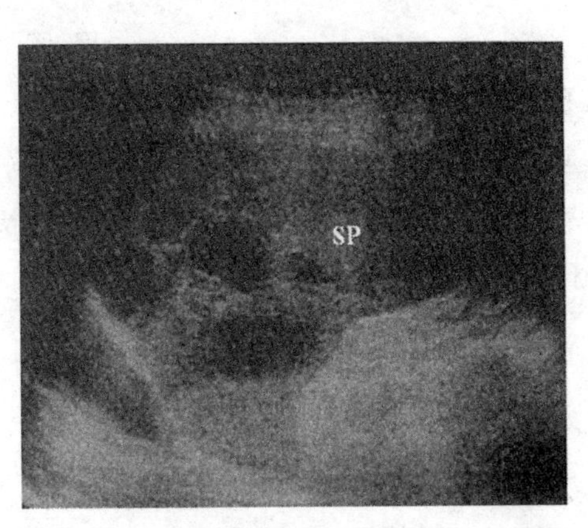

图 6-5　外伤后脾破裂(实质内血肿)声像图

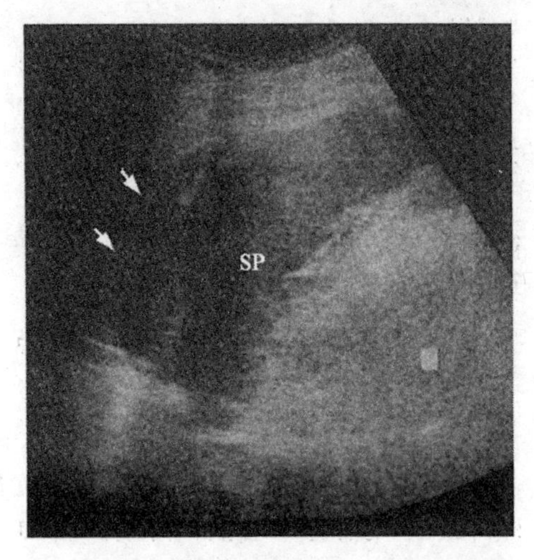

图 6-6　外伤后脾破裂(包膜下血肿)声像图

八、脾梗死

脾动脉分支被栓塞即形成脾梗死。常见于血液病脾大患者，风心病左心系统血栓脱落、动脉硬化和胰尾部的肿瘤、炎症诱发脾动脉血栓亦可形成。脾梗死多发生在脾前缘，病灶大小不等，多呈楔形，底面朝向包膜，尖端指向脾门。患者常出现左上腹剧痛，后期可有发热。

(一)超声表现

(1)脾大或变形，见于多发性梗死范围较大者。

(2)梗死灶呈楔形或不规则形，常位于脾前缘切迹处，大小不一，可单发或多发。

(3)梗死灶周边多为低回声，内部为不均匀的中等偏强回声及不规则的无回声区。陈旧性梗死则内部呈强回声区，后方可有声影。

(二)诊断标准

尖端指向脾门的楔形病变及局部血流消失为典型脾梗死的声像图改变，结合临床多可确诊。对于不典型病例，尤其出现液化坏死或合并感染时，应注意与脾脓肿、脾肿瘤、脾棘球蚴病相鉴别。

(三)临床意义

超声能明确判断梗死灶的范围，区分新鲜与陈旧梗死，对多发性梗死和不规则形梗死，需密切结合临床以免与其他病变混淆。

九、脾脓肿

脾脓肿多继发于全身性感染疾病。脾梗死、脾血肿及脾动脉结扎或栓塞术后亦可继发感染，形成脾脓肿。临床上常有高热，左上腹痛，牵涉到左肩、左胸痛等表现。

(一)超声表现

(1)脾实质内见单个或多发不规则形的液区，其内有散在点状、片状回声，后方回声增强。脓肿内有气体时，气体强回声后方可出现特征性的多重反射回声。

(2)囊壁较厚，厚薄不均，内缘不光整，呈虫蚀样。

(3)脾大，形态饱满。

(4)在超声引导下经皮细针穿刺抽吸脓肿,可达到诊断和治疗目的。

(二)临床意义

超声可诊断典型的脾脓肿,可观察其病理变化和随访治疗效果。穿刺抽吸可以治疗。

十、脾脏先天性异常

数目异常:副脾较常见,发生率15%~40%;脾缺如多见于婴幼儿,常合并心脏大血管畸形;多脾患者常于体检时发现,无临床表现。位置异常:脾脏反位罕见,多合并肝、心脏及大血管反位;脾脏异位则由于脾蒂和韧带过长,可异位于盆腔或右下腹。

(一)超声表现

1.副脾

脾门及胰尾附近见单个或数个边界清楚的圆形低回声区,有包膜,回声强度同脾脏。

2.脾缺如

左季肋部多切面扫查及整个腹、盆腔均未显脾脏图像。

3.多脾

于脾区探及多个椭圆形低回声区,大小不等,回声与脾组织相似。彩色多普勒可探及多个回声区内血供均来自脾动脉。

4.脾脏反位

脾脏位于右季肋区,肝脏位于左季肋区,多合并心脏及大血管畸形。

5.脾异位

脾区无典型脾脏图像,而在附近(游走脾)、盆腔及右下腹探及脾脏图形(图6-7),追溯该肿块血供来自脾动脉。

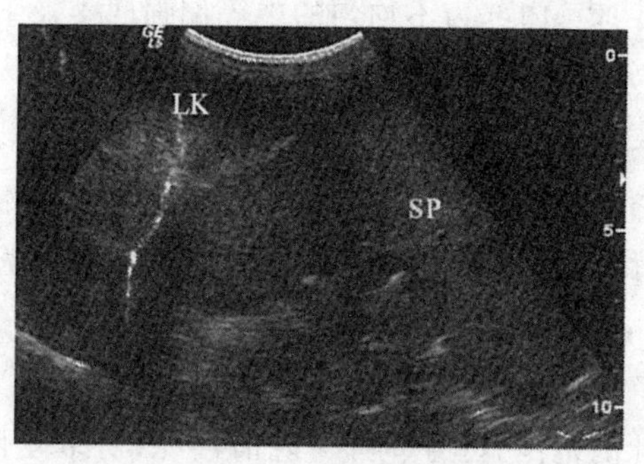

图6-7 游走脾脏声像图

(二)鉴别诊断

副脾应与脾门肿瘤及肿大淋巴结鉴别。副脾回声与脾脏相同,有包膜,呈球形,血供与脾脏同来自脾动脉。淋巴结或肿瘤组织回声常较脾脏低,血供来源不同,动态观察可持续增大。

第七章　食管、胃肠疾病超声诊断

胃肠道为空腔脏器，成像易受气体干扰。当充盈水或造影剂时，超声可清晰显示胃肠壁的层次结构，可探查病变的部位、大小、形态，估计病变侵犯的程度和周围脏器的转移情况，是胃镜和 X 线检查的有益补充。

一、解剖概要

（1）消化道由食管、胃、十二指肠、空肠、回肠、升结肠、横结肠、降结肠、乙状结肠及直肠构成。食管、胃、十二指肠、升结肠、降结肠、直肠有韧带固定，活动度小，其余部分与肠系膜相连，活动度大（图 7-1）。

（2）食管有 3 个狭窄处，分别为颈部、主动脉与气管横跨处及横膈处；胃有两门（贲门、幽门）、两弯、（大弯、小弯）、两壁（前壁、后壁）三部（胃底、胃体、胃窦）、一角（胃角）；十二指肠分球部、降部、水平部及升部。

（3）胃、十二指肠、空肠多黏膜皱襞，回肠稀少，结肠多见“结肠袋”，内为气体强回声。

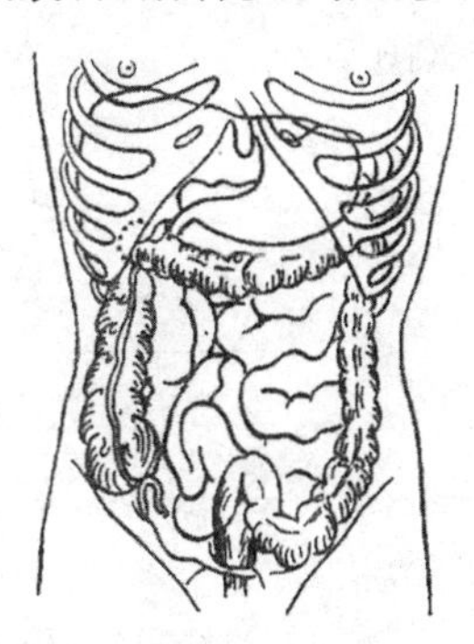

图 7-1　胃肠解剖示意图

（4）食管壁由黏膜层及平滑肌构成；胃肠壁由黏膜层、黏膜下层、固有肌层、浆膜下层及浆膜层构成。正常胃壁厚 4～5mm，肠壁略薄。

二、检查方法

（一）仪器条件

经腹选用频率为 2.5～5.0MHz 探头，超声内镜选用频率为 5.0～10.0MHz 探头。

（二）检查前病人准备

（1）检查前 3d 禁做钡剂及胃镜活检。

（2）检查胃及小肠前 1d 晚进易消化食物，检查当天空腹。

（3）检查结肠前 1d 晚进流食，饭后服轻泻药，检查当天禁食水，查前排便。

（4）经腹检查直肠宜充盈膀胱。经直肠检查则无须充盈膀胱，宜查前排便，必要时灌肠。

(三)检查方法

1.方法

(1)体表直接检查。

(2)声学造影检查

①食管:饮水或口服造影剂可观察造影剂通过食管过程,评价管壁僵硬程度及管壁是否增厚。

②胃、十二指肠:a.饮水或口服造影剂500～800ml。b.必要时于饮水前肌注氢溴酸山莨菪碱(654-2)10～20mg(青光眼忌用)行低张造影。

③空肠、回肠及结肠:a.口服造影剂或20%甘露醇250ml,10～20min后加饮温开水300ml,30～45min空、回肠显影,1h后结肠显影。b.温开水或生理盐水800～1500ml灌肠。c.经直肠超声。d.超声内镜(EUS)检查。e.胃超声引导针吸细胞学诊断。

2.体位

视情况采用仰卧位、侧卧位、坐位及立位。

3.扫查方式

(1)食管:探查颈段选胸骨上窝切面(探头指向后下方);探查中段选胸骨左缘纵切(探头指向后上方);探查下段选剑下纵切及横切(探头指向后上方)。

(2)胃:采用以下标准断面检查法(图7-2)。

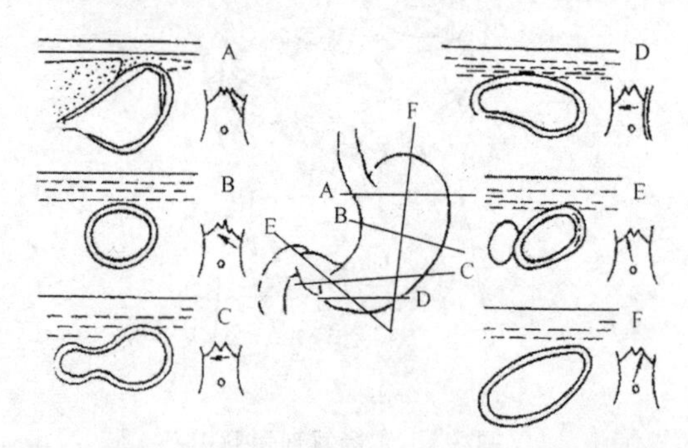

A.贲门胃底斜切面;B.胃体短轴切面;C.胃窦及胃体角切迹部横切面;D.胃窦及胃体短轴切面;E.幽门及十二指肠球部切面;F.胃体胃底长轴切面

图7-2　胃扫查方法超声示意图

①贲门胃底斜切面:探头置于剑下偏左,斜向上观察贲门和胃底部。

②胃体短轴切面:探头斜置于左肋弓下,横向扫查,观察胃体、大小弯。

③胃窦及胃体角切迹部横切面:探头横置脐上3～5cm处扫查,可获得类似"∞"形胃声像图,"∞"形交接处即为胃角。

④胃窦及胃体短轴切面:在上述切面基础上稍向下移动,观察胃窦及胃体下部。

⑤幽门及十二指肠球部切面:探头斜置右肋缘下斜向扫查,观察幽门管及十二指肠。幽门可呈"靶环"样。

⑥胃体胃底长轴切面:探头斜置脐和左上腹之间,观察胃体胃底前后壁。

以上标准断面可基本显示胃各个部分。但由于胃是形态不规则的空腔脏器,活动度大,个体差异明显，需根据具体情况多方位、多切面连续交替扫查，以免遗漏。

(3)十二指肠：于右肋下锁骨中线探头右偏 20°～30°角纵切探查十二指肠球部及部分降部、右部并作横切，探查降部及水平部。

(4)空、回肠：自左上腹至右下腹连续纵、横、斜切探查肠管长、短轴切面。

(5)结肠：沿结肠走行方向连续纵、横切观察升、横、降、乙状结肠，于耻骨上探查直肠。

三、正常食管、胃肠声像图

(一)食管

(1)食管位于气管及心脏后方，为中间呈气体强回声的管状结构。

(2)颈段扫查最为方便易行，纵切或横切显示自内向外黏膜层强回声、肌层弱回声及浆膜强回声三层结构。

(3)食入造影剂后，管腔分开，黏膜层光滑，造影剂通过顺利。

(二)胃

(1)贲门短轴切面为圆形或椭圆形“纽扣”样结构，位于肝右叶后方及腹主动脉前方，中间强回声为管腔气体及黏膜表面，饮水时液体通过顺利。贲门各径小于 25mm，壁厚 3～5mm。

(2)空腹时，胃体胃窦呈圆形“靶环”样结构，中央为胃肠内气体强回声，周围厚度均匀的暗淡回声为胃壁。饮水后胃肠腔内示液性暗区，剑下纵切胃图像上、下、前、后分别为小弯、大弯、前壁及后壁；横切椎体左侧为胃体、右侧为胃窦，于胃角平面横切，胃体胃窦表现为两个紧邻的液性暗区，似“∞”字形，两暗区交接前缘相当于角切迹。

(3)胃壁由三明二暗五层相间平行排列结构组成，自内向外分别代表黏膜表面、黏膜肌层、黏膜下层、固有肌层及浆膜层。胃壁结构清晰、黏膜面光滑，壁厚 3～5mm。

(4)胃功能检查：胃壁呈对称性、节律性白胃底至幽门运动，将液体排入十二指肠。蠕动频率 3～4 次/分，饮水 500～800ml，30～60min 基本排空。

(三)十二指肠

(1)空腹时，十二指肠球部呈圆形或三角形“靶环”样结构，自内向外为黏膜层回声、肌层弱回声及浆膜层强回声。其右上方为胆囊。

(2)饮水后，肠腔显示为液性暗区，轮廓清晰，黏膜光滑，球部、降部及水平部内径＜3cm。

(四)空肠、回肠、结肠

(1)肠腔未充盈时，由于肠腔气体遮盖，肠管结构难以显示。肠腔充盈时，肠腔显示为液性暗性，内有光点或光团蠕动。

(2)空肠位于左上腹，黏膜皱襞呈“鱼刺”样排列(图 7-3A)；回肠位于右下腹，黏膜光滑少皱襞；结肠环绕于小肠外周，肠壁结肠袋呈“串珠”样排列(图 7-3B)。

(3)小肠充盈时内径一般小于 3cm，结肠内径 3～5cm。肠壁厚 3～5mm。

四、食管肿瘤

食管肿瘤 90%以上为鳞状上皮癌，良性肿瘤少见。早期食管癌局限于黏膜层及黏膜下层，病灶小于 3cm，无淋巴结转移；中晚期病变侵犯肌层或向外浸润，病灶大于 3cm，部分有淋巴结转移或远隔脏器转移，病理分为髓质型、蕈伞型、溃疡型及缩窄型。

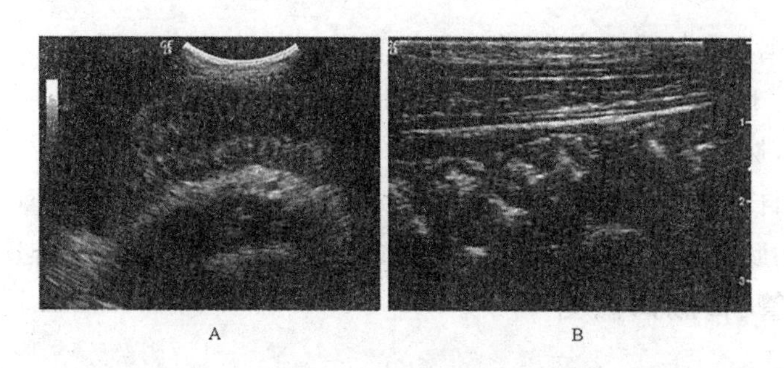

A.空肠(黏膜皱襞呈“鱼刺”样);B.结肠(结肠袋呈“串珠”样排列)

图 7-3 正常小肠声像图

(一)超声表现

(1)食管壁局限性不规则增厚或呈结节样凸入管腔,黏膜毛糙,层次结构不清(图 7-4)。

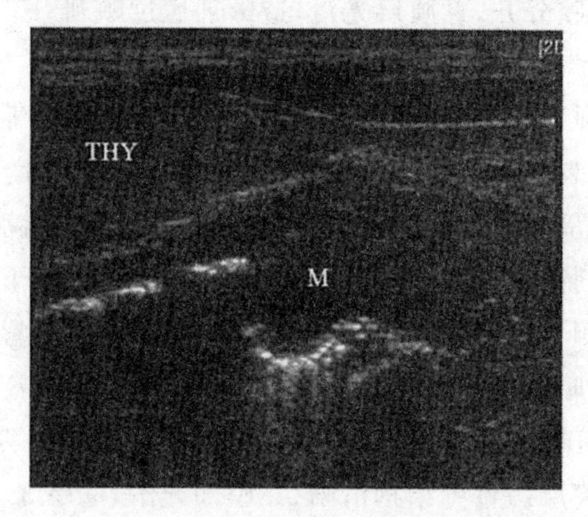

图 7-4 食管癌声像图

(2)病变处管腔狭窄,其上段食管可有扩张。造影剂于病变区通过不畅或阻于病变区。

(3)食管僵硬,蠕动消失或出现逆蠕动。

(二)鉴别诊断

1.贲门失弛缓症

食管中下段扩张,管壁可轻度均匀性增厚(厚度<1cm),贲门通过受阻。

2.食管下段静脉曲张

门脉高压患者,胃左静脉扩张(内径>4mm),食管黏膜隆起,贲门胃底黏膜锯齿状强回声似虫蚀样改变。

3.食管裂孔疝

膈上探及膨大的液性暗区,液区周围为胃壁五层结构与膈下胃肠相连;贲门环上移。

4.纵隔肿瘤

使用造影剂区别肿块为外压性,食管黏膜光滑。

(三)评价

(1)食管中上段癌因受气管及肺气遮盖显示有一定困难,病变显示率较低,对下段病变显示率较为满意。

(2)对晚期患者无法行纤维内镜检查的情况,超声检查有其特殊意义:①了解病变形态、部位及范围；②了解梗阻情况；③了解邻近脏器浸润及远隔脏器转移。

五、胃肿瘤

胃恶性肿瘤占胃肿瘤98%，其中97%为胃癌，其次为恶性淋巴结癌及平滑肌肉瘤；良性肿瘤以平滑肌瘤及胃息肉常见。

(一)超声表现

1.胃癌

胃癌好发于胃窦，其次为胃体、贲门、胃底及全胃。早期胃癌癌肿限于黏膜层及黏膜下层。中晚期胃癌癌肿突破黏膜下层达肌层及浆膜层，病理分为隆起型、溃疡型及弥漫浸润型(图7-5)。

(1)贲门癌："靶环"增大，"靶心"偏移；管壁不规则增厚，黏膜回声增粗、扭曲、不规整；胃底可受累致胃壁不规则增厚。

(2)胃体胃窦癌：胃壁局限性或弥漫性不规则增厚，癌肿可突入胃腔或向胃外生长，形态可分为隆起型、溃疡型及弥漫型，病变区胃腔可狭窄(图7-6)。

(3)胃壁层次结构破坏：早期癌可见黏液层中断，黏膜表面回声减低或粗糙不平。随癌肿浸润深度不同，各层次结构相应破坏，内部回声不等，多为暗淡回声，并可向周围组织脏器浸润。

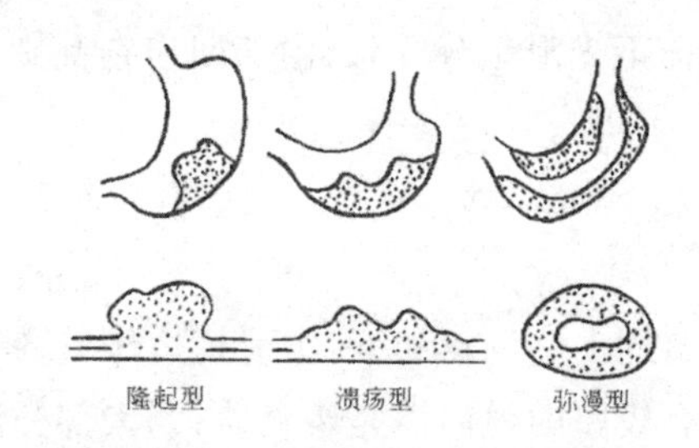

图7-5　胃癌声像图分型示意图

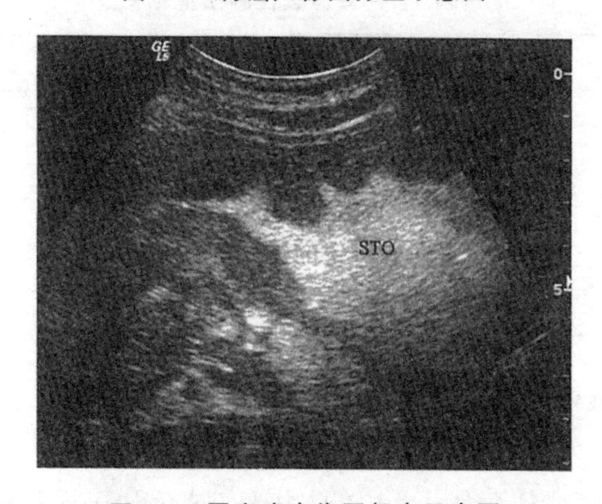

图7-6　胃窦癌声像图超声示意图

(4)病变胃壁僵硬，蠕动波消失。

(5)幽门梗阻时胃腔扩大，饮水前可见胃内潴留液体。

(6)胃周及腹腔血管周围可见肿大淋巴结。

(7)远隔脏器(如肝、脾等)可出现转移灶。

2.胃平滑肌瘤及肉瘤

胃平滑肌瘤起源于胃壁肌层,好发于胃窦近幽门部。大约20%恶变为平滑肌肉瘤。

(1)胃壁局限性肿物呈圆球状,分叶状,可向胃腔内或胃腔外突出(腔内、腔外型),或胃壁局限增厚呈菱形、肿块位于肌层(壁间型)。形态不规则多考虑恶性。

(2)内部多呈低回声,回声增强或出现液化多考虑恶变。

(3)黏膜层多完整,隆起抬高,表面不平及出现深、大以及不规则溃疡时多考虑恶变。

(4)平滑肌瘤直径一般<5.0cm,平滑肌肉瘤一般>5.0cm。

(5)合并周围淋巴结肿大或出现肝转移多考虑恶性。

3.胃息肉

大部分胃息肉属腺瘤,故有息肉性腺瘤之称,具有宽基、窄基或带蒂。60%为单发,好发于胃窦部,病灶一般小于2.5cm;少部分息肉为炎症增生性,胃黏膜肥厚粗糙,可有局部小隆起。

(1)胃黏膜层局部隆起肿块突向胃腔,多呈球形或半球形,边界清楚规则,内部回声均匀,大小1~2cm。

(2)带蒂肿块可显示有一定的活动度。

(3)局部胃黏膜增厚,粗糙不平。

(4)如肿块>2.0cm,且表面不光滑呈分叶状,内部回声杂乱则需注意有恶变的可能。

(二)鉴别诊断

(1)胃良、恶性肿瘤鉴别(表7-1)。

(2)其他非肿瘤胃疾病

1)胃溃疡:需与恶性溃疡鉴别。鉴别点如下:①溃疡边缘整齐锐利,形如刀割;②溃疡底部由于炎性渗出,瘢痕形成表现有较厚的强回声光斑覆盖;③大部分溃疡胃壁较柔软,蠕动正常。

表7-1　胃良恶性肿瘤鉴别

	良性	恶性
肿瘤形态	规则	不规则
周围胃壁	正常	可浸润增厚
黏膜表面	多连续光滑	多间断不平
远隔脏器及淋巴结	无转移	可有转移

2)胃黏膜巨大肥厚及胃黏膜脱垂:鉴别点:①胃黏膜层完整;②胃壁隆起随蠕动波变形或移位。

3)胃石症:胃内强回声光团后伴声影,随重力改变或手加压推移在胃腔内移动。

4)胃憩室:多好发于贲门区后壁及幽门区,呈袋状突出于胃壁,其中充满液体,胃壁结构及厚度正常,无蠕动波。

(三)超声诊断价值

(1)超声对胃壁隆起性病变的检出率>90%。故可作为普查或筛选的方法之一。对于黏膜层完整的胃肿瘤(如平滑肌瘤),X线及胃镜有时难以判断其为黏膜下肿瘤或是胃外压迫所致,超声则能依据肿瘤与胃壁的关系予以确定。

(2)超声不仅可了解胃肿瘤的部位、范围及形态,还可判断胃癌浸润深度、与周围组织脏器关系以及淋巴结、远隔脏器转移情况,对胃癌术前分期及临床选择治疗方案有重要的意义。

(3)对部分胃肿瘤根据声像图表现尚难做出定性诊断,需结合胃镜及病理检查。

六、胃、十二指肠溃疡

胃溃疡多见于胃小弯及幽门管,十二指肠溃疡多见于球部,二者同时存在称复合性溃疡。溃疡形态可分为浅表性及深凹性两种,前者局限于黏膜肌层及黏膜下层,后者多深达固有肌层,周围组织水肿、增生。一般十二指肠溃疡比胃溃疡浅小,直径多在1cm以内,胃溃疡直径一般<2.5cm,偶见更大者。溃疡可合并穿孔、幽门梗阻、部分胃溃疡可癌变。

(一)超声表现

(1)浅表性溃疡黏膜表面可见局限、恒定不变的强回声光斑,胃肠壁可轻度增厚或无明显增厚,层次结构清晰。

(2)胃肠壁局限性凹陷,周边胃肠壁增厚隆起呈“凹”样;增厚的胃壁呈低回声,部分层次结构消失;溃疡边缘多整齐锐利,形如刀割;溃疡底多为较厚的强回声光斑覆盖。

(3)幽门管壁或十二指肠肠壁局限性增厚,厚度多<1.0cm,幽门收缩不规则或十二指肠球部变形。

(4)病变区蠕动波存在。

(二)鉴别诊断

(1)胃内容物及气体强回声,位于胃腔内,可随体位、胃蠕动变形或消失。

(2)胃憩室:憩室内为正常胃壁回声,周边胃壁无增厚。

(3)溃疡型胃癌:溃疡底多为暗淡回声,散在分布不均匀性光点或光斑、病变处胃蠕动波消失。

(三)超声诊断价值

(1)超声对浅表性溃疡检出率较低,对>1.0cm凹陷性溃疡检出率较高(>90%)。

(2)可动态观察溃疡的转归,预测溃疡穿孔或癌变的可能。

(3)超声对溃疡良恶性判别准确率为80%左右,最后确诊需靠病理检查。

七、其他胃部疾病

(一)胃下垂

超声表现:站立位时饮水观察胃小弯最低点在髂嵴连线以下,胃下缘达盆腔可确诊。

(二)胃异物

胃异物可分外源性和内源性异物,如吞食的牙、纽扣、钉子等以及蛔虫。此外,进食不能消化的某些含纤维物质及大量进食带皮柿或未成熟柿等,均可在胃内形成固体性团块与胃黏液凝结成硬块,称胃石症。超声表现如下:

(1)胃腔内可见形态各异(随不同异物形状不同),回声较强的光团或光带,多伴声影;金属异物后方有彗星尾征;蛔虫呈双线条强回声,无声影,活虫体可见蠕动现象。

(2)异物随体位改变或胃蠕动而移位。

(3)胃壁回声层次清晰、黏膜光滑完整。

(三)急性胃扩张

由于手术后继发或暴饮暴食等所致的胃扩张。

1.超声表现

(1)胃内有大量潴留物,胃腔极度扩张,部分引起十二指肠扩张。

(2)早期胃壁变薄,黏膜变平。后期胃壁可因炎性水肿轻度均匀性增厚。

(3)胃蠕动减弱,难以见到胃蠕动波。

2.鉴别诊断

幽门梗阻:①起病缓慢;②幽门或胃窦可探及原发病灶(如肿瘤或溃疡等引起的胃壁不均匀增厚);③胃扩张程度轻;④可见反复逆蠕动波。

(四)应用范围

先天性肥大性幽门狭窄为婴幼儿常见病,系幽门环形肌肥厚,造成幽门狭窄而发生的不全梗阻(图 7-7)。

超声表现如下:

(1)婴幼儿幽门壁呈全周性、均匀性增厚,厚度≥0.4cm,幽门管长度>1.8cm,横切面前后径>1.5cm(正常婴儿幽门壁厚 0.1~0.3cm,幽门管长 0.5~1.4cm,幽门前后径 0.7~1.3cm)。

(2)幽门管腔狭窄,液体通过受阻,胃腔内可见潴留物。

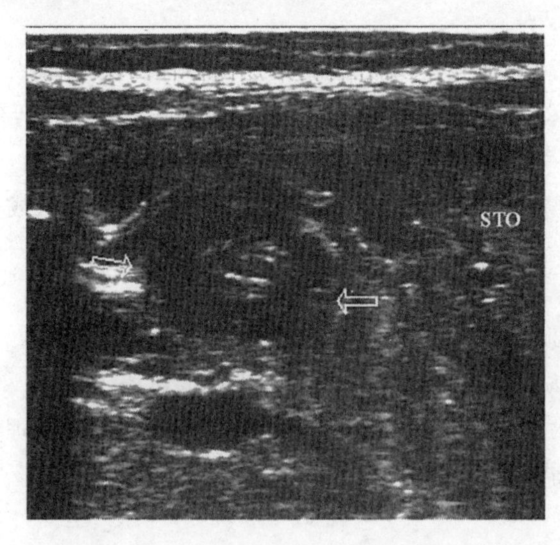

图 7-7 先天性肥大性幽门狭窄声像图

(五)胃黏膜区巨大肥厚症

胃黏膜腺体增生致胃壁弥漫性增厚,多位于胃底及胃体。超声表现如下:

(1)胃壁弥漫性均匀性增厚,厚度可>2.0cm。

(2)黏膜面呈丘状隆起。

(3)胃壁蠕动波正常。

(六)胃黏膜脱垂

胃窦部黏膜松弛经幽门管腔入十二指肠壶腹部(球部)。超声表现如下:

胃窦部黏膜局限性增厚、折叠成结构松散的团状物随蠕动波进入十二指肠，蠕动波消失后，黏膜光团又回到胃窦而消失。

(七)慢性胃炎

浅表性胃炎为上皮层变性坏死。重者剥脱形成糜烂、出血；萎缩性胃炎以腺体发生不同程度萎缩，黏膜变薄，黏膜肌层不规则增厚，黏膜下层结构疏松为特征。超声表现如下：

(1)浅表性胃炎黏膜层可有毛糙、断续、增粗、回声增强等表现。

(2)萎缩性胃炎黏膜层变薄，黏膜肌层增厚，黏膜下层回声增强。

(3)胃壁厚度及蠕动正常。

八、肠道肿瘤

小肠肿瘤较少见且以良性肿瘤为主，大肠肿瘤多见且以大肠癌为多，其次为大肠息肉。

(一)超声表现

1.大肠癌

大肠癌好发于直肠及乙状结肠，其次为升、横、降结肠。形态分为肿块型、溃疡型及浸润型。

(1)空腹时探及结肠区有形态不规则低回声环绕强回声形成“假肾”形肿块。见图7-8。

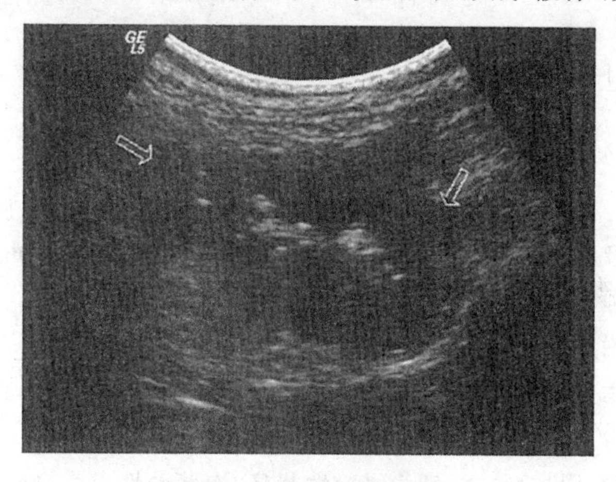

图7-8　结肠癌声像图

(2)肠腔充盈时示肠壁局限性、不规则增厚，内部呈低回声，肠壁层次结构紊乱。

(3)管腔狭窄或梗阻。

(4)肠壁僵硬、蠕动消失。

(5)肿瘤近端肠管扩张，肠壁可局部增厚。

(6)部分可见肠套叠征象。

2.大肠息肉

包括炎性息肉，腺瘤及先天性腺瘤样息肉，大部分息肉有恶变倾向。

(1)肠壁一处或多处黏膜层乳头状突起，有蒂或无蒂，回声较强，表面光滑。

(2)病变处肠壁结构层次正常，蠕动正常。

3.平滑肌瘤

小肠较结肠多见，可分腔内、腔外及壁间型。

(1)肿物呈类圆形，位于固有肌层或突入肠腔内或外，内部回声暗淡。

(2)黏膜层抬高，多光滑。

(3)肠腔可变窄。

(二)鉴别诊断

1.良恶性肿瘤鉴别

恶性肿瘤肠壁多呈不规则增厚，黏膜面破坏。良性肿瘤如平滑肌瘤、脂肪瘤等，一般形态比较规则，黏膜面光滑，大肠息肉多为带蒂、形态规则的光团，肠壁结构清晰。

2.肠结核

好发于回盲部；肠壁增厚范围广，壁厚不明显，周围肠系膜可同时受累；常伴腹水。

3.肠道炎症

肠黏膜广泛性、均匀性增厚，黏膜回声增强，肠壁结构正常，蠕动正常。

4.Crohn病

多发生于回盲部，节段性肠壁不规则增厚。

5.肠套叠

肿块短轴切面呈同心圆结构。

九、肠道炎症

(一)大肠炎

包括慢性溃疡性结肠炎，局限性肠炎、阿米巴病等，其共同特点为：肠黏膜水肿、充血或出血，并可见点状出血及溃疡，通常可深入肌层，引起肠穿孔。超声表现如下：

(1)黏膜回声增强。

(2)肠壁广泛性增厚>0.5cm。

(3)肠壁层次基本正常，蠕动正常。

(二)Crohn病

好发于小肠末端及回盲部。病理为纵行性溃疡，肉芽肿性炎症，纤维化和淋巴管阻塞，病变呈节段性或跳跃性分布。

1.超声表现

(1)节段性肠壁不规则增厚，内为低回声，结构层次紊乱。

(2)管腔狭窄，近端肠管扩张。

(3)可伴周围脓肿形成或淋巴结肿大。

2.鉴别诊断

(1)肠道肿瘤：恶性肿瘤多为单发、局限性肠壁不规则增厚；良性肿瘤多为形态规则，边界清楚之肿块。

(2)肠道炎症：肠黏膜广泛性、均匀性增厚，肠壁结构正常，蠕动正常。

十、肠套叠

原发性肠套叠多见于小儿，多为肠蠕动紊乱或肠痉挛所致，继发性肠套叠多见于成人，是

由于肠壁内源性病变(如肿瘤)所诱发。超声表现如下:

(1)在套叠部位探及肿物,横切呈"同心圆"征(即多个强弱相同的同心圆)或"靶环"征,纵切呈"套筒"征或"假肾"征,强回声为黏膜表面及气体回声,弱回声为水肿之肠壁或肿瘤,见图7-9。

(2)近端肠管扩张。

(3)超声监视下水压灌肠复位中可观察到随液体逐渐增多,套头向一侧移动,逐渐形成"半岛"征后复位。

十一、肠梗阻

肠梗阻病因:①机械性,包括各种原因引起的肠腔阻塞,如肿瘤、粘连、嵌顿、套叠、扭转等;②神经性,包括麻痹性和痉挛性;③血运性,包括动、静脉血栓形成。按部位可分为高位小肠梗阻、低位小肠梗阻及结肠梗阻三类。按程度可分为完全性和不完全性梗阻。超声表现如下:

(1)梗阻以上肠管扩张,小肠>3cm,大肠>5cm。

(2)扩张肠管积气积液,肠壁显示清楚,并可依据扩张肠管部位及管壁结构判断梗阻部位。

(3)机械性梗阻肠蠕动加强,可见肠内容物逆流或漩流,麻痹性梗阻则蠕动减弱。

十二、急性阑尾炎

急性阑尾炎分单纯性、化脓性及坏疽性三型。前者病变较轻,超声诊断较困难,后两种阑尾腔积脓、壁坏死,易造成穿孔形成阑尾周围脓肿或弥漫性腹膜炎。

1.超声表现

(1)腰大肌前方探及"腊肠"样肿大阑尾,内呈低回声,不均质,边界清晰或模糊不清,或形成模糊不清的团状包块。

(2)阑尾腔内合并粪石可显示强光团及声影。

(3)穿孔形成周围脓肿可见阑尾周围有不规则液区包块。

(4)穿孔形成弥漫性腹膜炎时可探及腹、盆腔积液。

2.鉴别诊断

(1)右侧附件炎性包块:位置较阑尾低,有时鉴别较困难。

(2)卵巢或肠系膜囊肿:边界清,形态规则,液区较清晰。

十三、胃肠穿孔及损伤

胃肠穿孔由于胃肠原发性病变自发穿孔或外源性损伤所致,腹外伤可引起胃肠道闭合性或开放性损伤。胃肠穿孔或破裂可致腹腔积气积液及消化道出血。超声表现如下:

1.腹腔积液积血

腹腔内可探及多少不一的液区,液区内可显示不规则光斑及光点,肠管漂浮于内。

2.腹腔积气

胃肠穿孔或破裂导致腹腔出现游离气体,表现为部分实质性脏器(如肝、脾)前方出现不规则气体强回声,位置不定,随体位改变。

3.部分损伤处肠管收缩,肠壁增厚,近端肠管扩张

可根据扩张肠管分布及肠壁结构推断损伤部位。

第八章　腹壁、腹腔、腹膜后及腹腔大血管疾病超声诊断

腹腔和腹膜后间隙结构复杂，组织来源多样，病变亦表现复杂多样，特别是腹膜后病变位置深，临床表现缺乏特异性，临床诊断困难。超声成像可以判断病变部位，估测病变程度，并初步鉴别良、恶性倾向。

一、腹壁包块

腹壁肿物位置表浅，多数患者因扪及肿块而就诊。检查宜选用高频超声探头。应结合病史、年龄、性别和症状综合判断。

(一)解剖

1.前腹壁层次

由表及里依次为皮肤、皮下组织、肌层、腹横筋膜、腹膜外脂肪及腹膜壁六层(图 8-1)；后腹壁由表及里依次为皮肤、皮下组织、腰背筋膜、肌层及腹膜后脂肪。

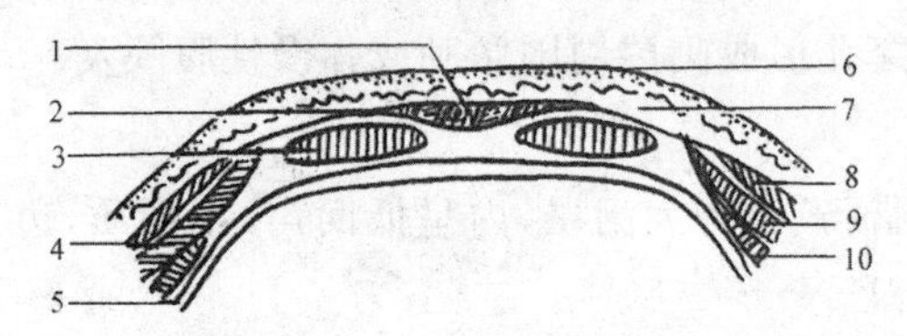

1.白线；2.腹直肌鞘前层；3.腹直肌；4.腹横筋膜；5.腹膜；6.皮肤；7.浅筋膜；8.腹外斜肌；9.腹内斜肌；10.腹横肌

图 8-1　腹壁层次解剖示意图

2.腹正中线两侧肌层

为腹直肌，外侧为腹外斜肌、腹内斜肌和腹横肌，其腱膜汇合形成腹直肌前鞘和后鞘。后鞘下端在脐下三横指处形成一弧形游离缘，称为半环线。

(二)仪器方法

患者仰卧、侧卧或俯卧位，以充分显露包块为宜。采用高频探头，频率 5.0～12.0MHz。

(三)正常腹壁图像

上腹部横切依次可显示皮肤、皮下脂肪、筋膜、腹直肌及其前后鞘、腹膜外脂肪和腹膜壁层。皮下及腹膜后脂肪组织呈颗粒状低回声，皮肤、筋膜、腹膜均呈线状高回声，两侧腹直肌之间为宽约 1.5cm 的腹白线，表现为线状高回声，延伸至脐下消失。

(四)常见腹壁肿块声像图特点

1.腹壁炎性包块

局部感染形成的边界不清的低回声包块，局部皮肤可有红肿热痛表现。血流信号增多，压痛明显，抗感染治疗后复查可好转。晚期脓肿形成时可见包块内血供消失，出现不规则液化，液体黏稠，呈点状低回声，随探头挤压漂动；如窦道形成，则可见不规则的条状液区自脓肿通向

腹壁。脓肿形成后可行超声引导下穿刺治疗。

2.腹壁血肿

有外伤史,局部压痛明显,常见于肌层,可探及肌间隙内不规则液区,周围肌纤维可出现结构紊乱;血肿机化则为不规则低回声区,内无血流信号,边界较清楚。若血肿位于腹直肌鞘弓状线以下.肿块较大时可向盆腔内凸起压迫膀胱。

3.腹壁疝

包块处腹壁变薄,层次结构不清,可见腹腔内容物(肠管图像或网膜高回声)疝出于皮下,疝囊内可有少量积液。局部加压可还纳入腹腔(图 8-2)。

4.腹壁脂肪瘤

腹壁最多见的良性肿瘤。位于脂肪层内,自体表易扪及。形态常为圆形或椭圆形。较小者常为高回声,边界欠清,质硬;较大者常为低回声,内部结构略呈条索状,边界清晰,质软。内部多无血流信号。

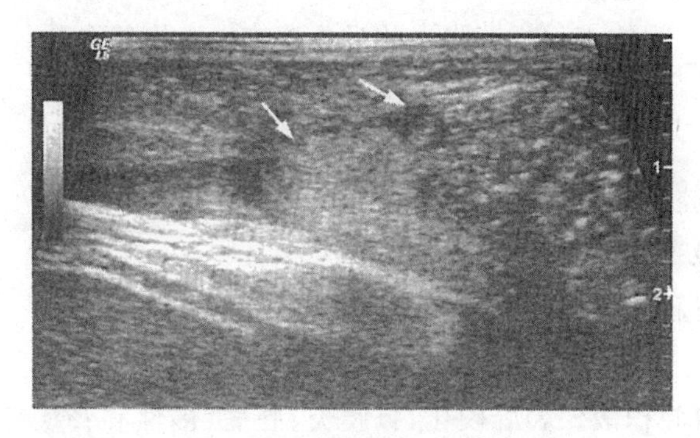

图 8-2　腹壁疝声像图

5.腹壁纤维瘤

真性纤维瘤少见。来源于纤维组织的肿块常位于脂肪层深面,切面呈椭圆形或梭形,边界清晰,内部回声低于周围组织,分布欠均匀。内部多无血流信号。

6.腹壁子宫内膜异位症

女性患者,有子宫手术史。腹壁包块位于腹壁切口瘢痕处,随经期有明显的周期性疼痛,可逐渐增大。包块内液区不清晰,为点状低回声,易误诊为实性。内无血流。

(五)腹壁疝声像图箭头示肠管及网膜疝入腹壁鉴别诊断

高频超声可显示腹壁各层结构,能检出 0.5cm 以上实性肿块。由于位置表浅,可在超声引导下行穿刺活检确诊。

二、腹腔

(一)解剖

1.腹膜

属于浆膜,由腹膜腔表面的间皮及其下面的结缔组织构成,覆盖于腹、盆腔壁的内面和脏器外表面。

2.分层

依覆盖的部位不同可分为壁层(覆于腹壁、盆壁和膈下面)和脏层(包被脏器,构成脏器浆膜)，相互延续形成的潜在腔隙即腹膜腔，并有很多腔隙和隐窝。男性腹膜腔完全封闭，女性以输卵管腹腔口与外界相通。

3.腹盆腔脏器

根据腹膜被覆的不同分为以下三种情况：

(1)腹膜内位器官：脏器几乎完全被腹膜包裹，如胃、小肠、横结肠、乙状结肠、卵巢、输卵管等。

(2)腹膜间位器官：脏器三面以上被腹膜覆盖，如肝、胆、膀胱、子宫、升结肠、降结肠等。

(3)腹膜外位器官：脏器仅有一面被腹膜覆盖，多位于腹膜后方，又称腹膜后器官，如胰、肾、肾上腺等。

4.其他

腹膜在脏、壁层之间折返形成系膜、韧带、网膜等结构。

5.腹膜的作用

①支持固定：腹膜在脏器之间的折返形成韧带，固定脏器。②分泌：病理刺激下渗出增加可形成腹水。③吸收：广阔的表面积有强大的吸收功能。④修复愈合。⑤防御：包裹病灶以免炎症蔓延。

(二)检查方法

患者空腹，探查盆腔须充盈膀胱。多采取仰卧位。探头频率3.5～5.0MHz。

(三)正常腹腔图像

腹腔内除脏器及胃肠气体回声外，腔隙及隐窝多数不显示。

(四)腹腔积液

多种疾病可引起腹腔积液。如肝硬化、腹膜炎、肿瘤、慢性心肾疾病等。漏出液一般弥漫分布于腹腔各间隙，渗出液可弥漫性分布也可因腹膜粘连形成包裹性积液。

1.超声表现

(1)弥漫性积液：患者平卧位时，二维超声检查在下腹或肝肾、脾肾间隙探及部分无回声区，加压或变化体位时无回声区几乎消失为少量积液；侧腹探及较多的无回声区，肠管漂浮其中为中等量积液；全腹(侧腹、盆腔、肝前、肝肾等各腔隙)均可探及大量无回声区则为大量积液。漏出液通常透声好，渗出液液区透声较差，可形成分隔带，或使局部肠管粘连。

(2)包裹性积液：腹腔某处形态不规则的无回声区，透声差，液区不清晰，不随体位移动，探头加压无改变。多见于结核性腹膜炎、化脓性阑尾炎或盆腔脓肿。

2.鉴别诊断

超声可明确腹水存在并初步定量。大量腹水注意与腹腔巨大囊肿鉴别：后者多来自卵巢，有明显的包膜，无回声区内清晰，肠管回声位于该无回声区周围。

(五)腹膜肿瘤

腹膜肿瘤有原发性和继发性。原发性主要是指发生于腹膜、网膜和肠系膜部位的肿瘤。原发于腹膜的肿瘤又称腹膜间皮瘤。在肠系膜及大网膜肿瘤中，囊性肿块较实性肿块远为多见。继发性主要是指转移到腹膜的肿瘤。

1.超声表现

(1)肠系膜及网膜囊肿：腹腔内见囊性肿块形成的无回声区，多呈单房性，边缘清晰，包膜完整，内部透声好，后方回声增强，与周围脏器分界清楚。肿块巨大者可挤压脏器移位。诊断中应注意与肝、肾巨大囊肿或卵巢巨大囊肿相鉴别。

(2)肠系膜囊状淋巴管瘤：腹腔内肠系膜周围见无回声区，囊壁光滑，呈大小不等的多房样结构。部分病例于分隔上可探及血流信号。

(3)腹膜间皮瘤

①腹腔内见边界不清肿块，以低回声为主，回声不均匀，部分可为囊性。肿块内有较丰富的血流。

②肿块与腹膜有关，腹膜增厚，腹腔脏器多不受累。

③多伴有腹水，多为血性。

④超声引导下肿块穿刺可确诊。

(4)腹膜转移瘤：常见的有卵巢黏液性囊腺癌腹膜转移，亦称腹腔黏液瘤病。超声表现为：

①腹膜增厚，回声增强，表面呈结节样。

②腹腔可探及多处大小不等、边界清楚的混合回声区，其实性部分可呈乳头状，有点状血流；囊性部分有分隔，隔上亦可取得血流信号。

③卵巢上可见原发灶或患者有卵巢黏液性囊腺癌病史，腹水多少不一。

2.鉴别诊断

腹腔单纯性囊肿多为良性病变，实性肿瘤以恶性居多。超声对腹腔内淋巴瘤及囊性淋巴管瘤的诊断准确率较高。对其他实性肿块的良、恶性鉴别尚有困难，必要时可行超声引导下穿刺活检。

(六)结核性腹膜炎

超声表现如下：

(1)腹膜壁层线样强回声消失，呈片状或结节状增厚，以片状增厚者常见。片状增厚者腹膜呈中低回声，边缘毛糙；结节状增厚者呈中高回声，内无血流。

(2)肠壁浆膜层回声增强，肠管粘连呈团块状，或与腹膜壁层有粘连。

(3)腹水常为少至中等量，大量少见，可形成包裹性积液，常有分隔。液区中可见肠管内气体流动。

患者有低热、盗汗等结核临床表现或有结核病史，检查时腹壁有柔韧感。

三、腹膜后肿块

(一)解剖

1.腹膜后间隙

后壁腹膜和腹横筋膜之间，上至膈肌，下至真骨盆上缘，两侧至腰方肌外缘。正常情况下腹膜后间隙极为狭窄；超声仅见腹膜后血管等结构，并且常因肠道气体影响显示欠清。

2.腹膜后包块

是指来源于腹膜后间隙，而非腹膜后器官的肿块。多数是恶性肿瘤，临床无明确症状，患者常以腹部包块、腹痛、腹胀和腰痛为主要表现。

3.包块位置深

前方有肠道气体遮挡，成像易受影响；可来源于各种组织（多来自中胚层，主要有脂肪组织、结缔组织、血管、淋巴、神经、肌肉等)。

(二)腹膜后肿块声像图共同特点

超声检查时首先需与腹腔内肿块相鉴别。腹膜后肿瘤声像图的共同特征:

(1)肿块位置固定,不随手推、呼吸及体位改变而明显移动。

(2)位置深,紧贴脊柱前缘,前方及周围有胃肠道气体存在,深呼吸时腹腔内肠管从其前方越过,称为"越峰征"。

(3)原发性肿瘤一般为多形性,瘤体较大或巨大,回声程度越低病理性质恶性度越高(炎性除外)。

(4)恶性肿瘤呈膨胀性生长,易造成大血管受压迫移位,而良性及炎性包块多呈扁平状,前后径小,不压迫腹膜后大血管。

(5)原发性恶性肿瘤彩色血流丰富。

(6)腹水少见。

(三)囊性肿块超声表现与鉴别

1.腹膜后囊性肿物

位于腹部深处,与周围脏器无关联。呈扁圆形或椭圆形,边界清楚,内部透声好,后方回声增强,可单房或多房。单房性多为腹膜后囊肿;多房性多为囊性淋巴管瘤。

2.腹膜后血肿

患者有外伤史或血液病史。肿块内可见弱回声区,形态稍不规则,无明确包膜,若血块形成则可表现为结节状低回声区。内无血流。

3.腹膜后脓肿

患者有手术史或发热,腹膜后肿块呈宽带状或不规则状,透声较差,局部有压痛,变换体位时,内部有点状颗粒物浮动。若肿块在腰大肌后方,呈长条形不规则的液性暗区,内部透声欠佳,可有细小低弱回声漂浮现象,内壁不平滑,患者压痛不明显,有结核病史或低热等临床表现,则应考虑腰大肌寒性脓肿。

(四)混合性肿块

常见的为畸胎瘤。腹膜后混合性肿块内有脂液分层现象,囊壁可见实性结节突出,表面不规整,甚至在肿块内可见毛发和骨组织形成的强回声团。若肿瘤形态不规则,内部回声结构紊乱,实质部分多,腹膜后多发肿大淋巴结,应考虑恶变可能。

(五)实性肿块超声表现与鉴别

腹膜后实性包块以恶性居多。良、恶性鉴别要点见表8-1。

表8-1 腹膜后、恶性实笥包块鉴别

	良性	恶性
形态	规则扁平	肿块呈分叶状
边界	界限清晰	与周围组织界限不清
回声	多为均质,出血少见	多样、不均质,常有出血坏死
侵袭性	无	挤压器官或大血管,淋巴结肿大,可见腹水

腹膜后实质性和混合性肿瘤的种类繁多，尽管声像图各自有一些不同点，但大多数肿瘤由于内部形态复杂，不同组织来源的肿瘤又可呈现相似的声像图表现，因此超声难以诊断肿瘤的组织学类型，只能根据临床和声像图特点提示肿瘤的方位、物理性质及肿瘤大致的良、恶性可能性。

(六)超声在腹膜后肿瘤的诊断价值

(1)对肿块明确定位、判断囊、实性，有无出血、坏死、囊性变等，但不能诊断肿瘤的组织学类型。

(2)明确肿瘤与周围脏器组织的关系。

(3)初步鉴别肿块的良、恶性，必要时在超声引导下穿刺活检明确诊断。

四、腹腔大血管

腹主动脉、下腔静脉和髂动、静脉在解剖上位于腹膜后间隙内，其主要动脉分支和静脉属支则位于腹腔内。实际应用中，上述两者可统称为腹腔大血管。

(一)解剖

1.腹主动脉系统

(1)腹主动脉：位于脊柱左前方，自膈肌裂孔与胸主动脉相延续，至第4腰椎水平分为左右髂总动脉。长为14～15cm，直径2～3cm。

(2)腹腔干：腹主动脉第1分支。发自主动脉前壁，长为1～2cm。有肝总动脉、脾动脉及胃左动脉3条分支。

胃左动脉：为最细的分支，延肝左叶后方斜向左上走行至胃贲门。

肝总动脉：沿胰头上缘向右上方走行，至十二指肠起始上缘分为肝固有动脉及胃十二指肠动脉。

脾动脉：为最粗分支，沿胰腺上缘向左外方向抵达脾门，沿途发出一些胰腺支，进入脾门前发出胃短动脉。

(3)肠系膜上动脉：于腹腔干稍下方起自腹主动脉前壁，在胰腺及脾静脉后方沿腹主动脉下行；在肠系膜上动脉与腹主动脉之间有左肾静脉和十二指肠第三段通过。

(4)肾动脉：肾动脉自肠系膜上动脉起点稍下处(第1、2腰椎水平)腹主动脉两侧壁发出。右肾动脉较长而稍细，经下腔静脉及右肾静脉后方抵右肾；左肾动脉于脾静脉及左肾静脉后方进入左肾。

(5)肠系膜下动脉：于第3腰椎水平由腹主动脉前壁发出。

2.下腔静脉系统

(1)下腔静脉：由左右髂总静脉在第4、5腰椎前汇合而成，沿脊柱右侧上行，于第8胸椎水平穿膈肌进入右心房。正常成人下腔静脉直径为2～3cm，吸气时变宽。

(2)肝静脉：肝静脉起自肝小叶的中央静脉，逐渐汇合成段间静脉和叶间静脉，最后汇合成肝左、中、右三支静脉，于第2肝门处注入下腔静脉(30%～50%的左、中静脉合于后再汇入下腔静脉)。

(3)肾静脉：左右肾静脉在肾动脉前横向内行，于第1腰椎平面汇入下腔静脉侧壁。其中左肾静脉较长，行走于肠系膜上动脉及腹主动脉之间。

3.门静脉系统

(1)门静脉:是由脾静脉及肠系膜上静脉在胰头后方(相当于第2腰椎平面)汇合而成。主干长为6~8cm,直径约1cm,沿胰头及十二指肠后方向右上走行,在肝动脉、胆总管后及下腔静脉前伴行进入第1肝门,向上分为左右两支进入肝门。

(2)脾静脉:自脾门发出后向右横行,经胰腺与肠系膜上动脉之间汇入门静脉。

(3)肠系膜上静脉:在肠系膜上动脉右侧沿肠系膜根部上行,至胰头后方与脾静脉汇合成门静脉。

(二)检查方法

(1)探头频率2.5~3.5MHz。频谱多普勒取样容积为管腔内径的2/3,角度小于60°,滤波50~100Hz。

(2)患者空腹,必要时饮水。仰卧或侧卧位检查。

(3)检查内容

1)二维显像:观察血管内径、管壁内膜回声、管腔内有无异常回声及与周围组织的关系等。

2)彩色多普勒:观察血流方向、性质及有无异常通道。

3)频谱多普勒:分析频谱形态、方向及时相,测量血流速度、积分及时间,计算流量、阻力指数及搏动指数等。

(三)正常声像图

1.腹主动脉及主要分支

(1)腹主动脉

①纵切面示腹主动脉呈一长管状无回声区,位于脊柱强回声之左前方,前后壁为回声较强的平行回声带,随心跳搏动。近段管径(近膈肌段)2.3~3.0cm,中段(肾动水平以上)1.6~2.7cm,远段(近分叉处)1.3~1.7cm。

②脉冲多普勒频谱为收缩期正向单尖峰,舒张期由小幅度负向波转为正向低速血流,正常峰值流速范围为90~130cm/s。

(2)腹腔干及分支

①纵切显示自腹主动脉前壁发出,呈一条短而粗的管状无回声区,位于肝左叶及胰腺上缘之间,长为1~2cm,管径为0.5~0.8cm。剑下斜切显示腹腔干与其主要分支肝动脉及脾动脉呈"Y"形,肝总动脉起始段内径为0.3~0.5cm,脾动脉起始段内径为0.4~0.5cm。正常胃左动脉由于管腔细小,切面超声不易显示。

②彩色多普勒示腹腔干管腔内为红色血流,收缩期彩色鲜明;脉冲多普勒显示血流频谱呈正向双峰型,上升支陡直,下降支缓慢呈斜坡形,正常峰值流速范围为60~120cm/s。

(3)肠系膜上动脉

①纵切示肠系膜上动脉紧靠腹腔动脉下方发出,与腹主动脉约呈30°角向下走行。横切声像图显示肠系膜上动脉呈一圆形搏动低回声区,介于脾静脉与左肾静脉之间。起始部管腔内径0.4~0.6cm。

②彩色多普勒示起始部管腔内红色血流,脉冲多普勒频谱与腹腔干频谱类似。

(4)肾动脉:在第1、2腰椎水平横切,可在腹主动脉两侧探及管状无回声结构自腹主动脉发出，起始部管腔内径0.5～0.7cm。检查肾动脉主干时可选择侧卧位于两侧肾门处探查，也可仰卧位于上腹部横切探查；脉冲多普勒显示血流频谱呈正向单峰型，少部分下降支有切迹，上升支陡直，下降支缓慢，正常峰值流速60～90cm/s，阻力指数0.5～0.7。

2.下腔静脉及属支

(1)下腔静脉

①位于脊柱之右前侧，其内径随呼吸运动变化较大，吸气时增宽，呼气时变窄；横向扫查下腔静脉短轴呈椭圆形，横径大于前后径，易受压变形。正常内径超声测值为：近心段2.0～2.4cm，中段(肾静脉水平以上)1.9～2.1cm，远段(近汇合处)1.7～1.9cm。

②彩色多普勒示收缩早期至舒张早期为蓝色血流，舒张晚期为红色血流；脉冲多普勒示收缩期及舒张早中期双峰向心性血流，峰值20～40cm/s。

(2)肝静脉：正常肝静脉内径0.6～0.8cm。彩色多普勒显示蓝色血流，脉冲多普勒频谱呈一正两负的三相波，流速略低。

(3)肾静脉：右肾静脉较细短，长为1.5～3.0cm，自肾门直接汇入下腔静脉右侧壁；左肾静脉自肾门发出后，经肠系膜上动脉后方，越腹主动脉前壁，注入下腔静脉左前侧，长为4.5～7.0cm，肾静脉管腔内径个体差异较大，为0.5～1.2cm。

3.门静脉及属支

(1)门静脉主干：起自胰颈后方向右上方走行，前方可见伴行的胆总管，内径0.8～1.3cm。脉冲多普勒示连续性低速血流，平均流速15～20cm/s，进餐后血流量略增加。

(2)脾静脉：上腹部横切显示脾静脉位于胰腺后方，其后方为肠系膜上动脉、腹主动脉横断面及脊柱断面。脾静脉内径<0.8cm。脉冲多普勒频谱同门静脉。

(3)肠系膜上静脉：上行至胰颈后方与脾静脉汇合成门静脉，终端内径<0.8cm，脉冲多普勒频谱同门静脉。

(四)腹主动脉瘤

腹主动脉瘤常发生在腹主动脉壁局部粥样硬化或外伤后动脉壁被破坏的基础上，特别是中膜的破坏，使管壁变薄，在血流冲击下，局部血管逐渐扩大而形成动脉瘤。临床症状较隐匿，腹痛为其主要症状之一。体检可扪及中上腹深部局限性搏动性包块。

1.超声表现

腹主动脉局限性扩张呈纺锤形，内径>3.0cm(可达4～6cm)，与正常腹主动脉相连续见图8-3。彩色多普勒示血流自正常管腔射入瘤体形成涡流。合并血栓形成时，可见其内侧壁附着中低回声块状物，游离缘回声较强，内部回声不均匀。

2.鉴别诊断

(1)夹层动脉瘤：由于中膜坏死，血液通过内膜进入管壁夹层，使中膜形成一个管腔。可突发剧烈腹痛。声像图上可见内膜与管壁剥离，呈线状较强回声，漂于管腔内，将主动分为真假两腔(撕脱的内膜与动脉臂间为假腔)(图8-4)。

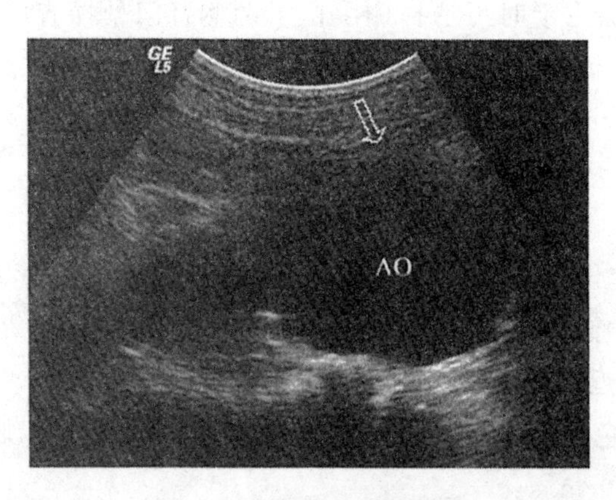

图 8-3 腹主动脉瘤声像图

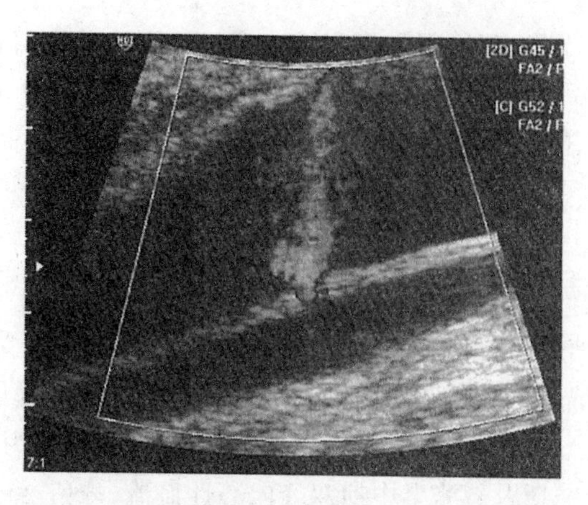

图 8-4 腹主动脉夹层动脉瘤彩色多普勒超声图

(2)假性动脉瘤:由于外伤导致血管壁破裂,血液通过破口在血管外形成局限性血肿。声像图示血管外囊性包块,彩色多普勒显示五彩血流自破口处流入血肿内。

(五)大动脉炎

由于炎症侵犯动脉壁,管壁纤维组织增生及炎性物质堆积,使动脉壁逐渐增厚和变硬。

1.超声表现

病变区动脉壁呈不均匀增厚,回声强弱不等,内膜粗糙不平,管腔宽窄不一,病变区近端管腔有不同程度的扩张。彩色多普勒示狭窄段射流,远端湍流。

2.鉴别诊断

闭塞性动脉硬化病:动脉硬化或粥样改变使管壁结缔组织增生,钙盐沉着导致动脉壁增厚,弹性减低和变硬,管腔变窄或闭塞。声像图示病变区腹主动脉管径略大于正常,管壁增厚,内膜不光滑,管壁回声增强或伴有强回声斑及声影,管腔狭窄,近端管腔扩张。

(六)布-加综合征

由肝静脉流出道和(或)下腔静脉梗阻所引起的一组综合征,主要表现有肝大、腹水和门静脉高压。常见病因有先天性下腔静脉、肝静脉狭窄或闭塞,下腔静脉血栓或瘤栓,外压性梗阻及炎症等。

1.超声表现

(1)下腔静脉入口处可见膜状狭窄或不规则形异常回声充填,致梗阻段管腔狭窄,远端扩张。见图 8-5A。不全梗阻时,彩色多普勒示梗阻段五彩血流,频谱多普勒示高速湍流;完全梗阻无血流信号。

(2)合并肝静脉梗阻时,肝静脉变细模糊,肝静脉间有交通支形成(此为特征性改变,见图 8-5B);未受累肝静脉多扩张,内径>1.0cm。

(3)肝大、脾大,晚期合并肝硬化、门脉高压时,门静脉内径增宽,血流变慢及腹水等。

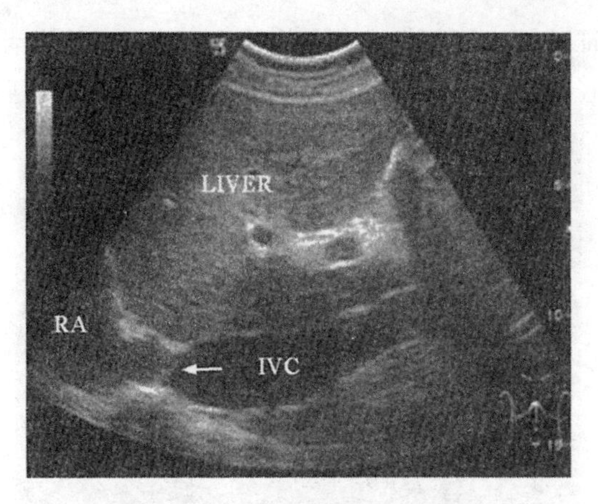

图 8-5A　A 布-加综合征声像图

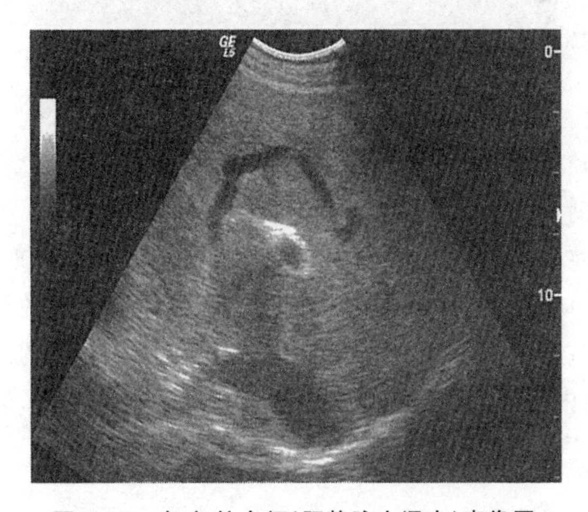

图 8-5B　布-加综合征(肝静脉交通支)声像图

2.鉴别诊断

(1)肝硬化:肝脏大小多正常或缩小;肝静脉无扩张及交通支;下腔静脉管腔正常。

(2)右心疾病:右心扩大或三尖瓣大量反流致下腔静脉和肝静脉扩张;下腔静脉及肝静脉无梗阻或狭窄。

(七)左肾静脉压迫综合征(胡桃夹现象)

患者多为儿童,因身高成长快,椎体过度伸展,夹角变小,左肾静脉汇入下腔静脉行程中,走行于腹主动脉和肠系膜上动脉之间受到挤压,临床上出现血尿或直立性蛋白尿的一种疾病,无肾病者无须特殊治疗,仅作超声随访。

1.检查方法

仰卧位探头于上腹正中横切显示腹主动脉和肠系膜上动脉,测量两者夹角间通过的左肾静脉。必要时采取坐位、立位及脊柱后伸位(保持 20min)观察其变化。

2.超声表现

左肾静脉夹角段直径 0.2cm 左右,腹主动脉左前方的左肾静脉呈球形或腊肠形增粗,直径多达 0.8cm,不同体位对照检查,左肾静脉受压及扩张程度加重,以脊柱后伸位时最明显(图 8-

6)。左肾静脉受压综合征的超声诊断标准各学者有所不一,多数学者主张肾门段扩张的左肾静脉直径超过夹角段直径2倍以上,脊柱后伸位时超过4倍以上诊断更为可靠。

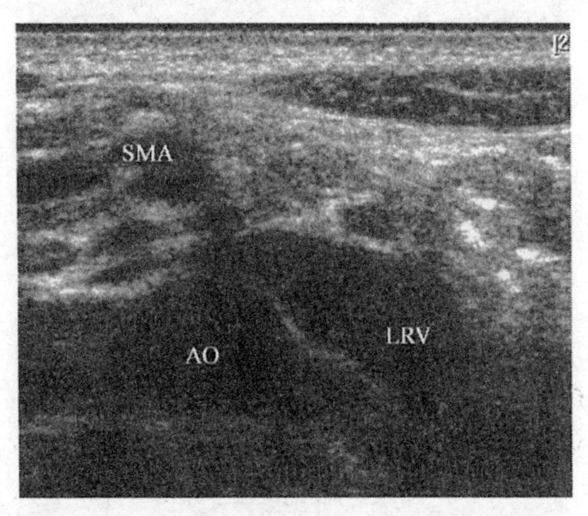

图 8-6　左肾静脉受压综合征(胡桃夹现象)声像图

(八)超声诊断价值

(1)二维超声能比较直观、准确地发现腹部肿瘤及血管病变的性质、部位、大小和范围及其对邻近器官的影响,有助于术前诊断。

(2)腹腔血管及腹腔脏器可作为定位的标志,对判断腹腔肿块的来源有重要意义。

(3)彩色多普勒超声检查具有操作简便,费用低廉,可重复性强的特点,目前已成为腹腔大血管疾病临床检查的首选,可动态显示病变的范围、大小、瘤内血栓的回声、管腔内撕裂摆动的内膜和真假两腔以及腔内血流等情况。缺点是有时受肠腔气体干扰,影响检查结果,故准确率不如 MRI 和血管造影。

第九章　肾上腺疾病超声诊断

一、肾上腺解剖与生理

肾上腺是一对扁平的内分泌器官，位于腹膜后。正常肾上腺厚0.5～1cm，长4～6cm，宽2～3cm。

右侧肾上腺呈三角形或锥形，位于右膈脚外侧，右肾上前方，肝右叶后内方，下腔静脉的后外侧，腺体的前中部隆起处常紧邻下腔静脉（图9-1）。

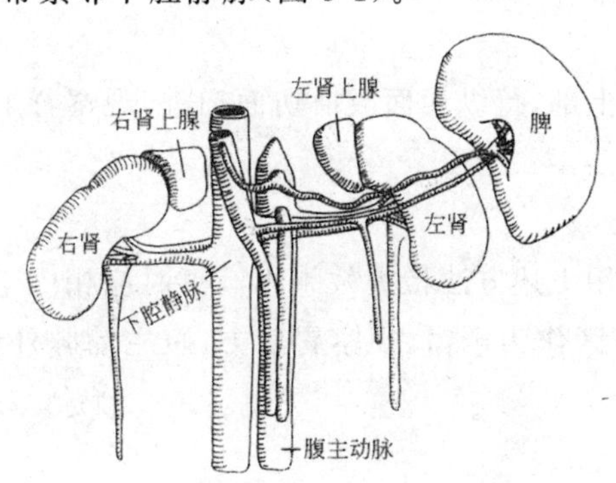

图9-1　肾上腺解剖解剖示意图

左侧肾上腺常呈月牙形，位于左膈脚的外侧，左肾上腺内侧，腹主动脉略后方。腺体上部在小网膜囊和胃的后面，其下部紧贴在胰腺后面。脾在左肾上腺外侧，脾动脉常在左肾上腺与胰腺之间通过。

肾上腺分泌多种激素，如皮质分泌醛固酮、皮质醇和少量性激素等，髓质分泌肾上腺素和去甲肾上腺素，这些激素在人体的神经体液调节中起重要作用。

二、检查方法

（一）仪器

应用实时超声显像仪，探头可用线阵式、凸形或相控阵探头均可，频率成人常用3.0～5.0MHz。

（二）检查前准备

检查前一般不需特殊准备，空腹为宜，如临床疑为肾上腺小肿瘤，可能需经胃做左肾上腺区探查者，应准备温开水500～700ml。

（三）体位及探查方法

1.仰卧位及侧卧位探查法

仰卧位及侧卧位探查是检查肾上腺最常用的检查方法。

（1）右侧肾上腺探查法：仰卧位或左侧卧位。于右肾区右腋前线至腋后线做冠状切面扫查，先显示右肾冠状切面图像，然后逐渐向前倾斜探头，使声束指向右肾内前方，在右肾上方、肝右叶与下腔静脉之间即为右肾上腺区。或将探头置于右第7～9肋间做斜切面扫查,先显示右肾上腺图像,然后将探头向头侧逐渐倾斜做一系列切面,当右肾上腺即将消失或刚刚消失时,在下腔静脉与肝右叶内后方之间区即为右肾上腺部位。经肋间的这种探查方法,利用肝脏作为声窗,可用于肾上腺的小病变观察效果甚佳。对右肾上腺较大病变,除用上述探查法以外,还应采用右上腹部纵切面及(或)横切面、斜切面等,通过肝为声窗,观察病变与周围器官的关系。

(2)左侧肾上腺探查法:较常采用右侧卧位。将探头置于左侧腰部,在腋中线至腋后线处做脾及左肾的冠状切面,然后将探头逐渐向前倾斜,使声束由外后方指向内前方,使脾脏、左肾、腹主动脉三者同时显示,此三者之间构成的三角区即左肾上腺的位置。亦可在左侧第7～9肋间,行斜切面,通过脾为声窗,在脾内侧与腹主动脉之间观察左肾上腺区。

2.俯卧位探查法

俯卧位,探头置于肾区上部,行纵切面或横切面扫查,观察肾上腺图形的前上方即为肾上腺区。

3.坐位饮水检查法

疑为左肾上腺小病变,用上述方法检查效果不满意时应用。于坐位下,病人饮水后,探头置于左上腹部,以胃无回声区作为声窗,观察胃后方、腹主动脉外侧的左肾上腺区,以横切面较佳。

三、正常超声表现

1.正常肾上腺的显示率

正常肾上腺右侧较左侧易显示,应用肋间切面,右侧正常肾上腺显示率可高达97%,左侧显示率则达83%。

2.正常肾上腺超声表现

正常肾上腺显示为三角形或V形或Y形的切面轮廓,其边界为高回声,内部回声为近似肾实质的低回声(图9-2)。但因正常肾上腺的前后缘相距甚近,故有时较难显示内部之低回声区。

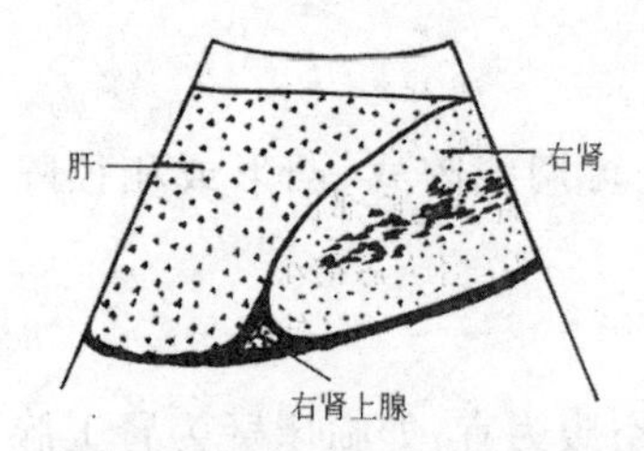

图9-2 正常肾上腺(右)二维超声示意图

四、肾上腺肿瘤

肾上腺肿瘤临床上分为功能性和无功能性肿瘤两类。功能性肿瘤主要包括肾上腺皮质腺瘤或腺癌,髓质的嗜铬细胞瘤。无功能性肿瘤种类较多,如神经母细胞瘤、节神经细胞瘤、间质细胞瘤、髓性脂肪瘤等。

肾上腺皮质腺瘤一般很小,多为单侧性孤立病变,包膜完整。临床可引起醛固酮症(原发性醛固酮增多症）、皮质醇症及肾上腺性征异常等症。嗜铬细胞瘤多数为单发、良性，但亦可为多发或双侧性，亦可为恶性，尚有约15%发生在肾上腺外。该肿瘤以中等大小者常见。临床有阵发性高血压及头痛、视物模糊，伴有心悸等症状。无功能性肿瘤大小不定，多无临床症状，可能于查体或查其他脏器时发现或肿瘤较大以腹部包块或对邻近脏器的压迫症状来诊治。其中神经母细胞瘤为小儿常见的腹膜后恶性肿瘤之一，多发生于5岁以下，肿瘤来源于肾上腺髓质或交感神经节，其恶性程度高，发展快，早期转移。

（一）超声表现

1.肾上腺皮质腺瘤超声表现（图9-3）

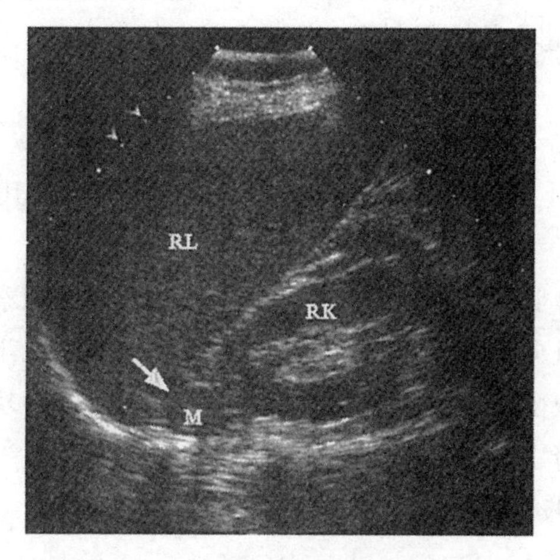

图9-3　肾上腺皮质腺瘤声像图

一侧肾上腺区见边界清晰的圆形或椭圆形的低回声区，其内部回声与肾实质回声强度相似，一般直径小于3cm。如该异常区位于右肾上腺区，还应观察其与下腔静脉间的关系，如两者紧邻，提示肿瘤较偏前部，如相距较远，则肿瘤位于肾上腺的偏外后部。

2.肾上腺嗜铬细胞瘤超声表现

一侧或双侧肾上腺区探及边界清楚、轮廓较规则的异常回声区，常为圆形、椭圆形或分叶状，内部为低回声或中等回声，分布均匀。如有出血囊性变时可见其中有无回声区而呈混合性包块图形。如肿瘤位于右侧，可向前挤压下腔静脉，使下腔静脉变窄、变扁、前抬或弯曲移位。

3.异位嗜铬细胞瘤超声表现

（1）双侧肾上腺区未见异常。

（2）腹主动脉周围或肾门前方探及边界清楚、轮廓较规则的低回声或中等回声区，其内部回声分布均匀。

（3）膀胱内异位的嗜铬细胞瘤可见膀胱壁上有实性回声区突向膀胱腔内。

4.肾上腺囊肿超声表现

肾上腺区显示边界清楚、轮廓圆形或椭圆形的无回声区，后回声增强。

5.肾上腺髓性脂肪瘤超声表现

肾上腺区见边界清楚、不规则的高回声区，内部回声均匀或不均匀。

6.节神经细胞瘤或神经母细胞瘤超声表现

肾上腺区边界清楚的低回声区,内部有散在强回声,呈点状或团状。节神经细胞瘤轮廓规则,内部回声均匀,而神经母细胞瘤轮廓多不规则,内部回声分布不均匀,且可有不规则的无回声区。

7.恶性征象

肾上腺皮质腺癌、恶性嗜铬细胞瘤、神经母细胞瘤等肾上腺恶性肿瘤,超声检查可能发现的征象有:

(1)侵犯邻近器官:如恶性嗜铬细胞瘤右侧者可直接侵入下腔静脉。

(2)转移至其他脏器:超声检出肝转移、腹膜后淋巴结转移等。

(二)鉴别诊断

1.右侧肾上腺肿瘤与肝右后叶肿瘤的鉴别诊断

中等大小以上的右肾上腺肿瘤易被误认为肝右后叶肿瘤,尤其是无临床症状者。鉴别要点为:

(1)观察包块与下腔静脉的关系(以经过下腔静脉的纵切面观察为佳):右肾上腺肿瘤的包块位于下腔静脉外后方,且向前压迫下腔静脉;肝右后叶包块则位于下腔静脉的前方。

(2)实时超声观察包块随呼吸移动时的动度:如为肝右后叶肿块,包块动度与肝一致;包块动度与肝不一致,则多为肾上腺肿块。

2.左侧肾上腺肿瘤与胰尾部肿瘤的鉴别

见胰腺章节。

3.肾上腺肿瘤与肾上腺肿瘤的鉴别

(1)肾上腺肿瘤时,肿块与肾图形之间边界较明确,并可完整显示肾图形;而肾上腺肿瘤包块与肾图形相连不可区分,并失去部分正常肾图形。

(2)肾上腺巨大肿瘤如髓性脂肪瘤时,可压迫推移肾脏向下移位,使肾区除包块外不能探及肾脏图形,而易误认为肾肿瘤,故遇肾区仅见巨大包块者应向下方追踪观察,如在包块下部找到正常肾图形时,可确定诊断。

4.肾上腺肿瘤类型的鉴别

肾上腺各种肿瘤虽有其常见的声像图表现,但多数仍需要结合临床资料,如年龄、性别、临床表现等,才能提示其可能的病理类型。故超声当发现肾上腺区肿块时,可诊断为肾上腺肿瘤,左侧或右侧。

(三)临床意义

肾上腺皮质腺瘤多数直径<3cm,既往术前确诊及定位困难而常采用盲目的双侧探查手术。超声显像已能检出 1cm 直径的肾上腺小肿瘤,右侧者并能提示小肿瘤在肾上腺内的具体位置。故其临床应用可正确定位,对缩短手术时间有重要意义。

嗜铬细胞瘤等其他中等大小以上的肾上腺肿瘤,超声显像检出率高,并能对肿瘤大小、有无囊性变、邻近脏器有否受压移位或受侵犯,远处脏器有无转移病变等提供可靠的估价。在肾上腺肿瘤的诊断、鉴别诊断中,超声显像是一项重要的首选诊断法。

五、肾上腺血肿

肾上腺血肿常见于新生儿,因肾上腺出血后形成,可发生于单侧或双侧。

1.超声表现

肾上腺区轮廓不规则的异常区,内部为低回声,分布不均匀,有的中央有无回声区。少数整个异常区为圆形的无回声区。

2.临床意义

新生儿于肾上腺区发现上述超声表现图形,可做出诊断,并作为随访观察的重要手段。

六、肾上腺结核

肾上腺结核可引起肾上腺皮质功能不全,常侵犯双侧肾上腺。

1.超声表现

双侧肾上腺区见不规则的低回声区,病程长者肾上腺钙化则可见强回声及后方声影。

2.临床意义

肾上腺区出现上述异常时,结合临床有肾上腺皮质功能不全征象,可考虑诊断为肾上腺结核。

七、肾上腺皮质增生

肾上腺皮质增生是引起皮质醇症的主要原因,但增生程度不同,有的不引起肾上腺的增厚,有的则呈结节状增生。

1.超声表现

(1)肾上腺厚度明显增加。

(2)肾上腺内低回声小结节。

2.临床意义

超声表现肾上腺明显增厚,且临床上有典型的皮质醇症表现,可提示肾上腺皮质增生。而发现肾上腺内小结节者,超声不能鉴别该结节是增生结节还是皮质腺瘤,只能提供现象供临床参考。

第十章　肾脏和输尿管疾病超声诊断

一、肾脏和输尿管解剖

(一)肾的形态、位置与毗邻

肾脏是一对蚕豆形的器官,它位于腰部脊柱两侧,在腹膜后紧贴腹后壁(图10-1)。右肾位置较左肾低1～2cm。正常成人肾脏长10～12cm,宽4～5cm,厚3～5cm。分为上下两端,内外两缘和前后两面。前面隆凸,后面较平。内侧缘中部凹陷为肾门,肾盂、肾血管、神经、淋巴管由此出入,统称为肾蒂。其排列一般为肾静脉在前,肾动脉居中,肾盂在后下方。肾后面上部与膈肌接触,下部和腰大肌、腰方肌接触。两肾上端有肾上腺覆盖。右肾的前面上部紧贴肝右叶,下部与结肠肝曲相邻。内侧与十二指肠降部紧邻。左肾前面上部与胃底及脾相邻,中部有胰尾通过,下部与空肠及结肠左曲相邻。

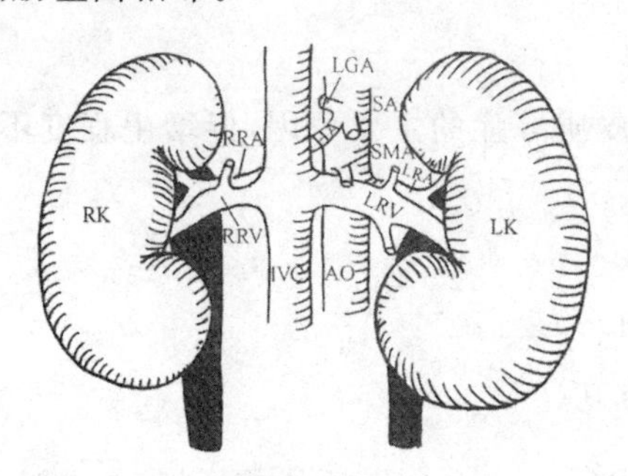

图10-1　肾的形态解剖示意图

(二)肾的结构

肾的被膜由内向外依次为肾纤维膜、肾脂肪囊和肾筋膜。肾纤维膜又叫肾包膜,是一层薄而坚韧的膜,肾脂肪囊是一层较发达的脂肪组织,包绕肾和肾上腺,成人肥胖者可达2～3cm,肾筋膜是包绕在肾脂肪囊周围的结缔组织膜。

肾实质分皮质和髓质两部分(图10-2)。外层为皮质,主要由肾小体和肾小管构成。深部为髓质,髓质主要由10～20个锥体组成。锥体与锥体之间皮质深入髓质间的部分叫肾柱。锥体尖端呈乳头状,称肾乳头。每个肾乳头有许多乳头管开口于肾小盏,肾小盏为漏斗形的膜状小管,围绕肾乳头。每个肾有7～8个肾小盏,相邻2～3个肾小盏汇合成一个肾大盏,再汇合成漏斗状的肾盂。肾盂出肾门后逐渐变细,向后下移行为输尿管。

(三)肾的血管

1.肾动脉

肾动脉于平第1～2腰椎处由腹主动脉左右两侧发出,右肾动脉自腹主动脉发出后,经下腔静脉后方进右肾门,左肾动脉自腹主动脉发出后直接进入左肾门。肾动脉在肾门附近分成前后两干,前干又分出上段、上前段、下前段及下段动脉,后于走行在肾盂后方,延续为后段动脉。从这些分支再分出叶间动脉进入肾锥体之间，到达皮质和髓质交界处时呈弓形转弯与肾表面平行，称为弓形动脉。弓形动脉向肾皮质发出许多与肾表面垂直的小叶间动脉(图 10-2)。

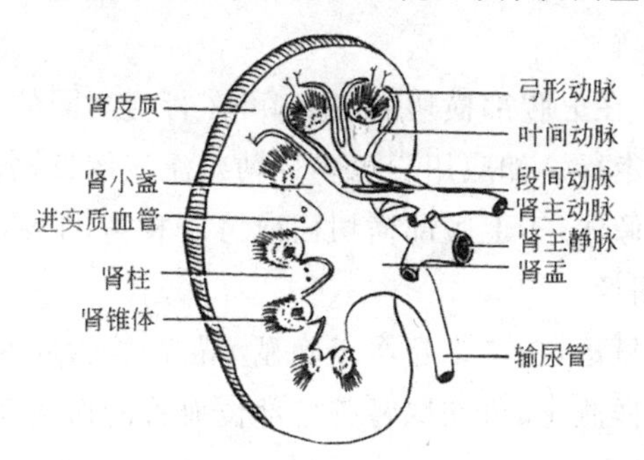

图 10-2　肾的结构与肾动脉分支解剖示意图

2.肾静脉

肾内毛细血管汇合成静脉，经逐级汇合最后成为肾静脉出肾门。右肾静脉较短，经右肾动脉前方汇入下腔静脉。左肾静脉出肾门后，向前内侧穿过肠系膜上动脉与腹主动脉之间汇入下腔静脉左侧壁。

(四)输尿管解剖

输尿管长 20～34cm，全程粗细不均，平均为 0.5～0.7cm，分为腹(上)段、盆(中)段和膀胱壁内(下)段。腹段沿腰大肌前面下降，其前方为结肠覆盖，在髂总动脉分叉处跨越盆缘入盆，在腹膜和髂内动脉之间向下到达膀胱底部，进入膀胱时，和膀胱成一钝角，然后斜行向下向内开口于膀胱三角的输尿管口。

输尿管在解剖上有 3 个生理性狭窄部位，即肾盂输尿管移行处、输尿管跨过髂血管处及输尿管进入膀胱壁内。

二、检查方法

(一)仪器

应用实时超声显像仪，线阵式探头、凸形探头及相控阵探头均可。探头频率成人 3.0～3.5MHz。

(二)肾脏检查方法

1.俯卧位腰背部检查法

俯卧位，探头置于一侧腰背部，一般先沿肾脏长轴由外向内或由内向外做一系列纵切面(矢状切面)，然后从上到下做与肾脏长轴垂直的一系列横切面。

2.侧卧位经腰部检查法

左侧卧或右侧卧位下，经侧腰部探查右肾或左肾。将探头置于侧腰部行冠状切面或前倾冠状切面，探头稍移动或改变扫查方向，即可取得一系列肾脏长轴切面图像，然后做与其垂直的一系列横切面。

3.仰卧位经腹或经腰部探查右肾

仰卧位下，可经腹部或右腰部行纵切、横切或冠状切面，可取得右肾的一系列切面图像。

4.坐位探查法

于坐位下,在腰部或腹部进行纵切、横切面扫查。主要应用于探查肾脏位置。

5.肾脏血管检查法

(1)上腹部横切面检查:在上腹部横切面扫查,可在肾门不同的切面上探及左、右肾动脉及肾静脉图形,显示其管径及走行。如应用彩色多普勒血流显像仪,各血管显示更为清晰。

(2)彩色多普勒血流显像法:于上腹部横切面或肾脏检查的各切面上,均可显示肾脏血管(包括肾内血管各级分支)图像。

(3)脉冲多普勒血流测量法:在二维超声正确显示肾血管管腔时或彩色多普勒显示的血管图形,以脉冲多普勒进行取样测定,可获取肾脏各部位血管的血流频谱,进行测量、分析及计算各参数。

(三)输尿管检查方法

1.俯卧位经腰背部探查法

俯卧位,腰背部纵切面探查,找到积水的肾盂,沿肾盂向下追踪扩张的输尿管。

2.仰卧位经侧腰至腹部追踪法

仰卧位,探头先置侧腰部行冠状切面探查,找到积水的肾盂输尿管移行部后,将探头移行至腹部,找到输尿管,行纵切或横切追踪探查。

3.下腹部经膀胱探查法

用于检查输尿管盆段。膀胱充盈下于下腹部行横切或偏左、偏右的纵切面,在膀胱无回声区两侧后方观察输尿管。

4.输尿管开口喷尿现象检查法

应用彩色多普勒显像仪,通过充盈的膀胱,观察输尿管开口喷尿现象。

三、正常超声表现

(一)正常肾脏超声表现

1.正常肾脏各切面上有较规则的形态和轮廓,与解剖相一致

肾包膜表现为肾皮质外面的带状强回声,光滑连续。肾脂肪囊为高回声,肥胖者此层较厚,瘦弱者则甚薄。肾脏大小可在各切面上测量,腰背部探查时一般在矢状切面上测量其前后径及上下径,在横切面上测其横径。侧腰部探查时,在冠状切面上测量横径及上下径,在横切面上测量前后径。正常肾脏大小个体差异较大,与身高、体重、性别均有关。超声测量范围与解剖基本一致。

2.肾脏内部结构回声(图 10-3)

肾实质周缘部分肾皮质呈均匀分布的点状低回声,强度低于肝组织回声,亦较脾组织回声为低。稍内层髓质,可见锥体呈三角形的更低回声区,呈弱回声,其底朝向肾皮质,尖朝向集合系统,并围绕于集合系统周围。

肾盂、肾盏、肾窦脂肪组织等构成肾集合系统回声,呈成堆分布的高回声,位于肾的中央部分,占肾宽度的1/2～2/3,其分布范围与肾盂、肾盏相一致。

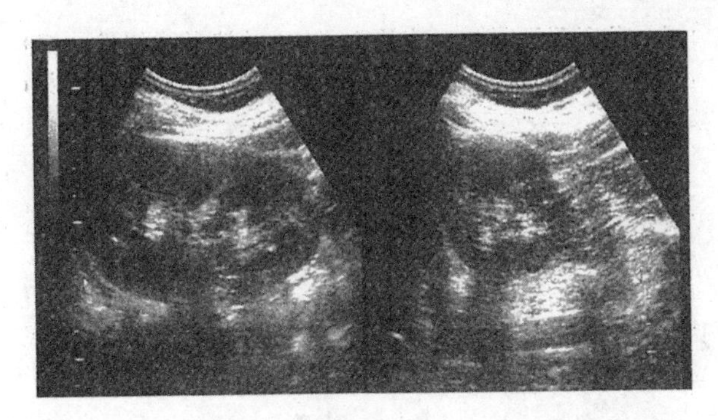

图 10-3　正常肾脏声像图左肾的冠状切面及横切面

3.肾血管及正常血流

(1)肾动脉及肾静脉的肾外部分在二维超声或彩色多普勒超声均可显示(图 10-4)。

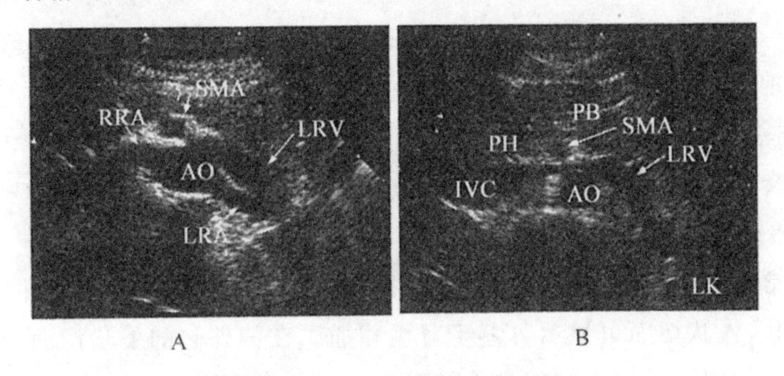

图 10-4　正常肾血管声像图

(2)肾脏内部血管各级分支可用彩色多普勒超声显示,在侧腰部冠状切面上,肾动脉各级分支显示红色血流,肾静脉支呈蓝色血流。

(3)脉冲多普勒可录得肾动、静脉血流频谱,正常肾动脉血流频谱呈迅速上升的收缩期单峰血流,随之为缓慢下降的舒张期平坦延长段。

(二)正常输尿管超声表现

输尿管正常者一般超声不能显示。彩色多普勒可观察到双侧输尿管开口的喷尿现象。偏左或偏右的膀胱纵切面或横切面上均可观察。可见红色尿流束向前喷射,横切面上显示为射向对侧前方,有规则的频率,两侧频率相似。

四、肾积水

肾积水均因尿路梗阻引起。发生在肾盂和输尿管膀胱开口以上称为上尿路梗阻,病情发展快,对肾功能影响大。单侧多发,亦可双侧。发生在膀胱及其以下称为下尿路梗阻,对肾功能影响较缓慢,造成双侧肾积水。引起尿路梗阻的病因包括机械性和动力性。前者指被机械性病变阻塞,如结石、肿瘤、狭窄等。后者指中枢或周围神经疾病造成某部分尿路功能障碍,如神经性膀胱功能障碍。梗阻以后天性多见,也有先天性和医源性的。因积水程度不同可分为轻度、中度、重度及巨大肾积水四种类型(图 10-5)。轻度者常无症状,中度以上者可有腰部胀痛、上腹包块等症状体征,晚期可有高血压、尿毒症等症状。

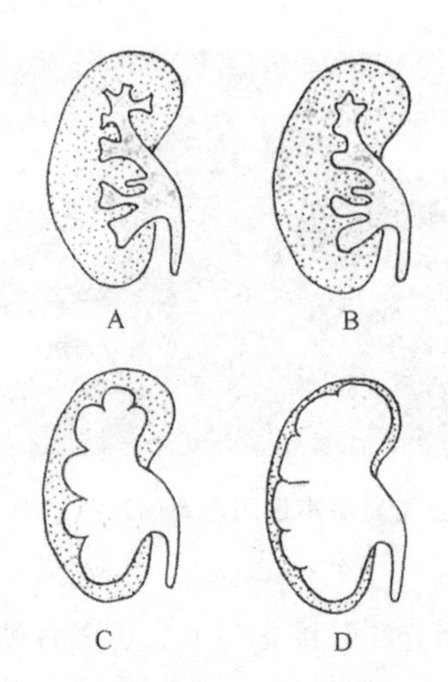

图 10-5　肾积水类型超声解剖示意图

(一)超声表现

1.轻度肾积水超声表现

肾脏大小正常,肾盂回声分离,宽径＞1cm,一般小于 2cm,内为无回声区。

2.中度肾积水超声表现

肾脏大小正常或轻度增大,肾实质厚度正常或稍变薄。肾盂肾盏扩大,内为无回声区,扩大的肾盏呈棒槌状,冠状切面可显示肾盏于肾盂相通。在偏外侧的矢状切面上可见 2～3 个圆形无回声区呈串状相邻。在偏内侧的矢状切面上则显示椭圆形无回声区。

3.重度肾积水超声表现

肾脏增大,肾实质明显变薄,肾盂肾盏明显扩大,相邻肾盏互相交通,并与肾盂相通(图 10-6)。

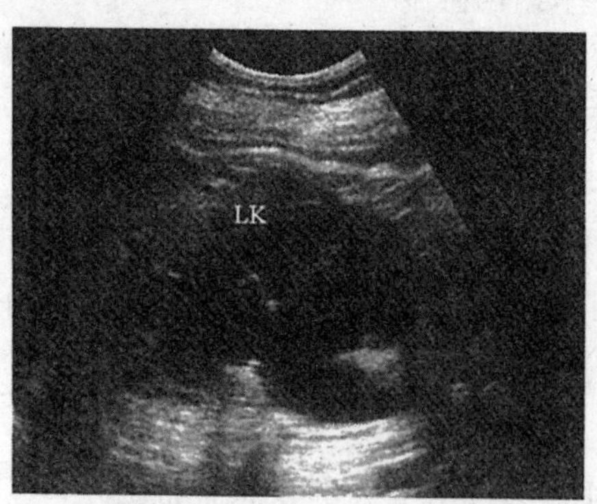

图 10-6　重度肾积水声像图

4.巨大肾积水超声表现

肾区无正常肾图形,仅见巨大无回声区,或有不全带状分隔,肾实质回声消失或仅有少许肾实质。

5.可能显示尿路梗阻原因的超声征象

(二)鉴别诊断

(1)中度或重度肾积水与多囊肾的鉴别,见本章多囊肾节。

(2)巨大肾积水与腹部巨大囊性包块鉴别:巨大肾积水时该侧肾区无正常肾图形,而腹部其他囊性包块则可找到正常肾脏图像,再结合巨大囊肿的部位、内部有无回声或带状分隔等表现特征,一般可做出鉴别。

(三)临床意义

超声诊断肾积水及估价其程度正确性高,且对其引起积水的原因,如肾结石、输尿管结石、肾盂肿瘤、膀胱肿瘤、前列腺增生等,有可能显示及诊断。故有重要的应用价值。

五、肾囊肿

肾囊肿可为单发或多发,多发较多见。囊肿壁薄,位于肾实质内,常生长于肾脏近表面。病人一般无明显临床症状及体征。

(一)超声表现

(1)肾实质内可见边界清楚、壁薄的圆形或椭圆形无回、声区,其内部清晰,后回声增强,近表面或较大者可向肾外突出(图 10-7)。内有出血或感染时,囊内出现可浮动的散在或密集的点状低回声。

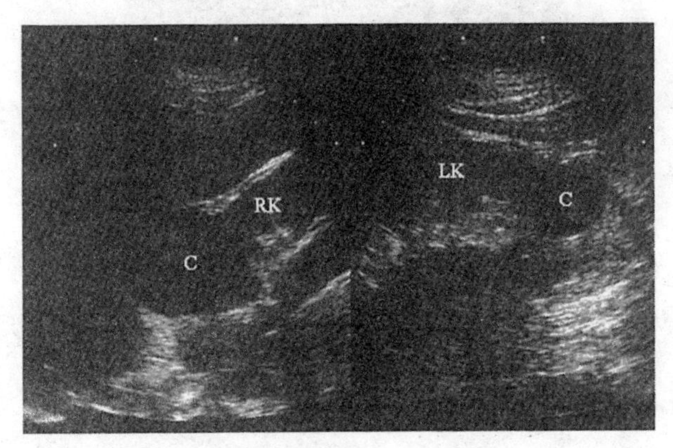

图 10-7　肾囊肿声像图

(2)多发性者,肾实质内散在分布多个无回声区,大小不等,互不通连。

(3)钙乳症肾囊肿,邻近肾窦的小囊肿,内有强回声的小结石,伴声影,可移动。

(4)肾盂旁囊肿,肾窦高回声区内出现圆形或类圆形无回声区。

(5)其余肾实质回声正常。集合系统回声一般正常。较大且靠近肾盂者可能挤压集合系统使其稍变形。

(6)超声引导下囊肿穿刺,抽出囊液多较清亮。

(二)鉴别诊断

多发性肾囊肿与多囊肾的鉴别诊断见本章多囊肾节。

(三)临床意义

肾囊肿较小者一般无须治疗。超声常在查体时发现并诊断肾囊肿,并对其大小、部位等做出正确估价,对临床确定是否治疗及治疗方法有重要意义。较大肾囊肿既往需行手术治疗,而今在超声引导下穿刺抽吸并注入硬化剂治疗已取得满意的治疗效果,介入性超声为非手术治疗肾囊肿的首选方法,深受临床医师及广大患者欢迎。

六、多囊肾

多囊肾是一种先天性遗传性疾病,其病理为肾实质中有无数大小不等的囊肿,表面有高低不平的囊肿突起,囊肿之间的肾实质有间质性肾炎或受挤压而被退化的纤维组织代替,肾脏体积增大。常为双侧性,并可伴有多囊肝或多囊脾。临床常见 40 岁后发病,可有高血压和血尿等症状,晚期肾功能损害。

(一)超声表现(图 10-8)

(1)肾脏肿大,轮廓不规则,表面高低不平。多为双侧。

(2)肾实质内有无数大小不等的无回声区,互相不通连,弥漫性分布,其间有增强的回声,分布不均匀,几乎无正常肾实质的回声。

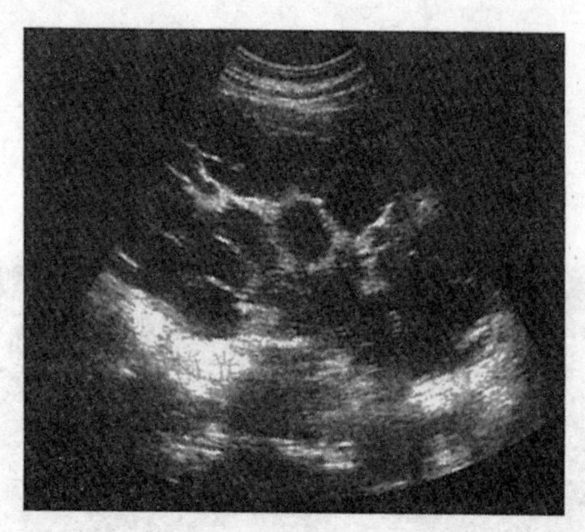

图 10-8　多囊肾声像图

(3)集合系统回声结构不能完整显示。(4)可能伴有其他脏器多囊病变图像,如多囊肝超声征象。

(二)鉴别诊断

多囊肾、多发性肾囊肿、中或重型肾积水超声鉴别见表 10-1。

表 10-1　多发性肾囊肿、肾积水、多囊肾超声鉴别要点

征象	多发性肾囊肿	肾积水	多囊肾
侧别	多为单侧性	单或双侧	多为双侧性
无回声区位置	肾实质	肾盂肾盏	肾实质
无回声区关系	散在、互不通连	互相通连弥漫全肾,互不通连	
肾实质回声	其余肾实质正常	可变薄,回声正常	几乎无正常肾实质
集合系统回声	正常	无回声区	多显示不完整
合并多囊肝	无	无	可有

(三)临床意义

超声可明确诊断多囊肾,并可与多发性肾囊肿、肾积水做出鉴别,对临床诊断及选择治疗有重要意义。

七、肾肿瘤

肾肿瘤可发生于肾脏各种组织，其中 90%以上的肾肿瘤为恶性。临床上较常见的恶性肿瘤有肾细胞癌、肾盂癌、肾母细胞瘤，良性肿瘤最常见为肾血管平滑肌脂肪瘤。

肾细胞癌发生于肾实质，表面多光滑，一般边界清楚。肿瘤内可有出血坏死、液化、钙化。常见于 40～60 岁，临床症状有无痛性肉眼全程血尿，晚期腰痛、肾肿大等。肿瘤较小或向肾外凸出时可无任何症状。

肾盂癌好发年龄同肾癌，临床多以无痛性血尿为主诉。

肾血管平滑肌脂肪瘤又称肾错构瘤，为肾脏良性肿瘤，一般无临床症状，常在查体中发现。

肾母细胞瘤又称肾胚胎瘤或 Wilms 瘤，多见于 7 岁以下儿童，可在肾任何部位发生，为圆形、椭圆形或结节状，较大者肿瘤内有不同程度变性、液化及出血。临床常因腹部包块来诊治。

(一)超声表现

1.肾细胞癌超声表现(图 10-9)

(1)肾内包块表现：于肾实质内探及边界清楚、轮廓多较规则的低回声区，可向表面或上、下极突出，大小不一，内部回声较其周围肾实质稍低或略强，分布不均匀。少数肿瘤包块显示为强弱不等的内部回声。

(2)肿瘤内有出血坏死、液化时表现：肾实质内低回声区，其中有不规则无回声区。

(3)肾脏集合系统回声改变：显示集合系统高回声受压、变窄、移位或部分消失。

(4)肾脏局部增厚、突出或全肾增大。

(5)晚期可见肾静脉或下腔静脉内癌栓，呈实性低回声包块充填管腔，或肝转移、淋巴结转移征象。

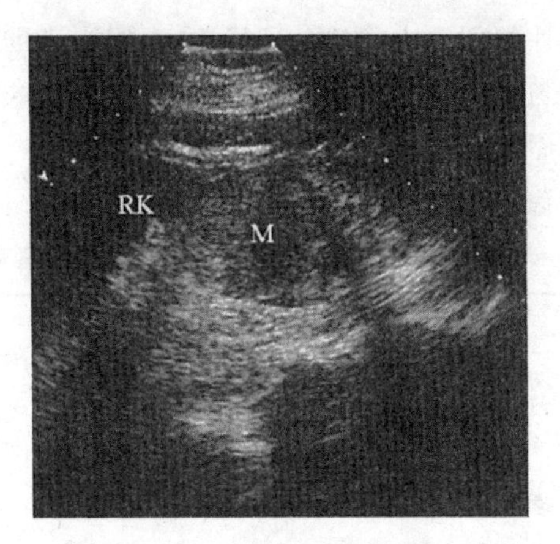

图 10-9　肾细胞癌声像图

(6)CDFI 表现：多数瘤体内可见彩色血流，多为动脉血流，高速血流对诊断有价值。

2.肾盂癌超声表现(图 10-10)

肾脏可增厚或有增大，肾盂扩大呈无回声区，其中可见轮廓不规则的低回声包块，全部或部分充填无回声区。

3.肾血管平滑肌脂肪瘤超声表现(图 10-11)

(1)常见表现为肾实质内边界清楚、轮廓规则的强回声区，其内部回声分布均匀或不均匀，有的其后方衰减或伴有声影。位于近表面较大者可向肾外突出。

(2)肿瘤亦可出血液化,则表现为强回声区内有无回声区。

4.肾母细胞瘤超声表现

(1)肾实质区见异常回声区,回声强弱不等,分布不均匀,内部有无回声区,集合系统受压、移位。

(2)晚期肾区无正常肾结构回声,仅显示不均质的包块回声,为强弱不等、分布不均匀且有不规则的无回声区。

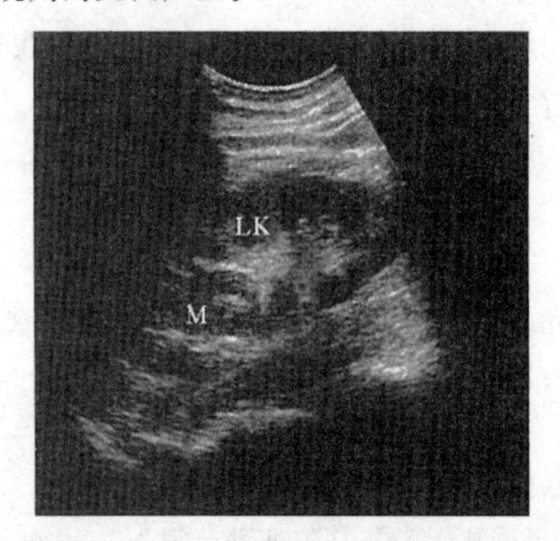

图 10-10 肾盂癌声像图

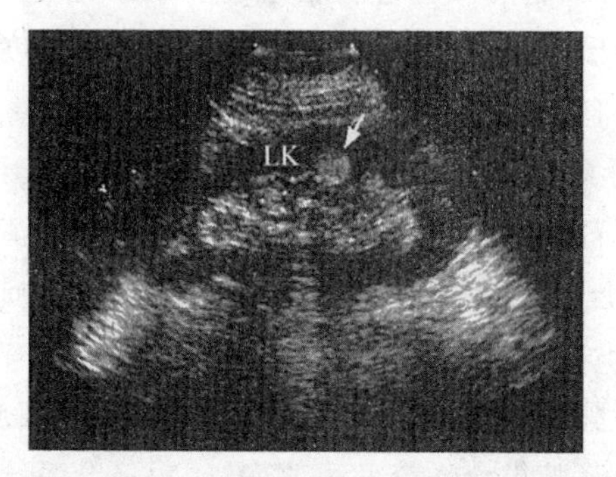

图 10-11 肾血管平滑肌脂肪瘤声像图

(二)鉴别诊断

(1)肾肿瘤与肾正常结构的轻度改变的鉴别,肾内某些正常结构轻度改变,如肾柱增大,在肾中部冠状切面上,可在其外侧部形成“假肿瘤”征象,而疑为小的肾癌包块,应仔细行多个切面观察,可见此“假肿瘤”区与周围肾实质间无界线,其回声强度亦与周围肾实质相等。

(2)肾肿瘤与肾上腺肿瘤鉴别见,见肾上腺章节。

(3)肾癌、肾盂癌、肾血管平滑肌脂肪瘤的超声鉴别诊断见表 10-2。

表 10-2 肾癌、肾盂癌、肾血管平滑肌脂肪瘤的超声鉴别

超声征象	肾癌	肾盂癌	肾血管平滑肌脂肪瘤
病变部位	肾实质区	肾盂内	肾实质区
肾脏轮廓	局部增厚、突出	可增厚	多无改变,少数较大位于表面者可突出
病变内回声	多为低回声	低回声	强回声
集合系统回声	受压、移位、消失	分离、多伴积水	多无改变
肾静脉及下腔静脉癌栓	可伴有	可伴有	无

(三)临床意义

超声对肾肿瘤检出率高,肾癌 1cm 直径以上一般可检出,因此除用于血尿病人的鉴别诊断外,尚可在查体时发现无症状者,正确诊断静脉肾盂造影阴性的较小肿瘤或肾脏无功能而肾盂造影不显影的病例。并多数可鉴别其良、恶性。故可将超声作为肾肿瘤诊断的首选可靠诊

断工具。

八、肾结石

肾结石可位于肾盏、肾盂或肾盂与输尿管移行部。结石可单发，亦可多发。大小不定，小者粟粒样或泥沙样，大者可充满整个肾盂和肾盏呈鹿角状或珊瑚状铸型结石。肾结石常见临床症状是脊肋角和上腹部隐痛或钝痛，发作时呈绞痛，放散至下腹和会阴部，且常伴有血尿。结石梗阻可造成肾积水，肾肿大时可扪及上腹部包块。

(一)超声表现(图 10-12)

(1)肾集合系统回声区内见到强回声，可呈团状、弧形带状或点状，其后方有声影。

(2)可伴肾积水图像，肾盂扩大呈无回声区，内有强回声，后方有声影。

(3)肾盏结石伴积水时，可见扩大的肾盏无回声区内有强回声，后方有声影。

(4)肾结石绞痛发作时或发作后，肾结石可下降至输尿管，显示输尿管结石图像。

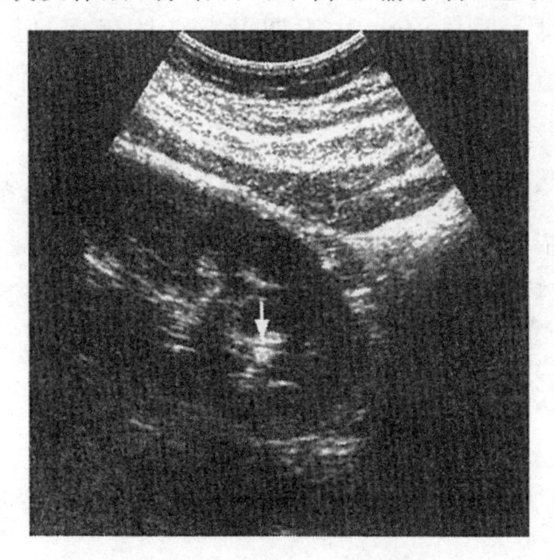

图 10-12　肾结石声像图

(二)鉴别诊断

肾盏结石与肾实质内钙化病灶的鉴别：前者在肾盏回声区内，且强回声的周围有扩大的肾盏无回声区；后者在肾实质内，其周围没有无回声区。

(三)临床意义

超声显示肾结石可明确提示其数目、大小、是否合并肾积水等，诊断正确性高，对有些小结石的显示，优于 X 线腹部平片。对急性肾绞痛者，检查及随访有助于结石下降情况的观察及预后判断，对临床有重要意义。

九、肾结核

肾结核多发生于 20～40 岁。其病理改变主要为结核性结节及结核肉芽肿形成，继之发生干酪坏死及空洞、溃疡、纤维化、钙化等改变。早期结核结节在肾皮质部位，后渐侵入髓质并破坏肾盏、肾盂，晚期可全肾钙化。临床上早期有尿频、尿急、尿痛、脓血尿，晚期腰痛、肾肿大及肾功能减退。

(一)超声表现

(1)肾实质内结核结节干酪样坏死时表现为肾实质区内低回声区或无回声区，轮廓欠清晰、不规则。

(2)肾实质内纤维化、钙化时可见强回声,呈团状或带状,后方有声影。全肾钙化者表现肾区呈带状强回声,后方为声影。当肾功能丧失时,临床称为肾自截。

(3)有时仅表现肾积水征象,但肾盂回声厚而不光滑。有的病例可伴有对侧肾积水征象。

(4)混合型超声表现为肾脏内部回声复杂,实质及肾盏区内多个低回声或无回声区,混杂点、团块状强回声,伴不同程度肾积水。

(二)鉴别诊断

肾结核与肾盏结石鉴别:肾结核所见的无回声区位于肾实质区内,且轮廓不规则,有钙化时,强回声伴声影亦在肾实质区内;而肾盏结石时扩大的肾盏无回声区轮廓较规则,强回声在无回声区之内。

(三)临床意义

肾结核早期超声检查可无明显异常,中晚期可有上述表现,但均非特异性征象,故需密切结合临床和其他检查结果综合考虑其诊断。

十、肾皮质脓肿和肾周围脓肿

肾皮质脓肿初期病变位于肾皮质,亦可侵入髓质。多突然发病,有寒战、高热、腰痛等症状。肾周围炎可因肾皮质脓肿蔓延到肾周围而成,亦可因血行感染或淋巴感染引起,发展成脓肿时即为肾周围脓肿,其起病较缓慢,症状与肾皮质脓肿相似。

(一)超声表现

(1)肾皮质脓肿时表现为肾肿大,肾实质区边界不清的高回声区,分布不均匀,或为无回声区,内部不清晰。

(2)肾周围脓肿时表现为肾脂肪区增厚,回声强度不一,分布不均匀,或为肾周围低回声区,或无回声区。

(二)鉴别诊断

肾皮质脓肿与肾肿瘤鉴别,前者边界不清,多为高回声,后者一般边界清楚,低回声较常见。鉴别困难时结合病史及临床表现判断。

十一、肾脏先天畸形

肾脏先天性畸形包括肾脏数目异常、大小异常、形态异常、位置异常等。如孤立肾、重复肾、肾发育不全、马蹄肾、异位肾等。

(一)超声表现

1.孤立肾超声表现

一侧肾区不能探及肾脏图形,另侧肾脏正常大小或稍增大,肾结构图形正常。

2.肾发育不全超声表现

一侧肾脏小,肾结构图形正常。

3.马蹄肾超声表现

中腹部腹主动脉与下腔静脉前方见椭圆形低回声区,回声强度与肾实质相似,其两侧与双肾下极相连(图10-13)。双肾下极均靠近中线,相距较近。

4.重复肾超声表现

肾集合系统强回声分为上部及下部两堆,不相融合。如伴肾盂积水,可见上、下两个肾盂及输尿管。

5.异位肾超声表现

肾窝不能探及肾脏图形。在腹腔其他部位,如较常见在盆腔探及肾脏结构图形,此图形不能还纳到肾窝。

(二)鉴别诊断

1.孤立肾与异位肾鉴别

两者均在一侧肾区不能探及肾脏图形,而异位肾可在腹腔其他部位找到肾脏结构图形,可以鉴别。

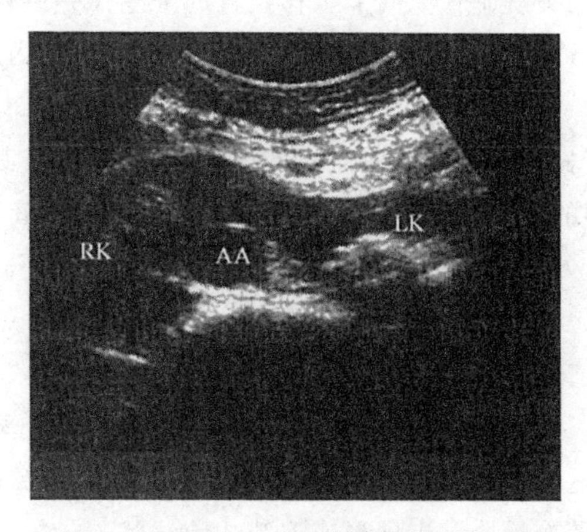

图 10-13　**马蹄肾声像图**

2.马蹄肾的峡部与其他腹主动脉前包块的鉴别

马蹄肾的峡部一般较扁平,并与两侧肾脏下极相连接,注意此连接关系可与其他包块相鉴别。

3.先天性肾发育不全与肾萎缩鉴别

前者肾结构图形基本正常,后者则除肾脏大小改变之外,常伴有肾脏轮廓不清楚、肾实质回声增强等表现。

(三)临床意义

超声能确定肾脏的各种先天性畸形,对临床诊断及治疗有帮助。

十二、肾脏创伤

肾脏创伤可分为四种类型,即肾挫伤、肾裂伤、肾粉碎伤及肾蒂伤。肾挫伤包括肾实质挫伤和小而浅的肾皮质伤,肾实质内有淤血或血肿,或出现包膜下血肿。肾裂伤为肾实质深部裂伤,达皮髓质交界处,肾包膜破裂,出血较多,形成肾周围血肿,如累及肾盂肾盏则有尿外渗,大量时形成尿性囊肿。肾粉碎伤为肾实质广泛破裂、出血及尿外渗严重。肾蒂伤包括肾动静脉及肾盂伤,多数来不及救治。超声表现如下:

(1)肾挫伤表现肾脏大小正常或稍增大,肾实质回声增强不等,分布不均匀,肾包膜回声不完整。

(2)肾包膜下或肾周围血肿时表现为肾周围有轮廓规则或不规则的低回声区或无回声区。

而肾脏结构图形基本正常。

(3)肾裂伤或粉碎伤引起的肾周围或腹膜后血肿或尿液积聚显示为肾周围或腹膜后大片不规则的无回声区或低回声区,并伴有肾图形异常。

十三、移植肾及其异常

肾移植有自体肾移植与异体移植。目前较常用的肾移植方法为把供肾者的左肾移植到受肾者的右髂窝,或供者右肾移植到受者的左髂窝,肾动脉与髂外动脉吻合。

异体肾移植术后的主要问题是移植肾的排异和各种并发症。

(一)检查方法

移植肾位于髂窝,较表浅,检查应选用高频率的探头,如5MHz以上的探头。

探查时患者仰卧位,探头从耻骨上向上至移植肾的上缘作一系列横切面及纵切面扫查,确定其上、下端及内、外缘位置。然后仔细观察移植肾的边界、轮廓、内部结构图形及周围有否异常图形,并测量。

应用彩色多普勒血流显像观察肾脏血流,注意观察主肾动脉及其各级分支CDFI特点,并测量其血流速度值。常用的血流参数有:最大血流速度(Vmax)、最小血流速度(Vmin)、平均血流速度(V_{mean})、搏动指数(PI)、阻力指数(RI)。

(二)正常超声表现

(1)正常移植肾边界清楚,表面光滑,轮廓规则,实质区、肾锥体、中央集合系统等结构图像与正常肾脏表现相同。

(2)彩色多普勒血流显像:正常移植肾CDFI显示呈流线型图像,即当探头朝向肾门时,肾动脉血流显示为红色,并随血管分支走向形成连续的流线状。

(3)脉冲多普勒血流频谱及血流参数:正常移植肾的肾动脉血流频谱与正常肾相同。肾动脉各项血流参数因测量部位不同而报告数值不一,其中有关肾动脉的RI及PI的报道较多。参照龚渭冰等报道,正常移植肾弓形动脉RI为0.63 ± 0.102。

(三)移植肾异常的超声表现

1.移植肾排异

(1)肾脏肿大,锥体水肿,皮、髓质对比消失,分界不清(图10-14)。

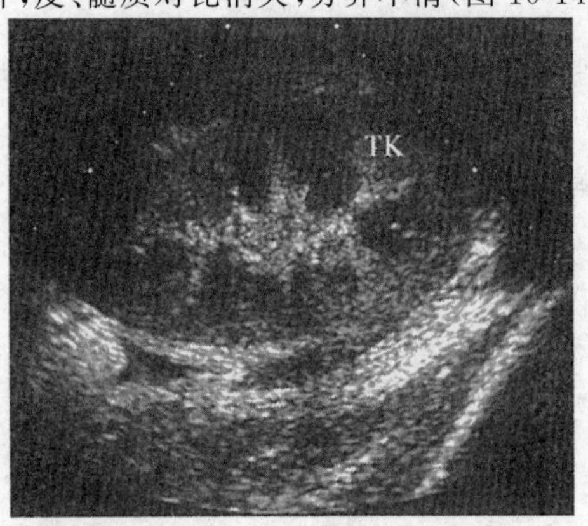

图10-14 移植肾排异声像图

(2)彩色多普勒显像肾脏内血流不能显示流线状信号,而仅见弥散分布的星点状或斑块状信号。

(3)脉冲多普勒显示血流为单一的收缩期血流频谱,而无舒张期血流。阻力指数显著升高。龚渭冰等报道,急性排异移植肾弓形动脉 RI 为 0.91±0.16,慢性排异 RI 为 0.75±0.126。

2.肾移植术后并发症

(1)肾周血肿:超声显示移植肾四周边界清楚、轮廓不规则的低回声区或无回声区。

(2)移植肾积水:超声显示肾盂分离达 2cm 以上。如因输尿管与膀胱吻合口狭窄引起,除肾积水表现外尚可见有扩大的输尿管无回声区与肾盂相连。

(四)临床意义

超声观察肾移植后有否并发症及其程度的评价,可为临床提供重要资料。尤其是应用彩色多普勒显像及脉冲多普勒对肾动脉血流频谱及反映血管阻力的 RI 及 PI 值的测定,对估价有无肾排异有重要价值。若以 RI≥0.85 诊断急性排异,敏感性和特异性分别为 93.3%和 90.9%。以 RI≥0.75 诊断慢性排异,敏感性和特异性分别为 85.7%和 80%。

十四、肾动脉狭窄

肾动脉狭窄是引起继发性高血压的常见病因,多见于青年人及老年人。

(一)超声表现

(1)患侧肾脏缩小。

(2)肾动脉起始部位狭窄可在二维超声显示肾动脉管径细,其远侧管腔可有扩张。

(3)多普勒超声

1)彩色多普勒显像可显示狭窄处有局限性明亮血流信号或显示肾动脉内多彩色湍流。如肾动脉闭塞,显示肾门和段间动脉内无血流信号。

2)脉冲多普勒显示狭窄远端肾内动脉血流呈特征性“锯齿型”频谱,狭窄出口及窄后扩张处血流速度明显增加伴湍流(图 10-15)。

(二)临床意义

肾动脉狭窄发生部位不一,二维超声诊断较为困难。应用彩色多普勒,诊断符合率明显提高。彩色多普勒结合二维超声,可作为肾动脉狭窄的诊断方法之一。

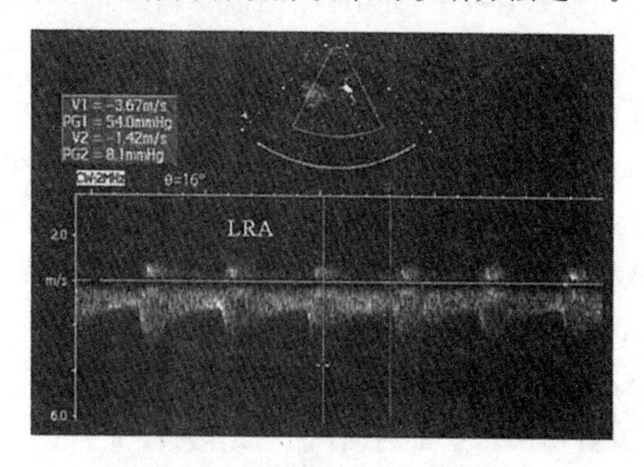

图 10-15　肾动脉狭窄血流频谱

十五、输尿管囊肿

输尿管囊肿为输尿管下端的囊性扩张,直径 0.5～4.0cm 不等,单侧或双侧,可引起梗阻或感染而引起尿频、尿血、尿痛或排尿困难等症状。

(一)超声表现

(1)于膀胱充盈时观察,在膀胱一侧或双侧相当输尿管开口处之后壁显示类圆形或圆形纤细环状回声(图 10-16)。随输尿管喷尿现象其大小可略有改变。囊肿较小者,仅见弧形或半圆形环状回声。

(2)伴有结石、肾积水或输尿管扩张时有相应的超声表现。

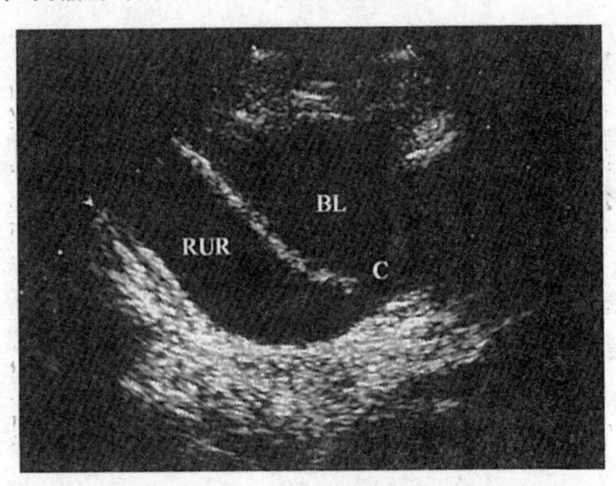

图 10-16　输尿管囊肿声像图

(二)鉴别诊断

1.输尿管囊肿与小膀胱憩室鉴别

输尿管囊肿位于膀胱后壁相当输尿管开口处,环状回声在膀胱无回声区内;而膀胱憩室的无回声区为突向膀胱外,且与膀胱无回声区间有交通的通道。

2.膀胱内留置的带水囊导尿管与输尿管囊肿鉴别

膀胱内留置的带水囊导尿管的水囊表现为一圆形环状回声,但此环状回声在尿道内口处,且可见导尿管回声;而输尿管囊肿环状回声在两侧。注意询问病情亦可帮助避免误诊。

(三)临床意义

超声可检出并正确诊断输尿管囊肿,并估计有否结石、梗阻等并发症,对临床诊疗有重要意义。

十六、输尿管结石

绝大多数输尿管结石是由肾结石下行而来。多为单侧,双侧较少。结石向下移动时易停留在三个生理性狭窄部位,即肾盂输尿管移行处、输尿管跨过髂血管处和输尿管进入膀胱处。输尿管结石引起的主要症状是疼痛和血尿,如长时间梗阻可导致肾积水。

(一)超声表现(图 10-17)

(1)由扩大的肾盂追踪探查到扩张的输尿管,可显示扩张的输尿管无回声区的下端有强回声(呈带状或团状),其后方有声影。扩张的无回声区消失。

(2)位于下端的结石,采用膀胱充盈时检查,可见膀胱无回声区的后壁一侧相当输尿管开口部的后方有团状强回声及声影。有时并可见强回声周围及其上方的扩张的输尿管无回声区。

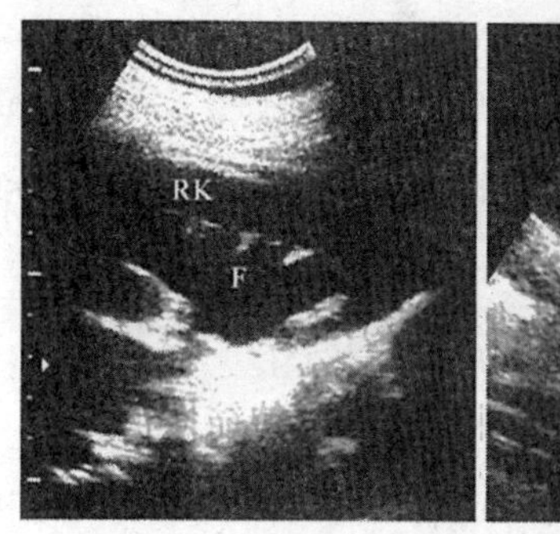

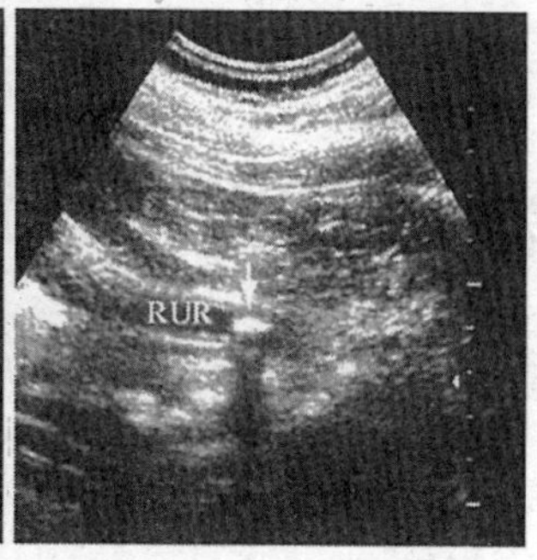

图 10-17　输尿管结石声像图

(3)彩色多普勒显像,多数可见输尿管开口喷尿现象有异常,如:输尿管开口喷尿现象消失,频率减少,形态异常(形态细、流速低、喷射距离短)等。

(二)鉴别诊断

膀胱壁内段输尿管结石与膀胱肿瘤鉴别:输尿管结石最易停留在下段第 3 个狭窄处,因长期嵌顿,引起炎症、粘连,向膀胱内隆起等,超声显像可误认为膀胱肿瘤。应注意观察团状回声的强度及有否声影,如回声强,且有声影,应考虑结石。另外需结合病史分析。

(三)临床意义

超声检查可以检出及确诊多数输尿管结石,并对其部位、大小、造成梗阻的程度做出正确判断,指导临床治疗及随访。超声检查中,众多不利因素可影响输尿管结石的检出率和诊断准确率。因此,对少数临床有典型输尿管结石表现,而声像图正常者,不能排除输尿管结石。

第十一章　膀胱疾病超声诊断

一、膀胱解剖

膀胱位于盆腔前部，系腹膜外器官。其伸缩性很大，空虚时完全位于盆腔内，充盈时则可出盆腔。小儿膀胱位置较高。

膀胱呈锥形，分膀胱顶、膀胱体、膀胱底及膀胱颈等部位，朝向前上的尖端为膀胱顶，朝向后下的膨大部分为膀胱底。顶底之间为膀胱体部，膀胱与尿道交接部称膀胱颈。膀胱底部内有左右输尿管口与尿道内口形成的膀胱三角区，是膀胱肿瘤的好发部位。

男性膀胱后方与精囊腺、前列腺、输精管和直肠相邻，女性膀胱后方与阴道、子宫相邻。

膀胱壁由黏膜、黏膜下层、肌层和浆膜四层组成。排空时膀胱壁不平较厚，充盈时1～3mm。

膀胱容量在正常成人为350～500ml。老年人膀胱肌肉松弛，容量增大，尿潴留时膀胱容量可达1000～2000ml或更多。正常膀胱残余尿量应小于10ml。

二、检查方法

(一)仪器

采用实时超声诊断仪。根据探测途径不同选择不同的探头：经腹壁检查多选用凸弧形或扇扫探头，以凸弧形探头为佳，探头频率3.0～3.5MHz，小儿可用5MHz；经尿道、经直肠探测应选用尿道、直肠腔内探头，探头频率5.0～7.5MHz。

(二)检查前准备

经腹壁探测应使膀胱中度充盈，经尿道探测不需充盈膀胱；经直肠探查前清洁灌肠。

(三)探测方法

1.经腹壁探测

仰卧位，探头置于耻骨上方做纵向和横向扫查，探头向各方向移动和侧动，顺次检查，务必扫查到每一部位。观察膀胱形态是否对称，有无内凹外凸；膀胱内有无异常回声及其位置、动度，与膀胱壁的关系；膀胱壁黏膜面是否光滑、整齐。注意用高频探头，观察膀胱前壁、小病变及膀胱层次关系以免漏诊，观察后壁时应把远场增益适当降低。

2.经尿道探测

患者排尿后取膀胱截石位，首先行膀胱镜检查，再换上接口相匹配的超声探头，插入膀胱后充水行360°径向扫查，顺次由外向里进入，全面观察膀胱各壁。

3.经直肠探测

用于观察膀胱颈部及三角区，膀胱上部及女性病人此方法受限制。

(四)膀胱容量和残余尿量的测定

目前尚无理想的计算公式，常用方式计算平均误差在25%左右。①膀胱容量(V)=0.5×D1×D2×D3，D1、D2、D3分别为膀胱最大上下径、前后径和左右径；②Holmes法膀胱容量

(V)＝5PH,P 为膀胱最大横切面,H 为膀胱的高度(即上下径);③经验公式。膀胱容量(V)＝0.7×D1×D2×D3。D1、D2、D3 分别为膀胱最大上下径、前后径和横径。

三、正常超声表现

(一)二维超声

各种扫查途径均显示膀胱内尿液为清晰的无回声区。膀胱充盈时,壁呈平滑的光带,回声强,厚度不超过 1～3mm,充盈不足时,壁较厚,表面毛糙。高分辨率的超声图像可分辨呈强回声的黏膜层、浆膜层及中等回声的肌层。膀胱充盈时横切面呈圆形、椭圆形或四方形,纵切面呈三角形。正常输尿管口在膀胱底部三角区两侧呈小丘状隆起,若肾盂内尿液与膀胱内尿液比重相差超过 0.01 时,可显示输尿管口喷尿,即断续的略强回声的光点流呈间歇性喷射入膀胱。

(二)膀胱内伪像

正常膀胱内常见有三种伪像(图 11-1)

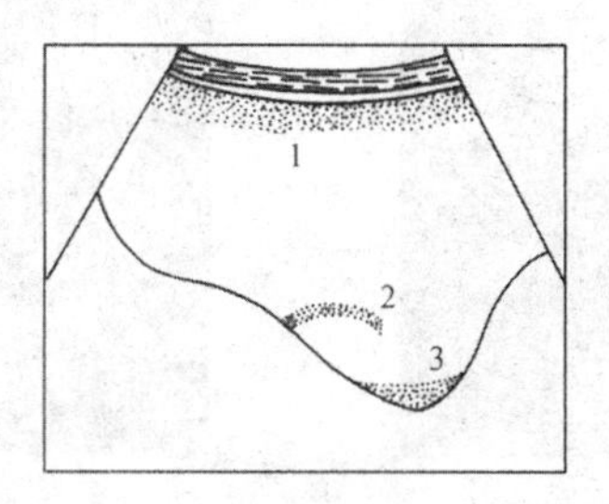

1.腹壁混响伪像;2.肠气旁瓣伪像;3.切厚度伪像

图 11-1　膀胱内伪像超声示意图

1.腹壁混响伪像

膀胱前壁与超声探头的二次反射,腹壁回声倒映在膀胱内,使膀胱前壁模糊不清。

2.肠气旁瓣伪像

膀胱上方和两侧回声强的肠内气体极易产生该伪像,呈弧形在膀胱内。

3.切厚度伪像

在膀胱深部常有类似假胆泥的模糊回声。

(三)彩色多普勒血流显像(CDFI)

CDFI 显示输尿管口喷尿,尿流呈红色,其形态、频率和喷射方向对称,喷尿形态呈“火焰”状,两侧喷尿频率相差不显著,有人观察,频率在(3.1±1.0)次/分。

(四)临床意义

CDFI 检查输尿管口喷尿是一种无痛苦、无放射性检查方法,可筛选输尿管梗阻性疾病。根据喷尿频率,也许可以估计肾功能情况。

四、膀胱肿瘤

(一)病因、病理

膀胱肿瘤是泌尿生殖系肿瘤中最常见的肿瘤,多为恶性肿瘤,占 95%,常见的有移行上皮乳头状癌、浸润性癌,男性多于女性。膀胱肿瘤分为上皮性肿瘤和非上皮性肿瘤两大类:由上皮组织来源的肿瘤主要有移行上皮细胞癌、腺癌及鳞状上皮细胞癌,前者占 95%;非上皮性膀胱肿瘤包括血管瘤、淋巴瘤、嗜铬细胞瘤等。膀胱肿瘤好发于膀胱三角区,其次为两侧壁,发生在顶部者极少见，临床表现：肉眼血尿可以是间歇性或持续性的，无痛性全程血尿。

(二)声像图表现

1.二维超声

(1)膀胱壁增厚，绝大多数为局限性增厚，是低回声或中等回声的腔内突起，边缘清晰，少数为膀胱弥漫性壁增厚，内壁不光滑，注意与膀胱炎症、结核相区别。

(2)肿瘤形状多样化，呈乳头状、结节状、菜花状或不规则状(图 11-2，图 11-3)。

(3)乳头状瘤和分化良好的移行上皮乳头状癌，瘤体较小，多由瘤蒂与膀胱黏膜相连。较大肿瘤或分化较低的肿瘤，瘤蒂粗短或其底较宽，呈浸润性生长，为无蒂肿瘤。

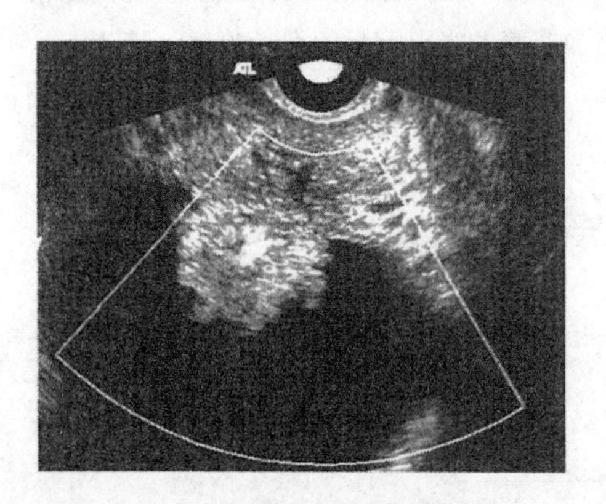

图 11-2　膀胱肿瘤声像图

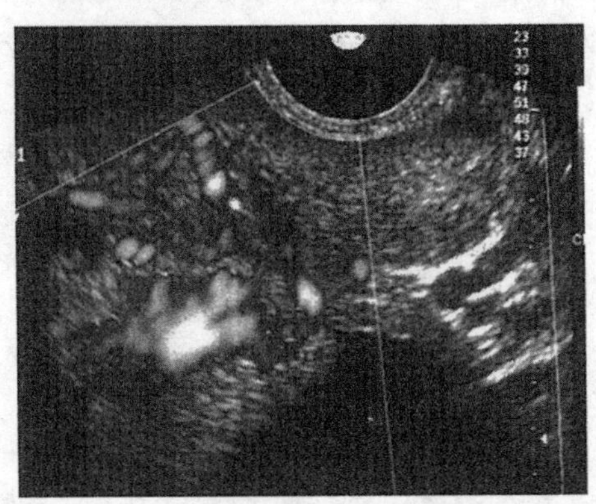

图 11-3　膀胱肿瘤声像图

(4)部分肿瘤的表面有钙盐沉积，表现在局部强回声和后方伴声影，注意与膀胱结石鉴别。

(5)肿瘤阻塞输尿管口时引起输尿管积水扩张，可显示输尿管增宽。

(6)膀胱肿瘤分期及超声表现(表 11-1)。

表 11-1　膀胱肿瘤分期及超声表现

分期	肿瘤浸润膀胱壁深度	超声表现
T_1	黏膜及黏膜下层	肿瘤有蒂，基底小，局部膀胱壁光滑，连续性好
T_2	浅肌层	膀胱壁显示不清，肿瘤基底部略大
T_3	深肌层	膀胱变形，基底宽大，膀胱壁增厚，回声不清
T_4	膀胱壁外和盆腔淋巴结	膀胱壁回声中断，增厚僵直，膀胱不对称，盆腔异常回声，浸润改变

2.CDFI

CDFI 可显示膀胱肿瘤基底部及内部的血流，膀胱肿瘤内可见点状、线棒状及分支状血流信号。膀胱肿瘤血流的显示率和显示范围与膀胱肿瘤的大小有关。

(三)临床意义

超声成像能准确判断膀胱肿瘤的数目、大小、位置及浸润膀胱壁的程度，有助于肿瘤的分期，对于小于 0.5mm 的肿瘤，前壁和膀胱颈部肿瘤，超声容易漏诊，目前尚无法替代膀胱镜检查，但在大量血尿、尿道狭窄、炎症等不宜做膀胱镜时，超声检查可弥补膀胱镜的不足。

五、膀胱结石

(一)病因、病理

膀胱结石常继发于下尿路梗阻,前列腺增生是最常见的原因。其他原因有肾结石下落、膀胱异物和膀胱憩室形成等。主要症状有排尿时剧痛、尿频、尿流中断和脓、血尿等。

(二)超声表现

膀胱液区内见一个或多个团状强回声或弧形条带,呈卵圆形或不规则形。结石后方均有声影。结石随体位改变向重力方向移动(图 11-4)。

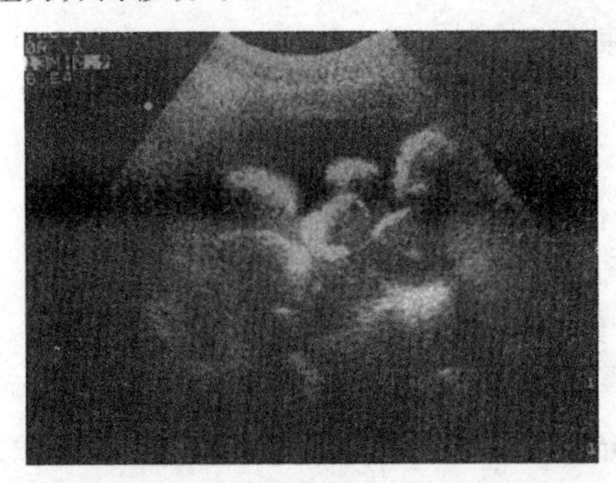

图 11-4　膀胱结石声像图

(三)临床意义

超声显像对 X 线透光和不透光结石均能明确诊断,并可以为体外冲击波碎石准确定位。

六、膀胱憩室

(一)病理、病因

膀胱憩室为膀胱壁向外呈袋状的扩张,可有先天性和后天性两种。后天性膀胱憩室多因下尿路长期梗阻所致。憩室常发生于膀胱后方及两侧,多数为单发,憩室大小不一,可合并憩室内感染、结石和肿瘤发生。

(二)超声表现

(1)膀胱后方及侧方见膀胱壁外有一个或数个圆形或椭圆形的无回声区,壁薄而光滑,颇似囊肿。

(2)憩室与膀胱相通,可显示憩室口或排尿后憩室腔缩小(图 11-5)。

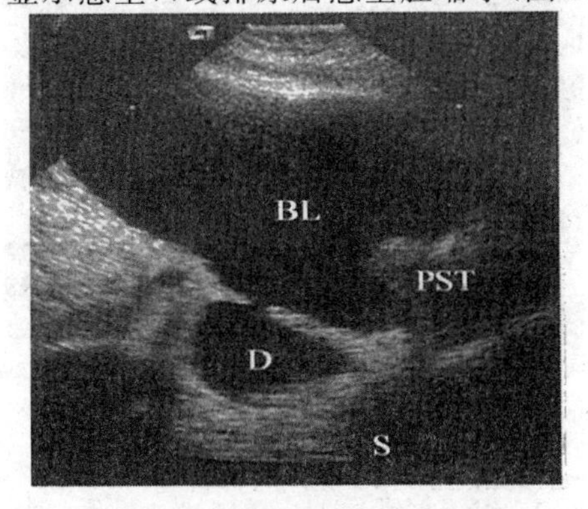

BL:膀胱;PST:前列腺;D:憩室;S:脊柱

图 11-5　膀胱憩室声像图

(3)憩室继发结石则显示其内团状强回声伴有声影;若继发感染则内有点状、絮状沉淀回声;若继发肿瘤则内有与憩室壁相连的实性肿块回声,不随体位改变而移动。

(三)临床意义

超声显像能明确膀胱憩室的数目、大小及排空程度,并判断有无憩室合并结石及肿瘤。超声检查可多次重复,目前已成为首选的辅助诊断方法。

七、膀胱异物

(一)病因、病理

膀胱异物大多数是经尿道逆行进入膀胱的,有病人自己放入的,也有医源性的。异物可引起感染、出血等症状。

(二)超声表现

(1)膀胱异物回声多样化,金属异物呈强回声,后方伴"彗星尾"征,塑料及木制品异物呈略强回声,后方均可伴有声影。

(2)膀胱异物形态多样化,有条状、点团状或不规则形状。

(3)各种异物均与膀胱壁分离,有一定的移动性,即异物随体位改变向重力或反重力方向移动(图 11-6)。形态长的异物,在膀胱内尿液充盈不足时活动受限。

(三)临床意义

超声显像可清晰显示各种膀胱异物,可确定异物的大小形状,有时能提示异物的属性(金属异物)。

八、膀胱损伤

(一)病因、病理

膀胱损伤分为闭合性、开放性及手术性损伤,其中 80%为闭合性损伤。根据损伤部位和程度分膀胱挫伤和膀胱裂伤两类。膀胱挫伤最常见,损伤程度轻,局限于黏膜或肌层,膀胱壁未破裂,有血尿,但无尿外渗。膀胱裂伤即膀胱壁破裂,尿液外渗到腹膜腔或腹膜外膀胱周围。

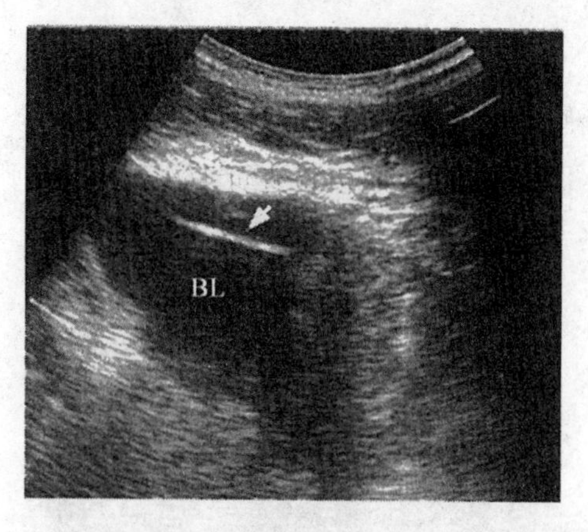

图 11-6　膀胱异物声像图

(二)超声表现

(1)局部膀胱壁表面不光滑,参差不齐,层次结构模糊,表面附着不规则云絮状低回声。

(2)膀胱壁回声连续性中断,该处膀胱壁外见不规则片状无回声区。膀胱周围或腹腔内无回声区，提示尿外渗。

(3)膀胱内血凝块显示扁平、基底较宽的中等偏强回声团块，可随体位改变而移动(图 11-7)。

若有明确的外伤史及血尿症状，具备上述超声表现可提示膀胱损伤的诊断。

膀胱挫伤与平铺在膀胱壁表面的地毯样膀胱肿瘤超声表现相似，均有膀胱内血凝块及血尿症状，应注意鉴别。应结合病史及对症治疗后复查。若无明显外伤及手术史，治疗后异常回声无变化或继续发展则应示为肿瘤。

(三)临床意义

超声显像可发现一些异常征象，供临床诊断参考，观察治疗效果。

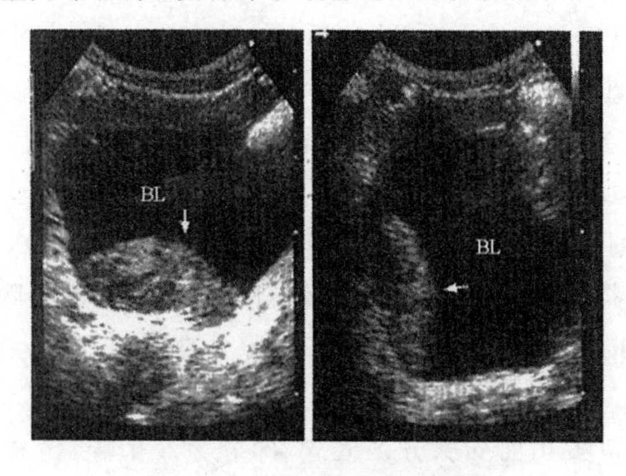

图 11-7　膀胱凝血块声像图

第十二章　男性生殖器官疾病超声诊断

一、前列腺、精囊、阴囊及阴茎解剖

(一)前列腺、精囊

前列腺是人体最大的性附属器官,前列腺发育始于胚胎12周。青春前期不过4g,20岁以后长至20g,若非异常,以后不再增大。前列腺位于盆腔深部,膀胱颈部下方与尿道生殖膈之间,前靠耻骨下缘,后邻直肠,为包绕后尿道的生殖腺体。通常前列腺外形似栗状,底部朝上,尖端朝下。前列腺(厚度)约2cm,上下径(长径)约3cm,左右径(宽径)约4cm。临床常以重量20g以下为前列腺大小的标准,前列腺的比重为1.05g,如按解剖的体积计算,应为13g左右。Lowsley(1912年)将前列腺分五叶,即前叶、中叶、后叶及两侧叶,临床应用价值不大。Franks(1954年)以尿道为中心将前列腺分为内腺区及外腺区,内腺为黏膜腺和黏膜下腺,分布于精阜以上的尿道周围,是前列腺增生的发生部位。外腺是真性前列腺,外包绕内腺,是前列腺炎症和癌的好发部位。

1970年以来,McNeal提出前列腺分区概念,即分为3个腺区:移行区、中央区和周围缘区;一个非腺区,即前纤维肌质区。周围缘区是前列腺腺体的最大部分,占腺体组织的75%,前列腺癌的好发区,也是前列腺活检组织标本最易取得的部位。目前已成为前列腺影像学诊断的解剖基础。

精囊腺左右成对,各长约5cm,厚1.0～2.0cm,为前后扁圆的梭形体,位于前列腺后上方,膀胱底部与直肠壁之间。

(二)阴囊

阴囊为一皮肤囊袋,位于阴茎根部与会阴之间,中央有阴囊膈将阴囊分为左右两部分,分别容纳睾丸、附睾和精索下部。

睾丸和附睾位于阴囊内,左右各一。睾丸呈扁椭圆形,左右各一。成人睾丸长径3～4cm,厚径1～2cm,宽径2～3cm。分内、外两面,前后两像和上下两端。睾丸表面光滑,实质表面包括有三层膜,即鞘膜肌层、白膜和血管膜。白膜由富有弹性的致密结缔组织构成,当睾丸发炎时,由于胀肿而疼痛明显。睾丸被白膜包绕进入实质。白膜在后缘增厚形成睾丸纵隔,由此发出多数纤维膈将睾丸实质分成100～300个小叶。

附睾为一个半月形扁平管状器官,分头、体、尾三部分。头部附着于睾丸上端,体部位于睾丸后外侧缘,尾部贴于睾丸下部。附睾尾急剧转向后上方移行于输精管,睾丸附件位于附睾头附近,呈蝌蚪形,与睾丸上极相连。无任何生理性功能,但易发生扭转(尤其是小于13岁)。

精索为进出阴囊的血管、神经、淋巴管及输精管等外包被膜的条索状结构,仅精索下部在阴囊内。精索内血管有睾丸动脉、提睾肌动脉、输精管动脉及精索静脉。睾丸动脉进入睾丸后形成包膜下动脉和睾丸内动脉供应睾丸,分支供应附睾。鞘膜分脏、壁两层,二者间为睾丸鞘膜囊,正常人囊内可有少量液体。

(三)阴茎

由左右两条阴茎海绵体和位于它们腹侧的一条尿道海绵体构成,左右阴茎海绵体被白膜包绕,并在勃起功能中起主要作用。双侧阴囊深动脉是影响勃起功能的主要动脉,走行于左右侧阴茎海绵体的中央,发出许多螺旋动脉并与血窦直接相通,海绵体内血窦血流汇入到阴茎背深静脉。

二、检查方法

(一)仪器的选用

检查前列腺经腹壁探测多采用凸阵式或扇扫式,探头频率 3.5MHz;经会阴部探测探头频率多为 5MHz;经直肠探测采用直肠腔内探头,有横向和纵向扫查。探头频率 5～7.5MHz。

阴囊检查采用高清晰度的二维及彩色多普勒超声显像仪(CDFI),要求 CDFI 有较好的二维分析和低速血流有较高的敏感性,故选用具有检测低速血流功能 CDFI,探头选用线阵式,频率为 10MHz。

(二)检测方法

1.前列腺、精囊探测法

(1)耻骨上经腹壁探测法:病人仰卧位,膀胱适度充盈,探头置于耻骨联合上缘,先获得膀胱横切面,再将探头向耻骨内下方移动,可获得一系列精囊、前列腺的横切面图。再纵置探头并向两侧移动,获得一系列纵切面图。

(2)经直肠探测法:检查前排便清洁灌肠,取左侧卧位、截石位、膝胸位或坐位。检查时探头外套橡胶套,充水排气,涂石蜡插入直肠即可检查。横向扫查由深至浅获得一系列前列腺和精囊的横切面图,纵向扫查旋转探头获得一系列轴向切面图。

(3)经会阴部探测法:膀胱无须充盈,取胸膝位或左侧卧位,探头置于肛门前缘加压探测,作前列腺矢状切面、冠状切面及斜冠状切面图。

2.阴囊、阴茎探测法

患者取仰卧位,两腿平伸,将阴茎上提紧靠腹壁,探头直接置于阴囊上,先做横切面扫查:对比观察两侧睾丸、附睾的大小、形态及内部回声,再分别做单侧阴囊的多切面扫查。

检查精索静脉时,探头置于阴囊根部进行多切面扫查,寻找精索静脉丛,测量其内径。必要时辅以 Valsalva 动作、立位检查或彩色多普勒血流显像(CDFI)。

阴茎扫查:先将阴茎翻至腹前壁,使阴茎腹侧朝上,然后探头在阴茎不同水平的横断面和正中矢状断面扫查。显示阴茎海绵体内动、静脉血管及实质回声情况。

三、正常超声表现

(一)二维超声表现

1.前列腺、精囊

(1)经腹壁探测声像图:横切面前列腺呈对称分布的栗子形或三角形,包膜回声增强,边界光滑整齐,内为均匀分布的中等回声光点,中心示尿道斑点状强回声。前列腺底部两侧有对称性分布的精囊回声,再向上横切,前列腺消失,仅留下一对圆形的精囊,呈低回声。纵切面前列腺呈椭圆形,尿道内口处呈一小凹迹,后尿道呈纤细条状回声纵贯前列腺,将探头稍移向两侧,在膀胱底部后方见精囊回声,上端尖,下端宽,似“牛角状”。

(2)经直肠探测声像图:前列腺图像本身与经腹壁图像相同,但前后颠倒,图像更清晰。横切面呈新月形或边缘钝三角形。其内腺区和外腺区清晰可见,内腺区圆形低回声区,位于三角形之尖端,中央有尿道回声;外腺区回声增强,位于后方及两侧。纵切面呈蘑菇形,清晰显示尿道内口和尿道。精囊腺内为纤细、扭曲的条索状回声。

(3)经会阴部探测声像图:纵切面图像与经腹壁纵切面图像相似,但图像上下颠倒。斜冠状切面前列腺呈倒立的等腰三角形,双侧对称,内外腺分界清楚,内回声与前面所述相同。

(4)前列腺大小正常值:国内外报道有差异,通常应与其解剖值相当,上下径 3cm,前后径 2cm,横径 4cm。

2.阴囊、睾丸、附睾及阴茎

(1)正常阴囊壁厚为 3～4mm 的光滑回声光带,无血流,厚度取决于囊壁内提睾肌的舒缩状况。

(2)睾丸纵切面呈卵圆形,横切面呈圆形,为 4cm×3cm×2cm,双侧对称,轮廓光滑整齐,包膜线回声增强,睾丸实质内为中等回声光点,均匀分布。大多数可显示睾丸后部呈带状强回声的睾丸纵隔。

(3)附睾位于睾丸后外侧缘,纵切面呈蝌蚪状,附睾头呈半圆形,厚 0.8～1.2cm,回声与睾丸相同。附睾体、尾回声略低,可在睾丸后方显示。

(4)精索静脉在睾丸上方显示为数条管道回声,正常内径小于 2mm。

正常睾丸鞘膜囊内有少量无回声液区,其形态和位置不固定。

阴茎的声像图:尿道纵切面呈细线样较低回声,位于尿道海绵体内。双侧阴茎海绵体纵切面显示,呈边界整齐的条带状结构,内部为中等均匀点状回声,阴茎深动脉长轴显示平行细线状回声,勃起时显示更为清晰。

(二)多普勒超声表现

1.前列腺

经直肠 CDFI 显示前列腺外腺区内无血流或有对称性分布的少许血流束。内腺区,尤其是尿道周围通常显示较多血流,均为低速的动、静脉血流。内、外腺区均无局灶性异常血流。

2.阴囊

CDFI 显示:睾丸动脉位于睾丸上方,呈红色和蓝色交替的血流束(血管弯曲),脉冲多普勒检查最大流速(Vm)为 8～28cm/s。显示 1～3 条睾丸内动脉从纵隔向实质内放射状分布,有静脉伴行,动脉 Vm 为 4～19cm/s。显示 1 条以上睾丸包膜下动脉,Vm 为 5～24cm/s。CDFI 示附睾内少量点状或短棒状血流。CDFI 示精索内静脉单向血流,无反向血流显示。

3.阴茎

阴茎深动脉测量正常值。

(1)管径:松弛状态下。阴茎深动脉内径为 0.3～0.8mm,平均为(0.5±0.1)mm;海绵体内注射血管扩张剂 5min 后,血管直径>0.7～0.8mm。

(2)多普勒频谱参数:松弛状态下,收缩期峰值流速 V_{max} 10～15cm/s,注药后 V_{max} > 35cm/s,最高可达 60cm/s。

阻力指数(RI):松弛状态下,RI 值在 1.0 左右;注药后,开始由于舒张期血流存在而 RI<

1.0，以后阻力指数逐渐变高，当阴茎膨胀时，随着 V_{max} 增高 RI 逐渐接近 1.0。

四、前列腺增生症

（一）病因、病理

前列腺增生症又称良性前列腺肥大，是老年男性常见病。前列腺体积增大，主要为腺前区（内腺）的腺体、平滑肌和间质增生，压迫外腺和尿道，引起下尿路梗阻，表现为排尿困难、尿潴留及肾盂积水，肾功能受损。

（二）超声表现

（1）前列腺增大，各径线均大于正常，横径大于前后径。其形态失常，近似球形，两侧对称，边界整齐清晰。

（2）前列腺向膀胱凸出，膀胱颈部抬高变形。

（3）前列腺内腺呈瘤样增大，呈圆形或椭圆形，经直肠超声显示内腺呈均匀等回声或高回声，亦可见多个高回声的增生小结节。外腺受压变薄，回声相对偏低。内、外腺比值为 2.5∶1～7∶1，正常前列腺该比值为 1∶1。

（4）前列腺结石，内外腺交界处显示细点状或斑片状强回声，串珠样或成堆排列，可能伴有声影。

（5）继发征象，长期下尿路梗阻显示膀胱壁增厚，表面不平，形成多个呈小光团凸起的肌小梁。甚者膀胱壁变薄，假憩室形成，双肾积水等。

（6）CDFI 显示内腺区弥漫性血流增多，对称性分布。

（三）鉴别诊断

（1）前列腺增生应与前列腺癌、慢性前列腺炎鉴别。

（2）增生明显凸向膀胱者应与膀胱肿瘤区别，仔细观察凸出物表面与正常膀胱壁的延续情况，前者壁延续完整，而膀胱肿瘤则不延续，局部壁回声紊乱、中断。

（四）临床意义

超声显像可以多种途径探测前列腺，均能通过显示前列腺的大小、形态及内外腺回声、比例变化明确诊断前列腺增生，估计前列腺增生的程度和并发症，能较准确的测量残余尿，观察膀胱壁及后尿道受压情况来判断尿潴留的程度。

五、前列腺癌

（一）病因、病理

前列腺癌在欧美国家的老年男性常见。在我国发病率较低，绝大多数为腺癌，好发于外腺区，形成单个或多个结节，逐渐增大波及整个前列腺，早期无症状，后期有血尿及下尿路梗阻症状。

前列腺癌可分为四期。一期：早期病变，局限性小结节，无症状体征；二期：前列腺包膜完整，无淋巴结及骨转移；三期：病变越过包膜、邻近浸润及淋巴结转移，但无骨转移；四期：骨髓及远处转移。

（二）超声表现

（1）前列腺不同程度增大或正常大小，形态不规则，外腺区增大，双侧不对称。

（2）局部包膜隆起、断裂或呈结节状。

(3)早期癌在外腺区通常为低回声结节,少数为等回声或非均质性回声。晚期癌内部回声不均匀,低回声区有散在强回声团块,有声衰减,内腺受压,与外腺分界不清(图 12-1)。

(4)邻近脏器受累征象,膀胱颈部壁回声不规则增厚、隆起;精囊回声、形态及位置改变,与前列腺分界不清;直肠周围见多个低回声肿大淋巴结。

(5)CDFI 显示局限性血流异常,即癌肿内部及周边血流增多。

(6)介入性超声,在超声引导下经直肠或经会阴做前列腺病灶穿刺活检,明确病理性质。

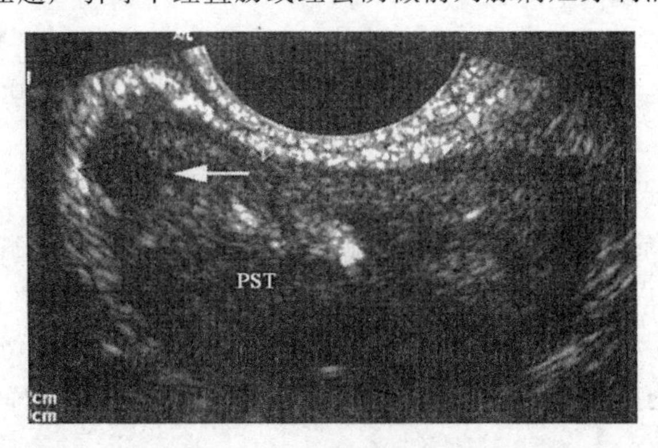

图 12-1 前列腺癌声像图

(三)临床意义

经直肠超声显像已成为前列腺癌最有价值的诊断方法,它能有效地检出 0.5～1.5cm 可疑恶性病灶,尤其对肛诊阴性者,超声不受限制,并根据癌肿与邻近组织的关系判断肿瘤分期。早期前列腺癌超声表现无特异性,但可以对可疑病灶行超声引导下穿刺组织学活检。所以,经直肠超声及其引导下穿刺活检有望成为前列腺癌早期诊断和普查的有效手段。

六、前列腺炎

(一)病因、病理

前列腺炎是中年男性常见病。临床上有急性和慢性前列腺炎之分,后者尤为多见。前列腺炎多为弥漫性,经尿道、淋巴或血行感染所致。

急性前列腺炎腺体充血、水肿和炎性细胞浸润,可形成前列腺脓肿。慢性前列腺炎则腺体呈慢性炎症改变,常伴纤维组织增生,前列腺可增大或略小。

(二)超声表现

1.急性前列腺炎

前列腺轻度或中度增大,包膜完整,双侧对称,内部呈均匀分布的低回声。形成前列腺脓肿,则显示双侧不对称,内部见局灶性低回声区或无回声区。

2.慢性前列腺炎

前列腺略大或小于正常,两侧对称,包膜增厚呈粗细不均的强回声,但无断裂现象。内部呈现正常前列腺表现。合并精囊炎表现,一侧精囊大,呈不均匀的低回声,失去正常条索样结构。

(三)鉴别诊断

前列腺炎无特征性表现,有些病例需要与前列腺增生和前列腺癌进行鉴别(表 16-1)。

表 16-1　常见前列腺疾病的鉴别诊断

	前列腺增生	前列腺癌	慢性前列腺炎
形状	球形、扁圆形	肿大、畸形	轻度变形
大小	各径线均增大	局部增大	大小不一定
对称性	对称	明显不对称	对称
包膜回声	增厚,整齐光滑	粗细不一,不整齐包膜断裂	粗细不均,包膜完整
内部回声	均匀	不均匀	不均匀
光团	无或有增生结节	有	无
内外腺	内腺圆形、椭圆形肿大,外腺萎缩二者界线清晰	外腺病变使内腺受压变形,二者界限不清	
残余尿	有	无	无
精囊损害	无	有	伴精囊炎

(四)临床意义

超声显像诊断前列腺炎需结合病史、体征及实验室检查,诊断准确度在 90%以上。并且可以在超声引导下穿刺前列腺脓肿进行治疗,动态观察疗效,而局限性前列腺炎容易与前列腺癌混淆,部分慢性前列腺炎无异常声像图改变,必要时在超声引导下穿刺活检。

七、前列腺结石

(一)病因、病理

前列腺结石多见于 40 岁以上,多与前列腺增生及炎症并存。结石多位于内外腺交界处及尿道周围,结石多数较小,无症状。

(二)超声表现

前列腺内外腺交界处及沿射精管和尿道周围见多个点状或团块状强回声,可伴声影(图 12-2)。

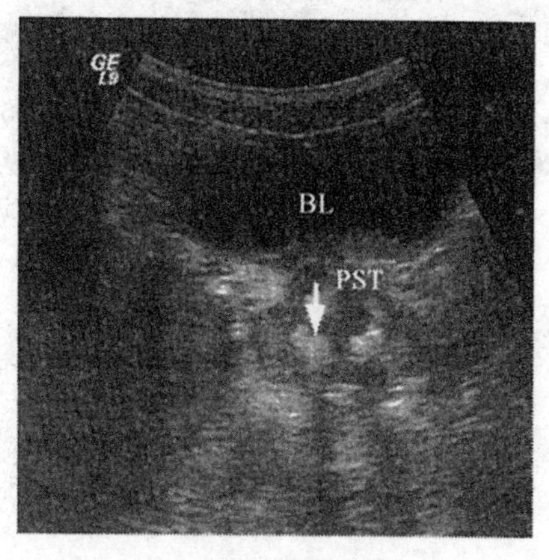

图 12-2　前列腺结石声像图

(三)临床意义

超声显像可清楚显示前列腺结石的大小、数目、形状和位置,对前列腺结石的检出率明显优于X线片和CT扫描。

八、前列腺囊肿

(一)病因、病理

前列腺囊肿查体偶然发现,一般囊肿体积小,无症状,无特殊处理,囊肿较大时可压迫尿道引起排尿困难。

(二)超声表现

(1)前列腺内显示圆形或椭圆形无回声区,较小,为1～2cm,囊壁薄而清晰,后壁及后方组织回声增强。

(2)囊肿可突入膀胱内;较大囊肿可出现下尿路梗阻的继发性改变征象。

(三)临床意义

超声显像对囊性病变特异性较高,自高分辨率超声仪及经直肠探查的应用,前列腺囊肿诊断不难。对于较大囊肿,超声引导下穿刺硬化治疗是最有效的疗法。

九、精囊肿瘤

(一)病因、病理

原发性精囊肿瘤较罕见,主要为精囊癌和精囊囊肿。继发性精囊肿瘤是由邻近组织肿瘤如前列腺癌等直接蔓延而来。常见症状为血精和会阴部疼痛等。

(二)超声表现

(1)一侧精囊肿大,形态失常,内部失去正常条索状结构(图12-3)。

(2)精囊肿瘤显示精囊边界模糊不清,并出现相应部位肿瘤图像;精囊囊肿示精囊一部分或全部为无回声区,囊壁薄,后方回声加强。

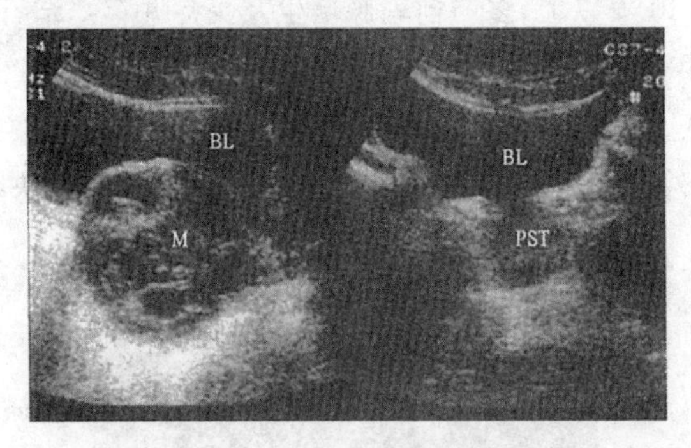

图12-3 精囊腺肿瘤声像图

(三)临床意义

超声显像尤其是经直肠超声能清晰显示精囊腺的大小、形态及内部结构,检出较小病变,判断与邻近组织的关系,大大提高了精囊疾病诊断的准确性。

十、鞘膜积液

(一)病因、病理

本病由先天性因素或阴囊内感染、外伤及肿瘤等引起。根据鞘状突闭合不全的部位和程度，分为睾丸鞘膜腔积液，精索鞘膜腔积液和交通性鞘膜腔积液。

（二）超声表现

1.患侧阴囊肿大

其内局部或大部出现无回声区（图 12-4）。

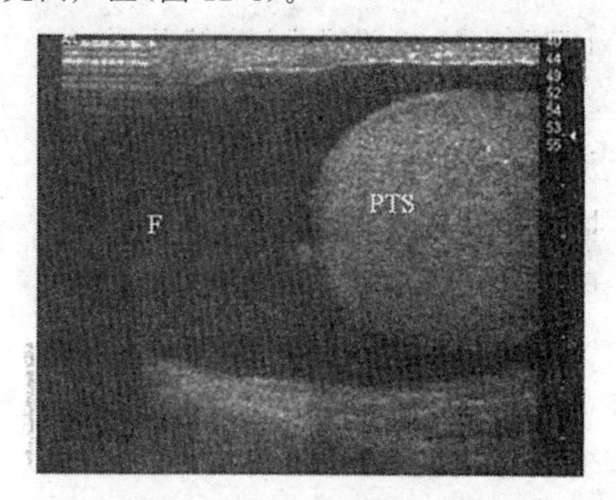

图 12-4　睾丸鞘膜积液声像图

2.睾丸鞘膜腔积液

睾丸周围可见无回声区，睾丸后缘与阴囊壁较固定，改变体位后液区无明显变化。液区内偶见散在回声，多为胆固醇结晶或陈旧性出血；液区内多条分隔光带，多为感染性疾病所致。

（三）鉴别诊断

精索鞘膜积液与精液囊肿鉴别。精液囊肿位于附睾头部，圆形，囊壁薄而光滑，为 1～2cm，穿刺液（白色）有助于鉴别。

（四）临床意义

超声显像对鞘膜积液，尤其是透光试验阴性者诊断帮助很大，能提示大部分病因。

十一、睾丸肿瘤

（一）病因、病理

睾丸肿瘤绝大多数是生殖细胞性肿瘤，常见有精原细胞瘤、胚胎癌、畸胎瘤和混合性肿瘤等，以精原细胞瘤最多见，占 40%～50%。而非生殖性睾丸肿瘤如淋巴瘤、转移癌等，甚少见。5 岁以下的儿童以畸胎瘤为主。

睾丸肿瘤分三期，一期：肿瘤局限于睾丸内，无淋巴结转移；二期：肿瘤腹膜后淋巴结转移；三期：超越腹膜后的淋巴结和脏器转移。睾丸肿瘤的典型临床表现为阴囊触及坚硬肿块，睾丸无痛性肿大。

（二）超声表现

（1）患侧睾丸弥漫性或不规则肿大，与健侧不对称，轮廓不整齐，表面不光滑（图 12-5）。

（2）肿瘤的大小、数目和分布可明显不同，其内部回声可分为三种类型。

低回声型：睾丸实质内见均匀的低回声区，圆形或椭圆形，与正常睾丸组织分界清晰，亦可见多个病灶同时存在。此型多见于精原细胞，部分为转移癌及淋巴瘤。

高回声型：睾丸实质内见单个或多个高回声区，较小，边界清楚，见于精原细胞瘤早期和转移癌。

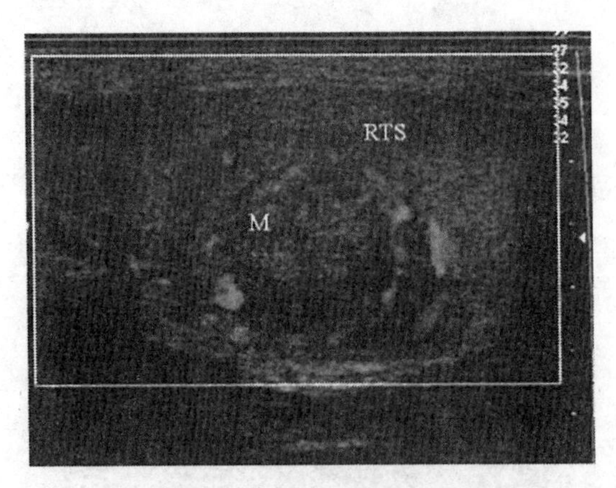

图 12-5　睾丸肿瘤声像图

混合回声型：睾丸实质内弥漫性不均匀回声，低回声区内有高回声，或二者交错存在；或可见不规则无回声区；或有强回声光团及光斑，伴后方声影。此型多见于畸胎瘤、混合性肿瘤及胚胎癌，而胚胎癌内部少有钙化强回声。

(3)彩色多普勒，示肿瘤内部及边缘的血流信号极为丰富，与肿瘤细胞类型无关，但与肿瘤大小关系密切。

(4)继发征象，同侧肾门淋巴结转移，显示肾门低回声肿块伴肾盂积水；睾丸鞘膜积液。

(三)鉴别诊断

(1)与急性睾丸炎鉴别，急性睾丸炎也可表现睾丸肿大，但有急性感染症状，睾丸疼痛以及触痛明显，声像图表现为均匀分布的细小光点。

(2)与睾丸血肿鉴别，睾丸血肿也可致睾丸肿大，但常有外伤史，肿块内呈无回声或内含细小光点或光团的液性暗区，且无血流信号。

超声显像可准确判断阴囊内肿块的性质，确定睾丸内肿块还是睾丸外病变，尤其适用于较小，似炎性睾丸肿瘤及合并鞘膜积液的睾丸肿瘤的诊断，对睾丸肿瘤的分期有一定帮助，但不能区分肿瘤的良恶性。

十二、隐睾

(一)病因、病理

睾丸在胎儿期由腹膜后下降入阴囊，若在下降过程中停留在任何不正常的部位称为隐睾。隐睾可位于腹膜后(占 25%)，腹股沟(占 70%)，阴囊上部及其他部位(占 5%)。该睾丸常发育不全或缺如，多继发不育症和隐睾肿瘤。

(二)超声表现

(1)阴囊内一侧或两侧睾丸缺如，上述相应部位探及隐睾图像，椭圆形，较小，长径为 1～3cm，内部为均匀分布的低回声。腹股沟管隐睾可在腹股沟内、外环附近显示，位置浅表；腹膜后隐睾常在同侧肾脏下极附近显示。

(2)继发恶变隐睾明显不规则肿大，内部回声不均匀，周围有无回声区。

(三)鉴别诊断

1.斜疝

其内容物为肠段或大网膜,显示杂乱的粪便回声及团块状强回声,可回纳入腹腔,有时可见肠蠕动。

2.腹股沟肿大淋巴结

其回声与隐睾相似,常为多个,融合成串珠状或团块状,同侧阴囊内有睾丸,结合病史容易鉴别。

(四)临床意义

超声显像对低位隐睾定位准确。而高位隐睾位于腹膜后,受肠气干扰,常不易被探及。超声显像定位隐睾的准确性差异很大,在13%~88%。

十三、睾丸扭转

(一)病因、病理

睾丸扭转又称精索扭转,是常见的小儿阴囊急症,因精索自身扭转而致睾丸血液循环障碍,引起睾丸缺血坏死。临床表现有急性剧烈疼痛、阴囊肿胀,与绞窄疝相似。

(二)超声表现

(1)睾丸扭转早期(发病4h以内)二维超声无明显异常;中期(5~24h)可显示患侧睾丸肿大,回声减弱或呈强弱不等的非均质回声,晚期(24h以上)则出现附睾肿大,阴囊壁增厚,鞘膜积液等。后期可致睾丸缩小,内部回声增强,不均匀,光点粗大,睾丸周边可见少量无回声区(图12-6)。

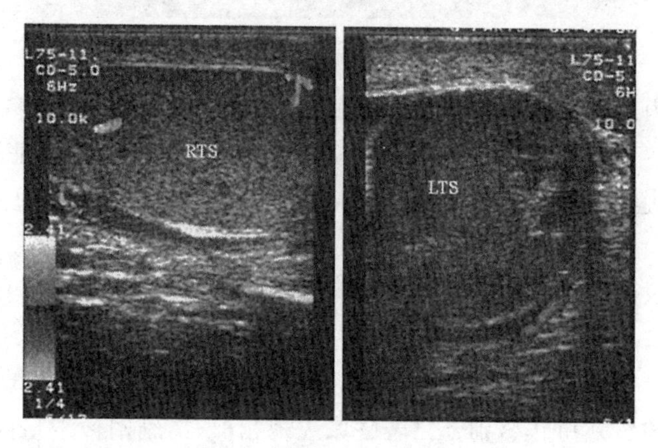

图12-6　睾丸扭转声像图

(2)CDFI显示患侧睾丸内部及包膜下血流信号消失或减少,示睾丸缺血。早期或轻度扭转时也可表现为与健侧比较阴囊壁内血流增加。首先静脉血流受阻,而动脉轻度受挤压时血流信号减少,以后就出现睾丸内部动脉血流信号消失。与急性睾丸炎的区别,首先在于睾丸扭转发生更快更急,其次CDFI检查其血流消失而睾丸炎则是血流信号增加。

(三)鉴别诊断

睾丸扭转应与急性睾丸炎鉴别。

(四)临床意义

睾丸扭转的灰阶超声无特征性表现,与睾丸炎症不易鉴别。CDFI通过显示睾丸缺血诊断扭转准确度达100%。但对不完全扭转和扭转复位的诊断尚不肯定。

十四、急性睾丸附睾炎

(一)病因、病理

睾丸炎和附睾炎同时并存称睾丸附睾炎;多继发于尿路感染,其中流行性腮腺炎是最常见的病因;睾丸、附睾常有不同程度的肿大、质硬、充血、结缔组织水肿。发病时阴囊红肿剧痛及全身感染症状。

(二)超声表现

(1)睾丸和(或)附睾肿大,附睾头部厚度大于10mm,体尾部局限性增厚,边界清楚(图12-7)。

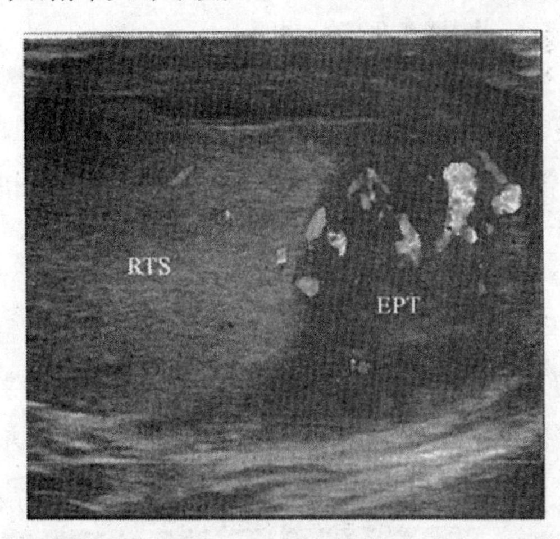

图12-7　附睾炎声像图

(2)睾丸、附睾内部局限性不规则形的低回声并周边可见少量无回声区包绕。

(3)CDFI显示患者睾丸、附睾内血流信号明显增加(与健侧比较)。彩色血流是以动脉为主,血管扩张,血流速度提高达50cm/s。脓肿内部无血流信号,其周边感染区域仍示血流增加。

(4)睾丸鞘膜积液,内有散在光点和分隔光带回声;部分病例阴囊壁水肿增厚可超过8mm。

(三)鉴别诊断

睾丸附睾炎应与睾丸扭转鉴别。二者临床表现相似,二维图像不易区分。CDFI显示睾丸扭转睾丸内部及包膜下无血流信号,而睾丸炎症内部及包膜下血流增多,有明显不同。

(四)临床意义

在急性阴囊肿痛的诊断中,CDFI可明确将睾丸炎与睾丸扭转区别开,减少不必要的诊断性手术。还可动态观察治疗效果,对临床诊断和治疗帮助很大。

十五、附睾结核

(一)病因、病理

附睾结核多为泌尿系结核下行感染所致,病变由附睾尾部开始,渐蔓延至体部、头部及睾丸,与阴囊壁粘连、破溃形成窦道。此病与一般慢性附睾炎的表现差别不大,要注意鉴别。

(二)超声表现

(1)附睾尾部不规则肿大,边缘轮廓不清楚,内部回声不均匀,呈低回声或强回声光团,后伴有声影(图 12-8)。

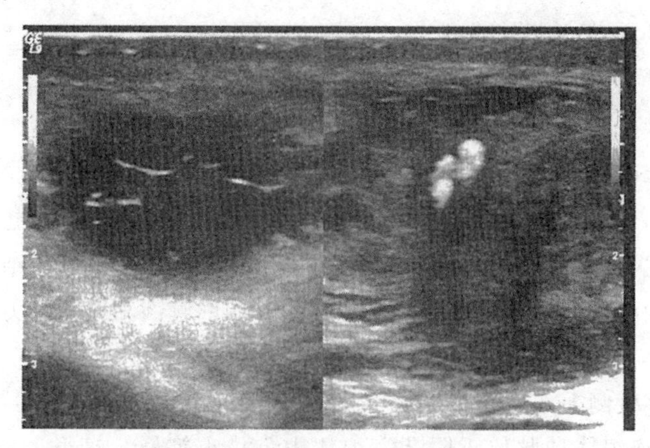

图 12-8　附睾结核声像图

(2)合并鞘膜积液,附睾与阴囊壁粘连。

(三)鉴别诊断

本病与附睾炎声像图类似,若病变中有钙化强回声和声影时可考虑附睾结核,若附睾边界尚清楚,CDFI 示血流增加可提示附睾炎症。

十六、精索静脉曲张

(一)病因、病理

精索静脉曲张即精索蔓状静脉丛扩张、伸长、弯曲。左侧多见,多见于青壮年,是不育症的原因之一。

(二)超声表现

(1)阴囊根部睾丸上方见精索静脉走行迂曲,数目增多,内径大于 2mm,尤以立位或增加腹压时明显(图 12-9)。

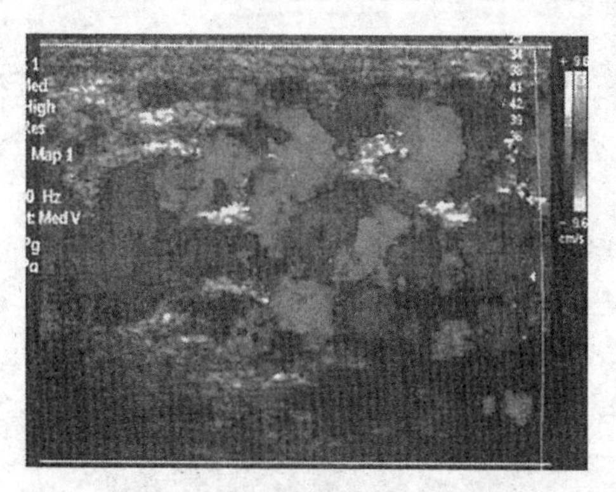

图 12-9　精索静脉曲张声像图

(2)CDFI 和频谱多普勒显示静脉内血流(因血流速度极低,甚至淤滞)仅在 Valsalva 动作后,静脉内血流速度增加。当有精索静脉曲张时,表现为睾丸和附睾上方精索周围有多个条索状或圆形管状暗区,即为扩张迂曲的精索静脉、扩张的静脉管径通常在2.5～4mm。

(三)临床意义

二维超声显像可检出临床型和亚临床型精索静脉曲张,尤其是两侧同时发生者。CDFI有助于曲张静脉的显示,但诊断准确性与二维超声相同。

十七、阳痿

(一)病因、病理

阳痿又称勃起障碍,是临床男性当中较常见的疾病,形成的原因是多方面的,可以是心理的因素也可以是药物、炎症、外伤、手术和血管性疾病等原因。影像检查主要用在动脉血管性阳痿的检查。以往主要依赖海绵体造影和阴部内动脉观察。阴茎血管的结构和功能。彩色多普勒超声检查为鉴别心理性阳痿和血管性阳痿提供有用的解剖和血流动力学诊断信息。

(二)检查方法

将探头置于阴茎背侧根部横切和纵切检查,在横切面上、下、左、右,阴茎海绵体呈球形,尿道海绵体呈扁圆形,海绵体动脉位于阴茎海绵体中央呈小等号"二"形,测量阴茎深动脉前后径,宜选择靠近阴茎根部的横断面,阴茎勃起时,阴茎海绵体的回声降低,分布均匀,两侧对称,阴茎背动脉位于阴茎背侧,走行于深筋膜与阴茎海绵体及白膜之间。

(三)评价阴茎血管功能的观察指标

1.动脉性阳痿

经海绵体注药后,每5min检测和记录一次,至30min若阴茎深动脉收缩期血流峰值速度即 $V_{max}<25cm/s$ 为重度阳痿,V_{max} 25～30cm/s为轻度阳痿,$V_{max}>30cm/s$ 及 $RI>0.9$ 可称为血管正常。

2.静脉性阳痿

注药后,阴茎深动脉峰值速度正常($Vmax>30\sim35cm/s$)(图12-10),连续测试5～30min,频谱始终呈单峰血流图形,通常 $RI\leqslant0.7$,舒张期血流>5cm/s。

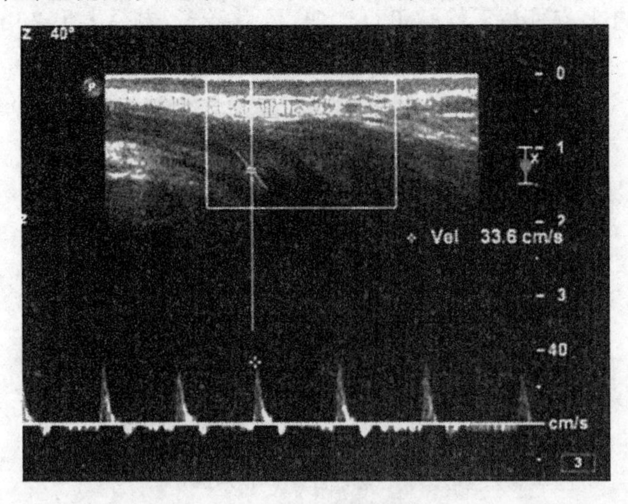

图12-10 静脉性阳痿频谱图

第十三章　妇科疾病超声诊断

一、子宫及其附件解剖

(一)子宫

子宫位于小骨盆腔的中央,在膀胱与直肠之间,前方为膀胱、后方为直肠,子宫直肠陷窝(又称 Dauglas 窝)是腹膜腔最低部位,液体常积聚于此(图 13-1)。子宫是以平滑肌为主的肌性器官,形如倒置的梨形,前扁后稍凸,分为子宫颈、体、底三部分。宫颈在子宫下部长约 3cm,峡部位于宫体与宫颈之间最狭窄部分,未孕时长约 1cm,妊娠期时随子宫增大逐渐扩展,可增长至 10cm。峡部上端为内口,下端开口于阴道为外口。宫底为输卵管入口以上部分,宫体位于宫底与宫颈之间(图 13-2)。成年女性子宫长 7～8cm、宽 4～5cm、厚 2～3cm,宫体与宫颈比例为 2∶1。子宫壁的组织结构从外到内分为浆膜层、肌层、黏膜层。育龄期妇女子宫内膜功能层呈增生与脱落周期性变化。绝经期后子宫逐渐萎缩。

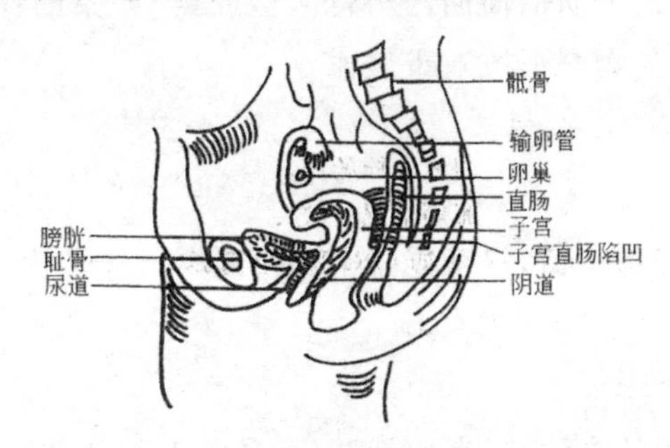

图 13-1　女性盆腔脏器解剖示意图

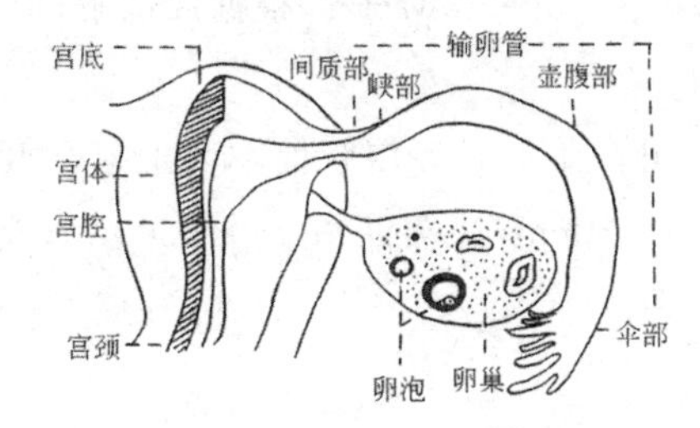

图 13-2　子宫、卵巢解剖示意图

(二)附件

输卵管位于子宫两侧,左右各一,为一对细长而弯曲的肌性管道,长 8～14cm,直径小于 1cm,从内到外为:间质部、峡部、壶腹部、伞部四部分,内侧与子宫角相连,外侧开口于腹腔。壶腹部长而宽大约占输卵管的 1/2,是卵子与精子相遇受精部位,输卵管妊娠好发该部位。

卵巢为一对扁椭圆形的性腺,产生卵子和性激素,位于子宫两侧,输卵管的下方,阔韧带后方,不同时期的卵巢变化很大,育龄期妇女卵巢大小为 4cm×3cm×2cm,绝经后逐渐萎缩变小,卵巢表面因卵泡的不断发育而突起凹凸不平,表层覆盖结缔组织称为白膜,向内的实质分为皮质和髓质，皮质内含卵泡（图 13-3）。输卵管、卵巢合称子宫附件。

（三）子宫及其附件的动脉供应

1.子宫动脉

发自于髂内动脉的前干，沿盆腔侧壁下行，经阔韧带根部向下走行于子宫颈外侧，距子宫颈外侧约 2cm 跨过输尿管前上方到达子宫侧缘；主干沿子宫侧缘迂曲上行，沿途发出多支血管滋养子宫体，在肌层和黏膜内形成丰富的血管网并与对侧分支吻合。主干血管上升至子宫角平面时分为三支，分布于宫底、输卵管和卵巢。

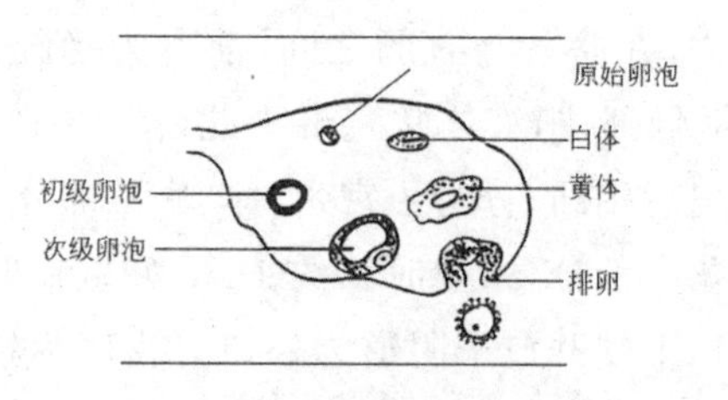

图 13-3 **卵巢解剖示意图**

2.卵巢动脉

起自腹主动脉前壁，沿腰大肌前面向内斜行入盆腔，与卵巢前缘平行，发小分支入卵巢实质，终支与子宫动脉上行分支吻合形成双重供血。

二、探测方法

（一）探测前准备

适度充盈膀胱形成良好透声窗，尽可能排空大便减少肠气干扰。

（二）探测方法

1.经腹探测法

（1）膀胱充盈法：最常用的方法，患者取仰卧位，暴露下腹部至耻骨联合处，适度充盈膀胱，以能清晰显示宫底为宜，探头频率 3.0～5.0MHz。根据局部解剖结构及病变特点，作纵、横、斜向角度滑行探测。

（2）直肠内水囊法：较少使用。在 18F 导尿管前端套上避孕套并用线扎紧，囊内注水排气后再将水抽出插入肛门内深 25～30cm，注蒸馏水 250～300ml，充盈水囊排除直肠内气体，便于检查盆后壁肿块与周围的关系。

2.经阴道探测法

探头常用频率 5.0～7.5MHz，患者排空小便或保留少量小便利于定位，取膀胱截石位或用小枕头垫高臀部便于检查，将阴道探头表面涂抹耦合剂套上避孕套自阴道送至宫颈表面或阴道后穹隆部，进行纵向、横向、斜向以及推拉、旋转等多方位扫查。图像较经腹探测清晰，能清晰显示子宫内膜及双侧卵巢大小和卵泡情况，对妇科介入超声的应用提供有利的条件。

3.子宫、输卵管声学造影法

截石位，常规消毒外阴及阴道，用 0.5%过氧化氢 10ml 缓慢注入宫腔，用超声观察造影剂经子宫流经输卵管情况，借助观察造影剂的走向，可鉴别肿瘤与子宫的关系，了解输卵管的通畅情况。

三、正常超声表现

(一)正常子宫超声表现

1.纵切

呈一倒置梨形结构,轮廓清晰,浆膜层为纤细光滑稍强回声,肌层密集细小中等回声。正中宫腔呈线状强回声将其分开,子宫后壁厚于前壁1～2cm,周围有低回声的内膜围绕,二者合称宫腔波。内膜的厚度和形态随月经周期相应变化。宫颈可显示颈管内膜呈带状强回声,前唇薄于后唇(图13-4A)。

2.通过观察子宫纵切面

测量宫体与宫颈的夹角或其位置关系,可了解子宫倾屈的位置,宫体位置前于宫颈即前位子宫(宫体与宫颈的夹角小于180°),宫体位置后于宫颈即后位子宫(宫体与宫颈的夹角大于180°),宫体位置约等于宫颈即中位子宫(等于180°为中位),子宫一般呈前倾前屈位。

3.横切

沿宫底向宫颈滑行扫查,宫角平面最大横断面呈三角形,两侧如鸟嘴,体部呈椭圆形,中央可见宫腔强回声(图13-4B)。

4.子宫动脉

在宫颈外侧1～2cm处显示清楚,多普勒频谱见图13-5所示。正常子宫动脉呈双峰双向、中高速、高阻型血流,血流阻力指数(RI)平均为0.9左右,(PI)平均2.0左右。排卵前后略有所变化。

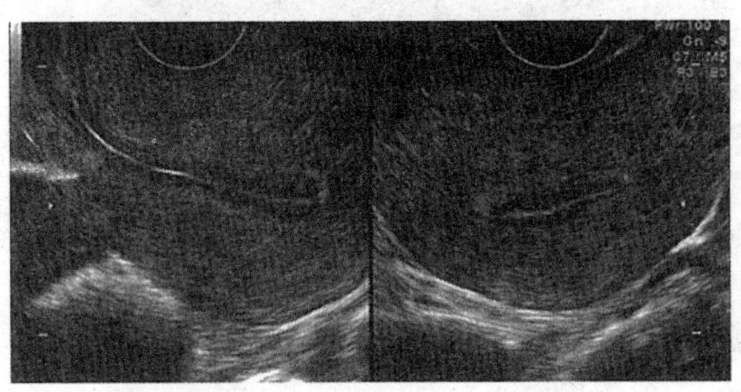

A.纵切面　　B.横切面

图13-4　正常子宫声像图

(二)正常子宫测量方法及正常值

1.子宫长径

子宫纵切面图,宫底至宫颈内口的距离为宫体长度,成年妇女7～8cm。宫颈内口至宫颈外口的距离为宫颈长度,为2.5～3.0cm。

2.子宫横径

子宫横切面图,在宫角切面稍向下,显示清晰宫体侧壁,椭圆最大切面时测量,成年妇女为4～5cm。

3.子宫前后径

在测量子宫纵径时,测量与宫体纵径相垂直的最大前后距离。成年妇女为3～4cm。

(三)正常附件超声表现

1.输卵管

因输卵管内径细(0.3～0.8cm),走行弯曲,正常情况下多数不易显示,壁较卵泡壁厚、张力小,病变时可显示,也可通过一些特殊检查,如声学造影等显示。

2.卵巢

两侧卵巢位置不一定对称,变异性大。成年妇女大小为3.5cm×2.5cm×2cm,呈椭圆形,超声可显示卵巢内数个卵泡呈小液区(图13-5),月经周期8～9天后剩一个优势卵泡,其壁较卵泡壁厚、张力小,位于卵巢表面并与卵巢实质分界清楚,成熟卵泡排卵后壁塌陷增厚,边缘不清,1～2d消失(子宫直肠陷窝常有少量无回声区出现),3～4d发育形成的黄体,黄体形成过程中血肿液化称之为黄体囊肿,直径为3.0～5.0cm,可持续至下次月经期或更长时间。妊娠黄体增大也可形成囊肿。

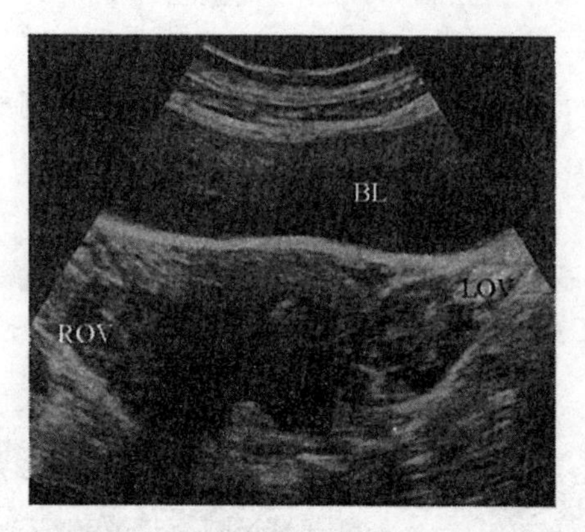

图13-5 正常卵巢的卵泡分布声像图

四、先天性子宫畸形

胚胎发育的不同阶段发生障碍、出现多种生殖器官畸形(图13-6)并常合并泌尿系畸形。

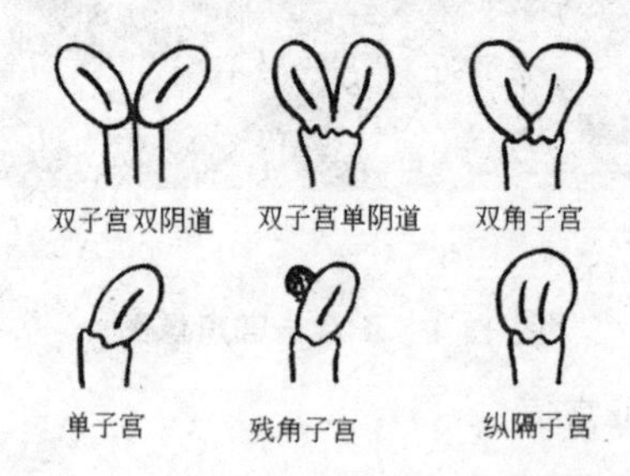

图13-6 先天性子宫畸形解剖示意图

(一)先天性无子宫

1.病因病理

胚胎发育时期双侧副中肾管中、末段向中线延伸受阻而停止发育则无子宫形成。

2.超声表现

各方向探测于膀胱后方均不能显示子宫图像,有时可发现双侧卵巢,常合并无阴道。

3.临床表现

原发性闭经。

(二)幼稚子宫

1.超声表现

(1)青春后期妇女,子宫各径均明显小于正常,前后径在 2cm 以下。

(2)宫体与宫颈比例为 1∶1、1∶2 或 2∶3,宫体相对短而宫颈长。

(3)常过度前屈或后屈。

2.诊断标准

符合上述 1、2 两条为幼稚子宫。

(三)双子宫

1.超声表现

(1)纵切面扫查一侧子宫消失而另一侧出现,子宫狭长,左右位居多,偶有前后位,膀胱后方探及 2 个完整的子宫图像。

(2)横切面可见 2 个并列的子宫横断面图像,中央均有宫腔内膜回声,两个子宫中间有间隙,有的可伴双阴道(图 13-7)。

2.诊断标准

符合上述第 1 点即可诊断双子宫。

3.鉴别诊断

当双子宫左右大小不等或不对称时,易将小的一侧误认为子宫肌瘤或附件实性包块,前后位时易漏诊,需仔细观察宫腔内膜回声。

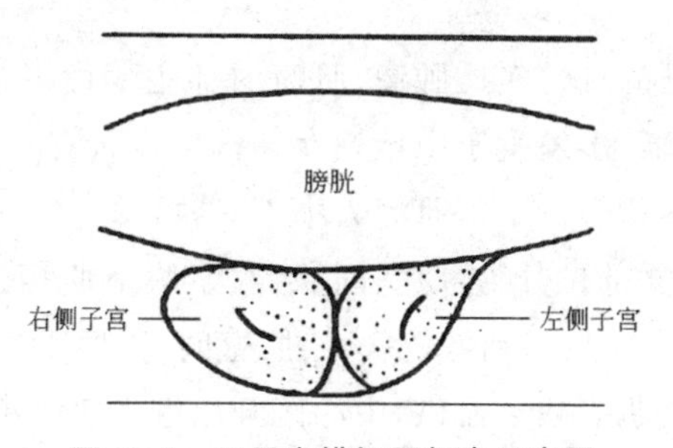

图 13-7　双子宫横切面超声示意图

(四)双角子宫

纵切面阴道和宫颈多无异常,横切面图显示宫底较宽,宫腔内膜线分离,宫底左右各有一角状突起呈马鞍形。

(五)单角子宫

外形呈梭形,同侧卵巢发育正常。另一侧子宫形成残角或缺如,形成残角时叫残角子宫,按 Buttrun 氏分 3 型,以Ⅱ型多见,当残角有阻塞积血时显示为无回声区,偶尔可见到残角子宫妊娠。

(六)纵隔子宫

子宫外形可正常,纵切面时宫体中间可见线形回声将其分隔成对称或不对称的子宫,易漏检，妊娠时受羊水衬托可易于显示，可单侧妊娠，偶有双侧妊娠（图 13-8）。

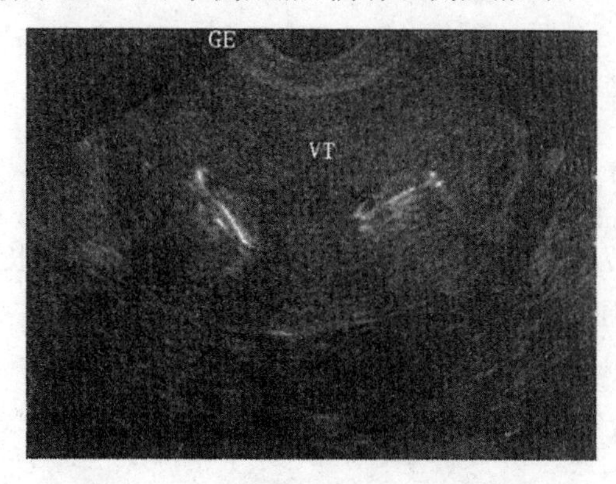

图 13-8　纵隔子宫并有双节育器声像图

（七）处女膜闭锁

子宫腔、输卵管、阴道扩张，以阴道明显，内为无回声或少许低回声光点，各腔隙互相连通，震动探头可见液体流动，易感染，多有子宫直肠窝积液。

（八）超声诊断先天性子宫畸形的意义

先天性子宫畸形早期一般无临床表现，但因畸形引发的不孕和病理妊娠等是其常见的病因，早期发现可减少母婴并发症。因此，正确诊断各种子宫畸形对妇产科有重要的临床意义。超声检查对先天性无子宫、幼稚子宫、双子宫、双角子宫等多种畸形均可正确诊断，是临床一种简易、安全的检查方法。

五、非先天性子宫疾病

（一）子宫肌瘤

是女性生殖器中最常见的良性实质肿瘤，肌瘤内部主要由平滑肌组织和少量纤维结缔组织组成，与子宫组织分界清晰，多发生于中年妇女。常见症状有月经量多，月经周期缩短，经期长，继发性贫血，盆腔压迫症状等。子宫肌瘤大小不一，可单发或多发。子宫肌瘤原发于肌层，可向不同方向发展，根据肌瘤部位分为：肌壁间肌瘤、浆膜下肌瘤、黏膜下肌瘤、阔韧带内肌瘤和宫颈肌瘤（图 13-9A），发生率从高到低依次为：肌壁间、浆膜下（图 13-9B）、黏膜下，阔韧带内和宫颈肌瘤少见。4cm 以上肌瘤缺乏血供，中心区开始继发多种变性，如玻璃样变、囊性变、钙化等。

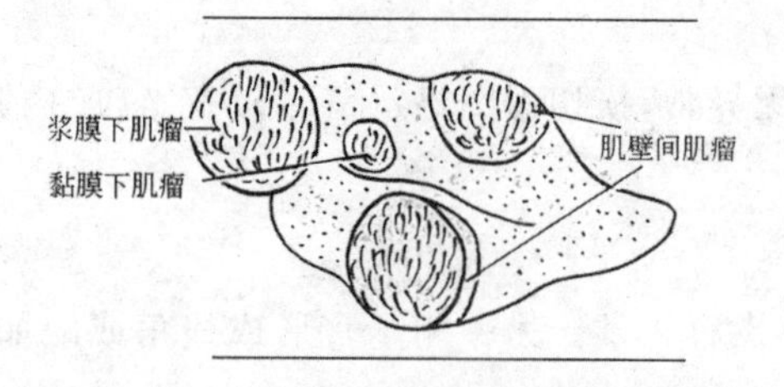

图 13-9A　A 各部位子宫肌瘤超声示意图

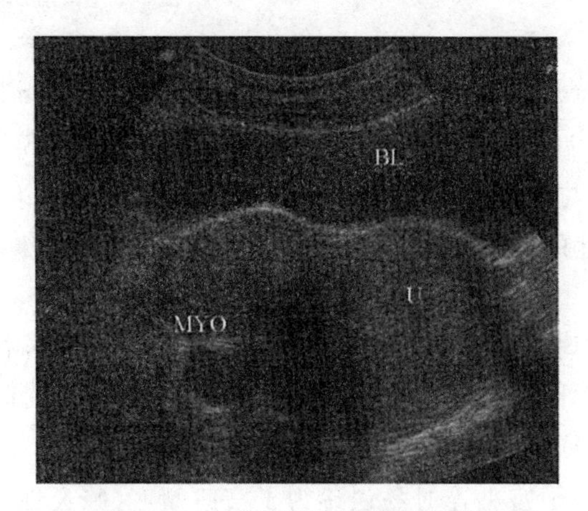

图 13-9B　B 浆膜下子宫肌瘤声像图

1.超声表现

(1)子宫体积变化:视肌瘤大小而定。

(2)形态变化:较大肌瘤致子宫外形失常,表面凹凸不平,对盆腔脏器常有挤压征象。

(3)回声变化:肌瘤根据内部病理特点所表现的回声不同。

①低回声,较多见,瘤体内含肌细胞成分多,纤维成分少。

②团状强回声,瘤体内含肌细胞成分少,纤维成分多。

③混合回声,以多发性、较大的肌瘤常见,内部出现变性或出血坏死等。

(4)宫腔线偏移或中断,常发生在黏膜下肌瘤,肌壁间肌瘤较大时可伴有。

(5)彩色多普勒显示肌瘤边缘呈环绕彩色血流(图 13-10),肌瘤内部血流较少或散在点状血流,肌瘤周围血流阻力指数(RI)<0.7。

(6)子宫肌瘤变性的超声表现。

1)良性变性

①透明变性:变性部位呈无回声区,内部隐约可见微弱的点状强回声。

②红色变性:多数发生在妊娠期或产褥期,伴局部剧烈疼痛。肌瘤中心部位出现多个互相交通的无回声区。

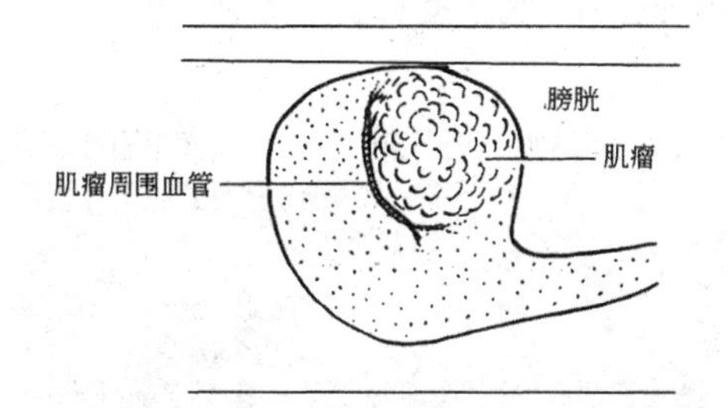

图 13-10　肌瘤周围彩色多普勒血流示意图

③囊性变:肌瘤中心部位单个或多个形态不规则的无回声区。

④萎缩与钙化:绝经期后肌瘤变小、变硬,周边有点状或片状及带状强回声,后方有声影。

2)恶性变性:发生率较低,主要表现为肌瘤回声不均匀,体积增大明显,呈膨胀性生长,瘤体内血流信号丰富,如肌瘤肉瘤样变。

2.诊断标准

不同部位的肌瘤超声表现有所差异。符合上述(1)～(3)点者为浆膜下肌瘤;符合(1)(3)点者为肌壁间肌瘤,有或无(2)(4);符合(3)(4),有或无(1)者为黏膜下肌瘤。上述第(5)点为肌瘤的彩色多普勒特点,与肌瘤类型无关。较小的肌瘤可能只出现第(3)点改变。肌瘤发生变性时,出现第(6)点中所述的相应表现。

3.鉴别诊断

(1)子宫肥大症:子宫均匀性增大,边界清晰,宫腔不变形,内膜线居中,无结节状异常回声区。

(2)子宫畸形:不对称性双子宫和残角子宫需与子宫肌瘤鉴别,前两者可见宫腔线。过度后倾的子宫常表现为球形或分叶状,且回声低,须注意鉴别。

(3)盆腔炎性包块:与子宫粘连时易误诊为子宫肌瘤,盆腔炎性包块边界多不清晰,无包膜,呈双侧性,实质不均质性,内部回声与肌瘤不同,缺乏典型的肌瘤周围彩色血流图像。

(4)子宫肌腺症:见本章相关内容。

(5)卵巢实性肿瘤:易与浆膜下子宫肌瘤相混淆。主要根据内部回声及与子宫的关系来鉴别。

(二)子宫平滑肌肉瘤

平滑肌肉瘤临床少见,占子宫恶性肿瘤的1.2%～6.0%,40岁以上妇女多见。

1.超声表现

(1)子宫体积增大。

(2)肌层内见单个或数个异常区,边界不清楚,形态不规则,内部回声暗淡。液化时,中心部位可呈不规则无回声区,伴下腹痛或阴道出血。

(3)瘤体内有散在点状彩色血流信号,多数RI较低。

2.诊断要点

该病少见,术前常误诊为子宫肌瘤,符合上述(1)～(3)点为平滑肌肉瘤。

(三)子宫肌腺症

子宫内膜侵入子宫肌层称为子宫肌腺症或内生性子宫内膜异位症。发生在后壁居多,好发于30～40岁妇女,临床以痛经、经期长、月经量大、不孕等为主要特征。约有50%合并子宫肌瘤,15%合并外在子宫内膜异位症,如卵巢巧克力囊肿等。

1.超声表现

(1)子宫前后径增大明显,轮廓清晰,形态饱满,无明显凸凹不平现象(图13-11)。

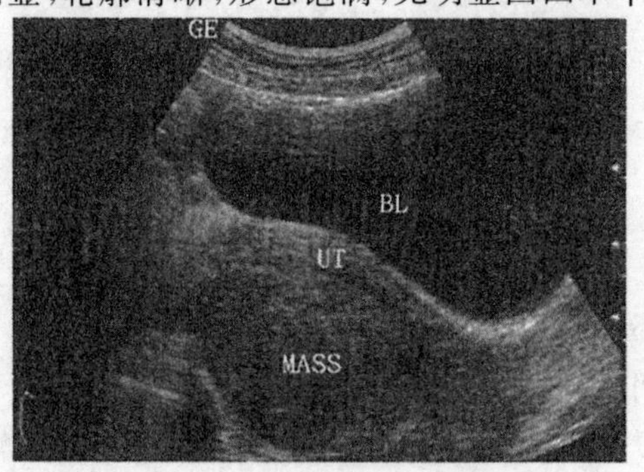

图13-11 子宫肌腺症声像图

(2)病变处肌层内中等稍强回声,分布不均匀,病灶无包膜,边界不清晰,强回声内散在点状低回声,有时可见小的“蜂窝状”无回声区,与正常子宫间分界不清楚。

(3)子宫肌腺症发生的部位肌壁增厚,致前、后壁厚薄不均,宫腔内膜线随病灶的挤压程度而变化。

(4)彩色多普勒显示肌腺症内部有散在或连续的血流信号,RI>0.7。

2.诊断标准

单纯子宫肌腺症与子宫肌瘤鉴别较为容易,符合上述(1)～(4)点可诊断为肌腺症,但子宫肌瘤与肌腺症两者常合并存在,因此,子宫腺肌瘤与子宫肌瘤鉴别相对困难,应结合病史和其他特殊检查,如经阴超声或者超声造影等。

(四)子宫内膜癌

又称子宫体癌,占宫体恶性肿瘤90%以上,约80%发生于绝经后妇女,育龄期妇女发生率约占20%。临床表现,绝经后阴道不规则出血,有恶臭样液体流出并夹杂烂肉组织,晚期病人出现消瘦、贫血、下腹痛等。

1.超声表现

(1)早期宫体癌子宫二维图像无明显变化,仅见内膜回声增强、增厚,故超声诊断较为困难。

(2)中晚期病变主要表现子宫内膜不均匀性增厚,回声增强,子宫肌层组织相应变薄(图13-12A、B)。

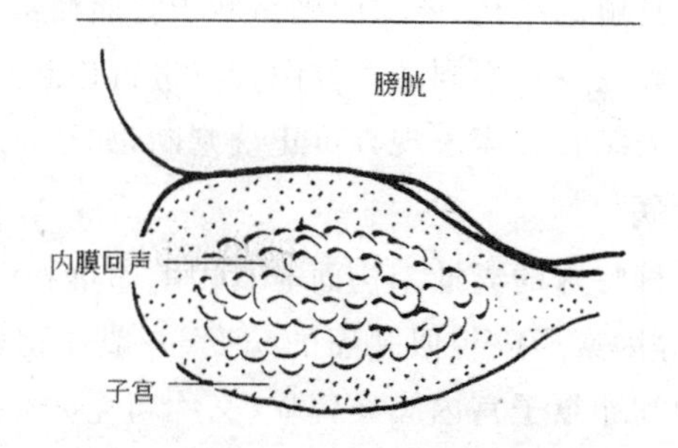

图13-12A　子宫体癌超声示意图

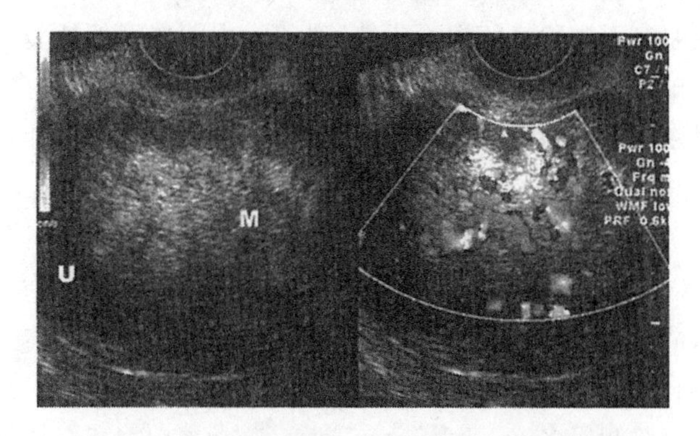

图13-12B　子宫体癌二维与彩色多普勒超声图

(3)子宫均匀性增大,外形规则(视病灶的范围而定)。

(4)肿瘤组织内部坏死可出现不规则无回声区,阻塞宫颈管时引起宫腔积液,合并感染可积脓,显示为无回声区或散在点状强回声。

(5)彩色血流显示,早期有时浅层内膜有呈点状或局部网状的血流分布,RI<0.6。

2.诊断标准

内膜层可见散在血流信号,达肌层时,可见病变与肌层符合(2)、(5)为子宫体癌,符合(1)为可疑,应及时诊刮。

(五)子宫绒毛膜上皮癌

绒毛膜上皮癌(简称绒癌)起源于滋养体上皮,恶性程度极高,以转移早而广泛、并发症多为特点,多数发病与妊娠有关,常继发于葡萄胎、流产或分娩之后。临床表现常出现不规则阴道出血、腹腔内出血、转移(肺、脑、腹部器官等)、妊娠试验阳性等。超声表现如下:

(1)子宫体积增大,形态不规则,宫壁表面单个或多个结节状凸起。

(2)子宫肌层增厚,内部单个或多个大小不等、形态不规则、强弱不均混合回声,出现坏死时,呈蜂窝状或不规则无回声区;肿瘤向外周浸润穿破子宫时,可在子宫旁出现不规则肿块,无包膜,与子宫分界不清。

(3)常合并单侧或双侧卵巢黄素囊肿形成,显示子宫两侧卵巢肿大,内为椭圆形无回声区,常呈多房有分隔。

(4)腹腔积液,提示腹腔内出血。

(六)超声诊断子宫疾病的意义

超声检查可清楚显示子宫解剖结构,能够明确诊断子宫肌瘤部位、大小、单发或多发、有无变性等。并可根据瘤体的边界及各自不同的声像图特点进行诊断与鉴别诊断。有时两病同时存在时,诊断有一定困难,常需结合临床表现方可正确判断,如子宫肌腺症与子宫肌瘤。

六、卵巢非赘生性疾病

卵巢非赘生性疾病是一种特殊的囊性结构而非真性的卵巢肿瘤,由于组织退化不全,囊性扩张,增生过盛或异位分布等因素形成貌似肿瘤的病变,一般体积较小,多能自行消失。如卵泡囊肿、黄体囊肿、黄素囊肿和卵巢子宫内膜异位症(又称巧克力囊肿)。

(一)卵泡囊肿、黄体囊肿、黄素囊肿

卵泡囊肿系成熟卵泡不排卵或卵泡不成熟,致卵泡内液体潴留所致。可以自行缩小或消失。黄体囊肿原发于排卵破裂的卵泡,系妊娠黄体过度发育,含液体过多所致,早期妊娠时出现。黄素囊肿可能因滋养叶细胞产生大量绒毛促性腺激素,刺激闭锁卵泡或未破裂的卵泡而形成,与滋养细胞肿瘤(如葡萄胎、绒毛膜癌)伴发。

1.超声表现

(1)圆形或椭圆形无回声区,直径3~5cm,不超过10cm。

(2)壁通常较薄、清晰而光滑。

(3)有多房性分隔光带,呈分叶状,薄而均匀。

(4)单侧或双侧,以双侧居多。

(5)囊壁及分隔处均无彩色血流显示。

2.诊断标准

符合(1)(2)(5)者为卵泡囊肿,符合(1)～(5)且伴有滋养细胞肿瘤者为黄素囊肿,符合(1)(2)(5)且伴早孕者为黄体囊肿。

(二)巧克力囊肿

因子宫内膜异位种植于卵巢并与周围组织粘连,异位内膜周期性出血形成血性囊肿,内含棕红色黏稠液体,外观似食用巧克力糊,故称巧克力囊肿。可累及单侧或双侧卵巢。

1.超声表现

(1)椭圆形或不规则形无回声区,最大径5～10cm。

(2)壁一般较厚、内壁欠光滑(图13-13B)。

(3)囊内有点状低回声或有絮状带状强回声,交织成网状(图13-13A)。

(4)有的内部有局限性实性强回声区,形态不规则,月经期可增大。

(5)可分单纯囊肿型、多囊型、囊内团块型、混合型以及囊内均匀回声型。

(6)囊壁及内部无彩色血流显示。

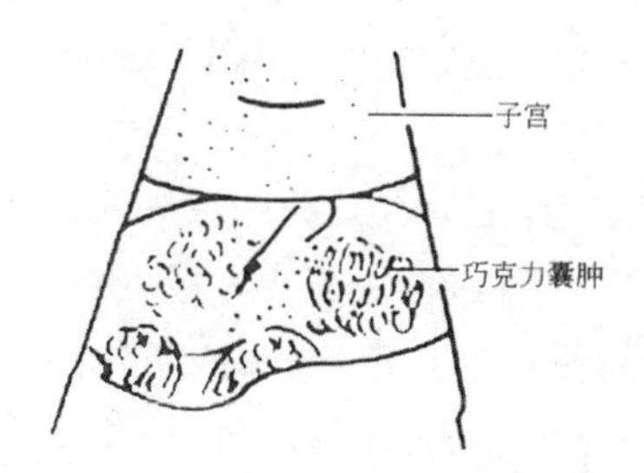

图13-13A　巧克力囊肿超声示意图

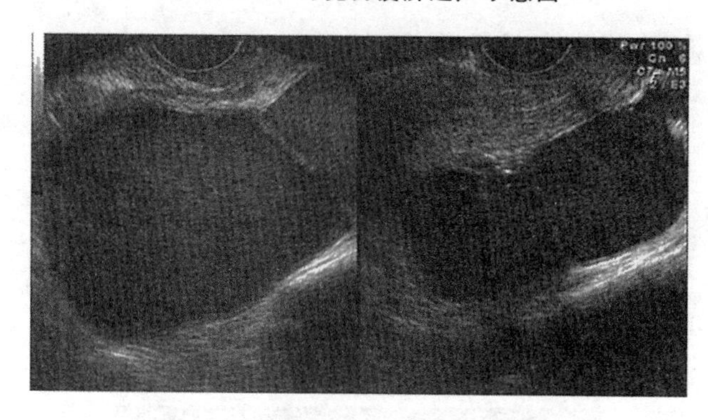

图13-13B　巧克力囊肿(双侧卵巢)声像图

2.鉴别诊断

主要有浆液性囊腺瘤、黏液性囊腺瘤、浆液性囊腺癌、黏液性腺癌和良性囊性畸胎瘤。

七、卵巢囊性肿瘤

(一)卵巢囊腺瘤

卵巢囊腺瘤包括浆液性囊腺瘤和黏液性囊腺瘤两种,前者又可分为单纯性浆液性囊腺瘤和乳头状浆液性囊腺瘤两种。分别占良性卵巢肿瘤的25%和20%,双侧发病率占15%,主要发生于育龄期妇女。

1.超声表现

(1)椭圆形或圆形无回声区,液区多不清晰。

(2)囊壁纤细菲薄,光滑完整。

(3)瘤体轮廓清晰,边界清楚,与子宫界限分明。

(4)囊壁与带状分隔上有局限性斑点状强回声或乳头状回声向囊内突起,但轮廓光滑。乳头状突起之间常有砂样钙化呈强回声。

(5)囊壁、分隔或乳头状突起部位均无或有少量彩色血流。

(6)多房性囊内有纤细带状强回声分隔,分隔光带厚薄均匀一致。

(7)无回声区靠后壁处可有散在点状低回声,随体位沿重力方向移动。

2.诊断标准

单纯性浆液性囊腺瘤符合上述(1)(2)(3)(5)(6)点(图 13-14A)。乳头状浆液性囊腺瘤符合上述(1)(2)(3)(4)(5)(6)点。

黏液性囊腺瘤多为单侧多房性,内液体呈胶冻状,体积巨大,如破裂可引起腹腔种植,符合上述(2)(6)(7)点,分隔光带较多,囊腔大小不一(图 13-14B)。

(二)良性囊性畸胎瘤

又称皮样囊肿,发生于生殖细胞,是最常见的卵巢肿瘤之一。多为单侧、单发、常为单房,一般大小 5～6cm,圆形,表面光滑。内容物来源于 2 或 3 个胚层,主要含外胚层组织,包括皮肤、毛发、皮脂腺、汗腺,此外,亦可见中胚层组织,如脂肪、骨、软骨等,内胚层组织少,肿瘤发病年龄以育龄期妇女为主。囊性畸胎瘤,约占卵巢肿瘤的 90%以上。

1.超声表现

(1)包块边界清楚,外形规则,呈圆形或椭圆形。

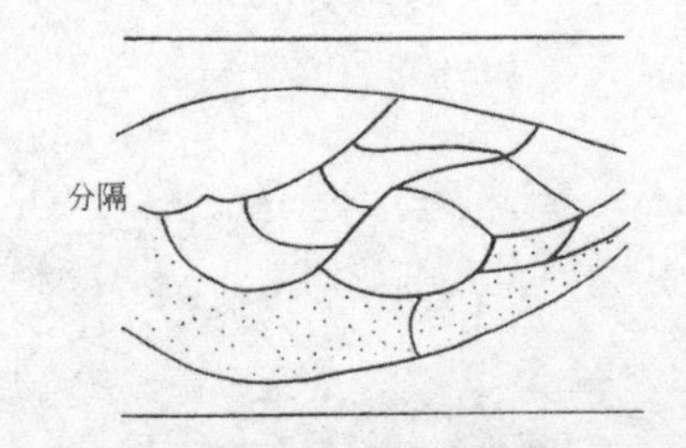

图 13-14A 黏液性囊腺瘤二维超声示意图

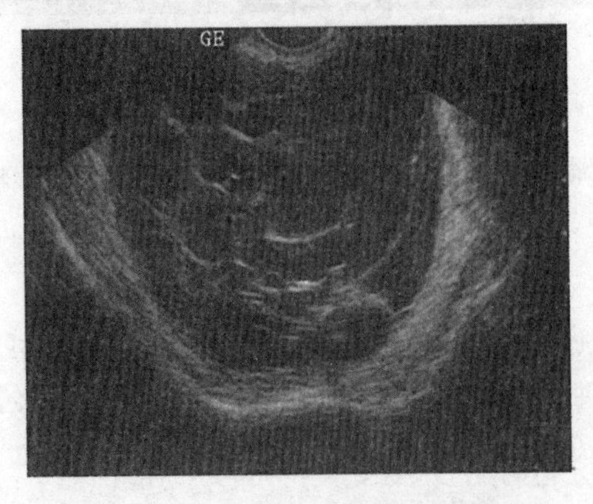

图 13-14B 黏液性囊腺瘤声像图

(2)混合性回声,内部回声杂乱,有液性部分也有实性部分,液性内有点状或细线样强回声,内含有牙齿、钙化、骨骼等组织,推挤包块内液有漂浮感。实性部分呈“团絮状”或“面团状”强回声,多位于囊壁一侧,部分内部尚有强回声团块及后方声影,内含头发、皮脂成分(图 13-15A)。

(3)脂液平面:瘤内有一强回声水平的分界线可随体位变化,上方为脂质成分呈密集细小均匀光点;下方为液性暗区(图 13-15B)。

(4)类实性回声:瘤体内部只有呈“团絮状”或“面团状”强回声区,边界清、呈圆形或椭圆形(图 13-15C)。

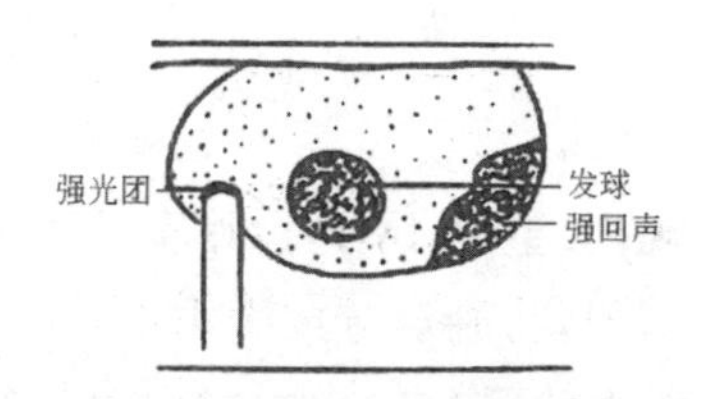

图 13-15A 畸胎瘤二维超声示意图

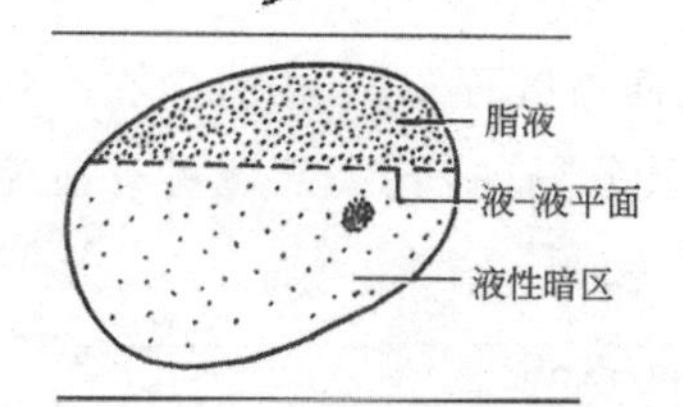

图 13-15B 畸胎瘤二维超声示意图

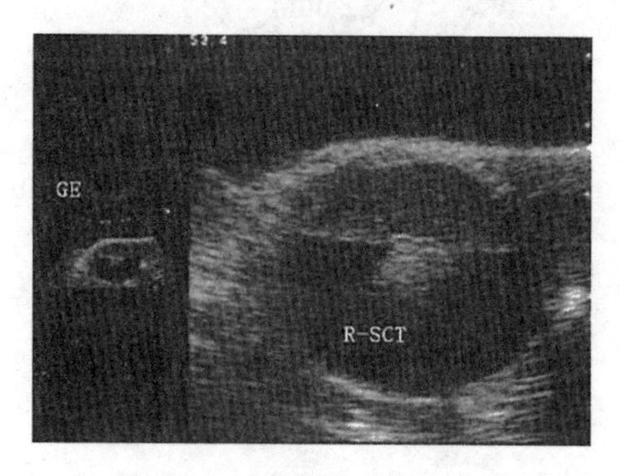

图 13-15C 畸胎瘤二维声像图

(5)线形回声:肿瘤表面为增强回声或呈弧形带状强回声,后方衰减瘤体显示不清应注意与肠气鉴别(图 13-15D)。

(6)CDFI 示:囊壁及内部均无彩色血流显示。

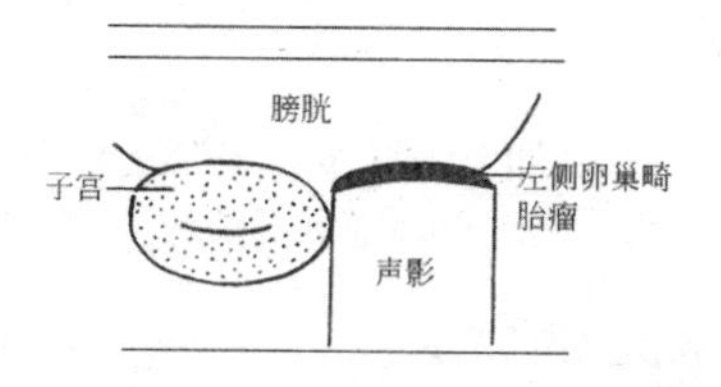

图 13-15D 畸胎瘤二维超声示意图

2.诊断标准

畸胎瘤的内部组织成分与其他卵巢肿瘤不同，因此声像图差别较大，容易鉴别。符合上述(2)(3)(4)中的任何一点，加上(1)和(6)点均可诊断为良性畸胎瘤；只符合第(5)点诊断也成立，但需与肠腔气体鉴别，必要时近日内复查。

(三)卵巢囊腺癌

卵巢囊腺癌临床可分为浆液性囊腺癌和黏液性囊腺癌两种，前者约占卵巢上皮性癌50%，以双侧居多，表现为液、实性掺半的混合回声，呈乳头状生长，常有出血坏死。后者约占卵巢上皮性癌40%，以单侧多见，由黏液性囊腺瘤演变而来，囊腔多而分隔壁厚。

1.超声表现

(1)一侧或双侧附件区混合性肿瘤。

(2)肿瘤边界不清楚，形态不规则，壁厚不均匀，肿瘤可达10～15cm或更大。

(3)肿瘤内分隔较多，厚薄不均匀，将肿瘤分成大小不等的液区。

(4)肿瘤壁或分隔光带上有乳头状凸起向囊内或向囊外浸润，表面不光滑，呈菜花样(图13-16)。

(5)分隔光带较多且壁厚，无回声区分布广，内有散在点状强回声和不规则的团状强回声。

(6)彩色血流显示：肿瘤壁上、分隔内、乳头部位可有血流显示，动脉血流呈低阻力特征，RI常小于0.5。

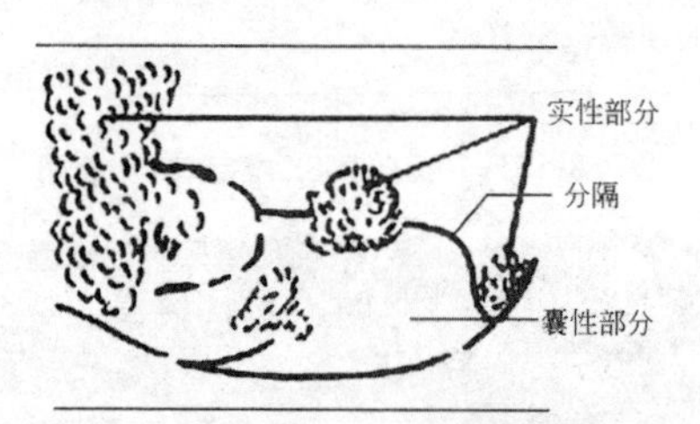

图13-16　卵巢囊腺癌二维超声示意图

(7)晚期肿瘤向子宫和肠管浸润或广泛转移伴有腹水。

2.诊断标准

符合(1)(2)(4)(6)(7)点者多为浆液性囊腺癌；符合(2)(3)(5)(6)(7)点者多为黏液性囊腺癌。

八、卵巢实性肿瘤

卵巢实性肿瘤发病率少于囊性肿瘤，其病理类型较多，超声仅能从肿瘤的物理界面反射特征提示诊断，根据某些规律性特征及结合临床表现特点提示或排除某种病变可能，切忌做出病理组织学诊断。

(一)良性实质性肿瘤

常见卵巢实性肿瘤有纤维瘤、平滑肌瘤、纤维上皮瘤、甲状腺瘤、卵泡膜细胞瘤等。超声表现如下：

(1)边界清晰、形态规则、包膜光滑、完整。

(2)内部点状强回声分布均匀，透声性好，后方有轻度增强效应。

(3)多为单侧性,直径多小于10cm。

(二)恶性实质性肿瘤

常见有卵巢腺癌、内胚窦瘤、肉瘤等。超声表现如下:

(1)肿瘤轮廓模糊,形态多不规则。

(2)边缘回声不光滑或连续性中断,厚薄不均。

(3)内部回声强弱不等,呈密集杂乱点状强回声或团状强回声或出现不规则无回声区。

(4)后方有轻度衰减。

(5)常伴有腹水。

(三)转移性卵巢肿瘤

约占全部卵巢恶性肿瘤的10%,主要以胃肠道、乳房及子宫内膜的原发肿瘤居多。由胃肠道、乳房转移到卵巢的肿瘤称库肯勃瘤(Krukenberg tumor),常见于双侧,为5～10cm大小,瘤体内含有液性无回声区,具有一定特征型转移癌。超声表现如下:

(1)切面呈肾形,轮廓清晰。

(2)内部回声强弱不等,有界限清晰的无回声区,后方回声轻度增强。

(3)双侧,中等大,活动,保持卵巢外形但体积增大。

(4)多伴有腹水。

九、超声诊断卵巢肿瘤的意义

超声能够明确诊断卵巢肿瘤的物理性质,并通过不同的物理特性结合彩色多普勒特点,可明确部分肿瘤的病理性质,对肿瘤的诊断及鉴别诊断具有重要意义。

(一)良性卵巢肿瘤

超声表现如下:

(1)边界清晰,形态规则。

(2)内部回声。

1)囊性:占多数,囊壁薄而光滑,内部有纤细带状强回声分隔(如浆液性囊腺瘤)和暗淡细小的点状强回声(如巧克力囊肿),后回声轻度增强。

2)混合性:瘤体内部呈杂乱回声,以良性畸胎瘤多见(详见本章相关内容)。

3)实性:卵巢实性肿瘤少见,如卵巢纤维瘤等。

(3)彩色多普勒显示,肿瘤周边和内部以及带状强回声分隔上均无血流或仅有少量高阻血流显示。

(4)一般不伴腹水。

(二)恶性卵巢肿瘤

超声表现如下:

(1)肿瘤体积较大,多数外形不规则,并与周围组织分界不清楚。

(2)内部回声

1)囊性:内有厚薄不均匀的带状强回声将其分成多个液区,液区内暗淡点状回声沿重力方向可移动(如黏液性囊腺癌),囊壁及分隔上有菜花样或乳头样实性突起(如浆液性囊腺癌)。

2)混合性:实质部分形态不规则,内部回声分布不均匀,内部液性暗区部分多不清晰。

3)实性:内部回声强弱不等,如胃肠道、乳房转移癌瘤。

(3)彩色多普勒显示:肿瘤周围、内部分隔光带上或实质性部分显示有丰富的血流信号,呈高速低阻特征。

(4)肿瘤常与周围组织粘连,可伴有腹水征。

十、原发性输卵管癌

原发性输卵管癌临床十分罕见,早期患者一般无症状,病变发展时可出现临床“三联征”症状即阴道排液、出血、腹痛。该病发生于40岁以后。

(一)超声表现

(1)输卵管根据病灶大小不一其扩张程度不同,呈囊性腊肠状,因输卵管不同程度积液,病灶多数能显示其边界,上下边界清楚于左右侧。

(2)输卵管内壁粗糙不光滑,有乳头状或菜花状病变突向管腔(图13-17A)。

(二)诊断标准

原发性输卵管癌虽罕见,但根据其解剖部位及上述特有的声像图表现不难诊断,与卵巢肿瘤以及部分子宫肿瘤鉴别也不难(图13-17B)。

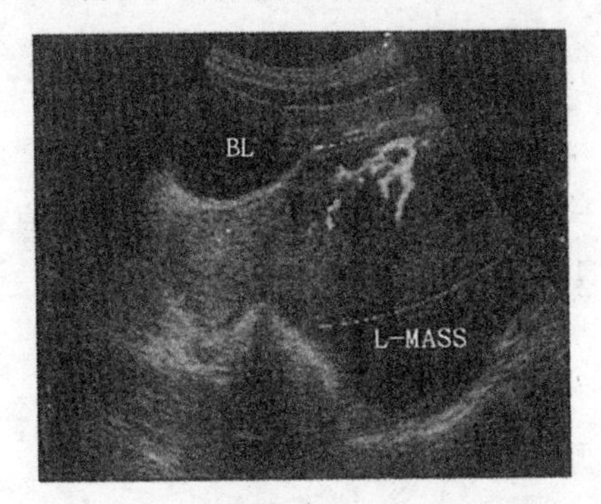

图13-17A 卵巢癌彩色多普勒声像图

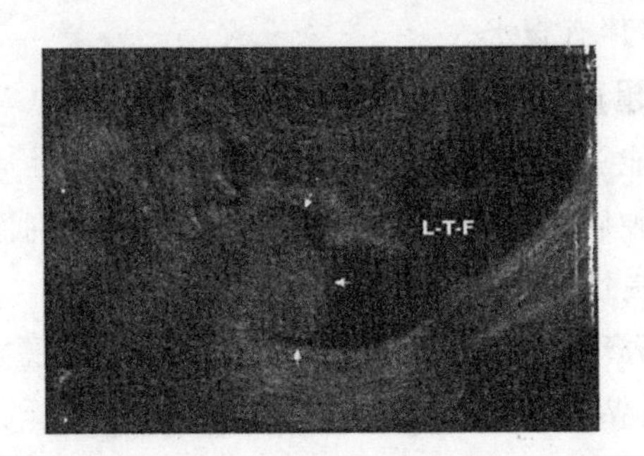

图13-17B 输卵管癌声像图

十一、盆腔炎性肿块

盆腔炎是指各种化脓性细菌引起的女性内生殖器及周围结缔组织、盆腔腹膜感染而产生的炎症,是妇科常见病。根据临床表现分为急性与慢性两种。急性盆腔炎主要包括急性输卵管炎、输卵管积脓、输卵管卵巢脓肿、急性盆腔腹膜炎。由于组织发炎引起充血、水肿、脓性分泌物渗出形成脓肿。慢性输卵管炎常累及双侧,输卵管呈不同程度肿大及扩张,伞端可部分或完全闭锁,并与周围组织粘连引起输卵管积水。

(一)急性盆腔炎

超声表现如下:

(1)炎性肿块声像图呈实质不均质性、边缘与周围组织粘连模糊不清,内部回声增强、分布不均匀;肿块内有坏死可出现液化。

(2)输卵管感染时于宫角外上方见输卵管呈腊肠样增粗,管壁增厚、模糊、内腔变宽并可见积脓。

(3)腹膜感染渗出分泌物可流经盆腔最低位置,局限于子宫直肠窝处形成脓肿,呈椭圆形。

(4)盆腔血管网扩张,显示为网状彩色血流信号。

(二)慢性盆腔炎

超声表现如下:

(1)两侧附件处见输卵管扭曲、增粗、呈腊肠形或纺锤形,内部为无回声区,呈分段型,囊壁较薄。

(2)炎性肿块边界较清晰,呈薄壁状。

(3)盆腔炎性渗出可致子宫直肠窝内常有积液。

(4)盆腔血管较少或可见静脉迂曲扩张,血流缓慢。

十二、盆腔静脉曲张症

该病又称淤血综合征,系盆腔慢性炎症引起盆腔静脉淤血综合症状,绝大多数发生于经产妇。临床表现以腰骶部、下腹部坠痛,长期坐卧感觉明显,经期紊乱、量多、时间长为主要特征。

超声表现如下:

(1)子宫轻度均匀性增大,严重者子宫位置发生改变,呈后倾后屈位。

(2)严重者可致子宫壁增厚,内有小液区呈网格状分布,经阴超声显示更清晰。

(3)两侧附件区可显示串珠样或蜂窝样的静脉管道,内径为0.4~0.7cm。

(4)CDFI显示盆腔静脉丛呈红、蓝镶嵌的血流信号,迂曲走行,严重者子宫肌壁间迂曲的静脉网,血流速较低。CDFI对该病诊断意义较大(图13-18)。

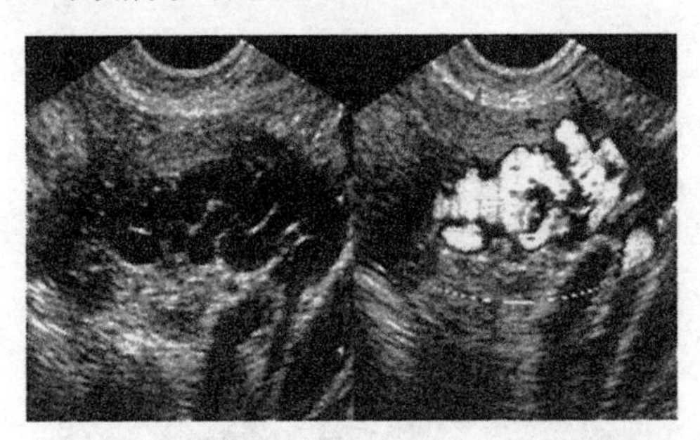

图13-18　盆腔静脉曲张症二维与彩色多普勒超声像图

十三、宫内节育器

宫内节育器(IUO)是育龄期妇女一种常见的节育方法,超声检查可明确节育器在宫内位置,且不受节育器制作材料的影响,均能显示其不同回声及形态,并能了解有无并发症的发生,故有重要的应用价值。

宫内节育器的类型有多种,常用的宫内节育器分关闭型和开放型两种。关闭型如不锈钢单环、镍络合金单环、麻花环、镍络合金单环。开放型如节育花、T形节育器、U形节育器。

(一)超声表现

(1)超声显示节育器在宫内呈强回声,边界轮廓清晰,回声及形态与节育器类型相似。

(2)强回声后方呈"彗星尾"征并伴有一定的声影。

(二)并发症及相应超声表现

1.节育器嵌顿

因节育器过大或接头处断裂等原因,致其部分或全部嵌入肌层内,声像图表现为节育器位置偏于宫腔一侧，不在中心部位，且周围无子宫内膜呈现的低回声晕围绕（图 13-19A）。

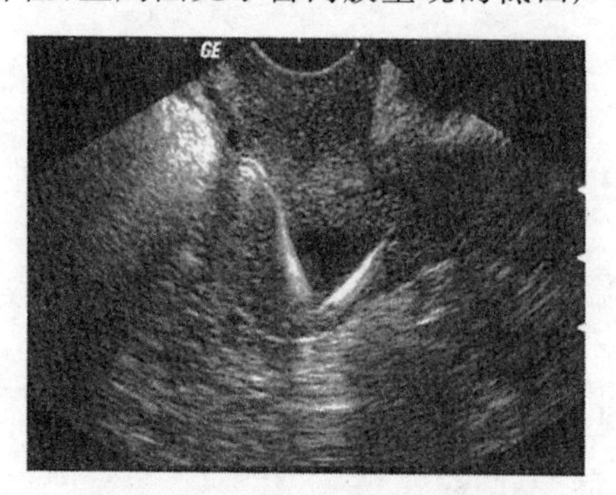

图 13-19A 节育器断裂声像图

2.子宫穿孔、节育器异位

多因术者技术原因而将节育器放置于子宫穿孔部位引起，常从宫角或子宫峡部穿孔。若节育器异位紧靠子宫周围时，凭借节育器特殊形态的强回声及伴后方“彗星尾”征，可诊断之。如节育器异位处因子宫周围肠腔气体干扰，超声诊断较困难，可结合 X 线或 CT 检查（图 13-19B）。

3.盆腔炎症

少数带节育器出现上行感染，发生子宫内膜炎及附件炎，严重时引起盆腔脓肿或输卵管卵巢脓肿等。

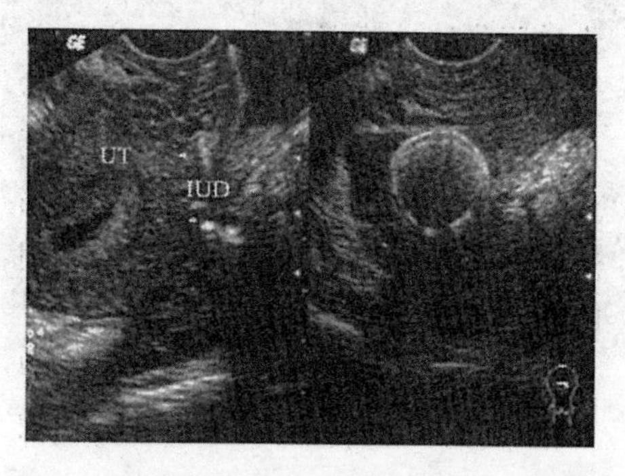

图 13-19B 子宫穿孔节育器嵌于子宫直肠窝声像图

第十四章　产科疾病超声诊断

一、胚胎发育过程

(一)受精卵及胎盘的发育

卵子与精子在输卵管壶腹部结合形成受精卵,受精卵凭借输卵管的蠕动逐渐被输送至宫腔,其间不断进行有丝分裂,受精后3～4d进入子宫形成囊胚。囊胚外层细胞称为滋养层,位于囊胚周围,随囊胚发育形成胎盘及其胚外结构;囊胚内一端有一团状细胞称为内细胞团,受精后6～7d,囊胚内细胞团一端与子宫接触,穿破子宫内膜表层附着于子宫内膜之中,称为着床,为胚胎发育的始基。

(二)胚胎的形成与胎儿发育

卵子受精约2周后,内细胞团不断的增殖分化,发育形成羊膜囊和原始卵黄囊2个囊腔,两囊壁之间的细胞层叫胚盘,三者形成一个复合体,为胎体发育的始基。此后,胚盘逐渐发育增厚,由原来的平板状逐渐变成筒状,一端形成头部,另一端则形成尾部。原始卵黄囊与羊膜囊在胚盘发育的同时,也在不断地从内细胞团发育增大,早期卵黄囊大于羊膜囊,以后逐渐羊膜囊大于卵黄囊,以至于最后包围胚胎,随着羊膜囊增大,原始卵黄囊部分被裹入胎体形成原肠的一部分,余下的形成卵黄管和次卵黄囊,卵黄管沿羊膜囊继续迂曲伸长,次卵黄囊则逐渐被吸收,妊娠约第8周时胚胎发育基本完成。

卵子与精子结合后2周内称受精卵或孕卵,妊娠5～8周末称为胚胎,第9周以后到出生称为胎儿。孕9周的胎儿脏器发生已基本完成,孕12周体内各解剖结构基本成形,随妊娠进展而成熟及发生功能。

(三)蜕膜的形成

妊娠后的子宫内膜发生蜕膜改变,按其与孕卵的关系分为三部分:①底蜕膜:囊胚与子宫肌层之间的蜕膜,日后发育成为胎盘的母体部分;②包蜕膜:覆盖在囊胚上的蜕膜;③真蜕膜:除包蜕膜和底蜕膜以外覆盖子宫腔表面的蜕膜(图14-1)。

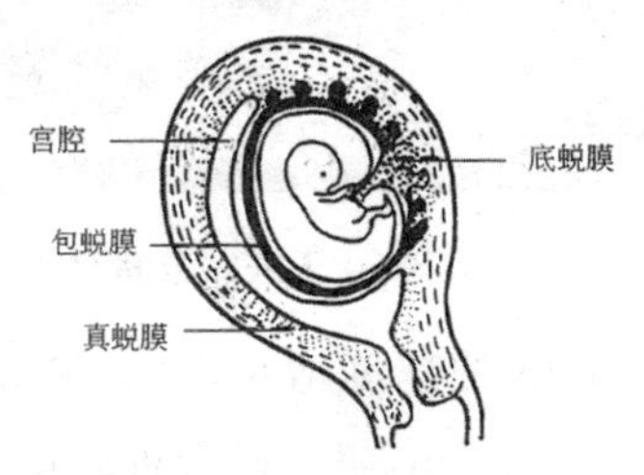

图14-1　蜕膜示意图

(四)胎盘的发育

胎盘是母体与胎儿进行物质交流的器官,由羊膜、叶状绒毛膜和底蜕膜共同构成。胎盘的胎儿部分由绒毛板等组成,其表面有羊膜覆盖,称为胎盘的子面。胎盘的母体面即称基底板,由底蜕膜与子宫肌层接触部分构成。孕6～7周形成胎盘,孕12周成为完整器官,伴随妊娠月份增加,胎盘内可见纤维化和钙化。

二、检查方法

(一)检查前准备

根据检查需要,一般无须特殊准备,检查早期妊娠者和了解晚期妊娠有无前置胎盘可适度充盈膀胱。

(二)体位

胎儿检查常规采用仰卧位,根据显示胎儿不同部位需要,可取左、右侧卧位。

(三)探测顺序

经腹超声扫查切面应连续、全面,可采用先下后上,先外后内(包括耻骨联合上缘和下腹部以及两侧附件区)。早妊者应首先观察子宫的大小形态变化,确定宫腔内有无妊娠囊、胚胎及心管搏动,胚胎大小与妊娠月份是否成比例。中晚期妊娠通常先确定胎头的位置,彩色多普勒了解有无脐带绕颈并动态观察。依次观察胎头、脊柱、胸、腹、四肢、胎盘、脐带、羊水、子宫壁和附件区等。

三、早期妊娠

(一)妊娠囊

停经第4周末经腹超声能探测到妊娠囊回声,6周后妊娠囊显示十分清楚,可明确诊断。

1.超声表现

(1)在近宫底的宫腔内探及圆形或椭圆形无回声区,周围组织回声增强呈环状。

(2)妊娠囊的外侧可出现一狭长的三角形或环形无回声区,即早孕声像图中的"双环"征,是宫内妊娠所特有的声像图表现(图14-2)。

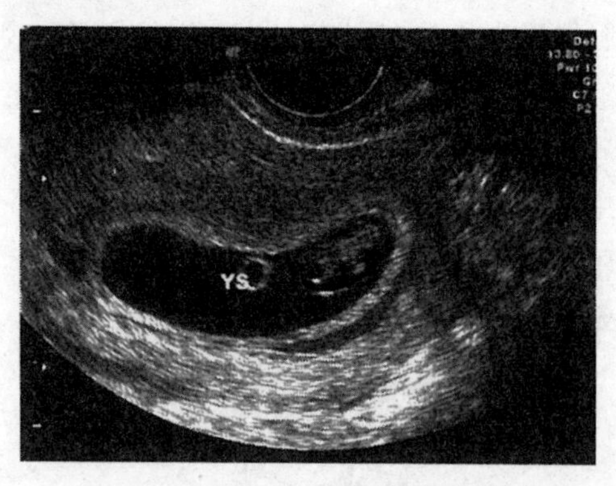

图14-2　孕50天妊娠囊声像图

(3)正常妊娠囊一般以每天0.1cm的速度增长,妊娠第5周时平均妊娠囊最大径约为1.3cm,第7周时为3.0cm,第8周时为3.7cm,超声检查可测量妊娠囊的大小评估其发育质量。

(4)妊娠囊需获得丰富营养而生长,子宫血流增加,多普勒超声可显示妊娠附近子宫肌层内血管呈网状分布。

2.诊断标准

早期妊娠超声诊断较容易,符合上述超声表现第(1)、(2)点可诊断之。妊娠囊的早期测量受相关影响因数较多，比如膀胱的充盈程度，径线测量的个体差异等，因此，用测量妊娠囊的径线估测胎龄要慎重，需结合其他指标。

3.鉴别诊断

真妊娠囊需与“假妊娠囊”鉴别，“假妊娠囊”轮廓可不规则，存在缺失，无卵黄囊，妊娠大小与孕龄不符，多不生长或缩小。常见“假妊娠囊”的形成原因以宫外孕、宫内积液或积血多见。

(二)胚胎

1.超声表现

(1)孕 5 周妊娠囊内超声可见一点状强回声，大小平均 0.4cm，即为胚胎回声，有的可见原始心管搏动。

(2)孕 6 周以后胎囊清晰可见，胎心有一定节律快速闪烁样搏动。位置固定，多普勒超声可记录心率变化。

2.诊断标准

早期妊娠符合第(1)点可诊断并可见胚胎；符合第(2)点可确定胚胎存活，心率规则否。用 CRL 方法估测早期妊娠胎龄、推算预产期较为准确。

(三)卵黄囊

孕 7～9 周可显示卵黄囊回声，呈圆或椭圆形囊性结构，一般小于 0.1cm，孕 12 周后逐渐退化消失，是宫内孕和胎儿存活演变的一个标志。

超声表现如下：

超声见卵黄囊位于胎儿一侧呈环状回声，中心为无回声区，直径＜1.0cm。早孕常合并黄体囊肿。

四、中晚期妊娠

妊娠 13～27 周为中期妊娠；28～40 周为晚期妊娠。

(一)胎头

妊娠 11 周以后胎儿的解剖结构基本定型，12 周超声检查能清晰显示胎头，13～15 周以后并可辨认颅内解剖结构。正常情况下，胎头呈圆形或椭圆形，表面因颅骨影响呈强回声，内部的脑组织为实质性暗淡回声，脑组织中央可见一线状强回声，即脑中线，(由大脑镰、大脑纵裂、第三脑室、透明隔形成)，脑中线两旁可见对称的条状强回声，为侧脑室壁的回声，侧脑室腔为暗淡回声，其中脉络丛呈团块状结构为强回声。丘脑位于胎头横断面的中心部、脑中线两侧，呈半圆形对称低回声区。显示丘脑是测量双顶径(BPD)最好的超声解剖标志，也称之为标准切面，胎头前后径、头围测量也使用该切面(图 14-3)。

影响双顶径测值因素较多，如超声切面、胎儿头路形态不同等，据 Hellmen 计算双顶径方法，孕前 20 周双顶径(cm)＝0.297×W－1.649，孕后 20 周双顶径(cm)＝0.21×W＋1.14。胎儿头型可根据双顶径与前枕额径之比测量，正常形态头型双顶径与前后径之比在 78%～88%，长头型＜78%，扁头型＞88%。长头型或扁头型胎儿，除测量 BPD 外应同时测量头围(Hc)。

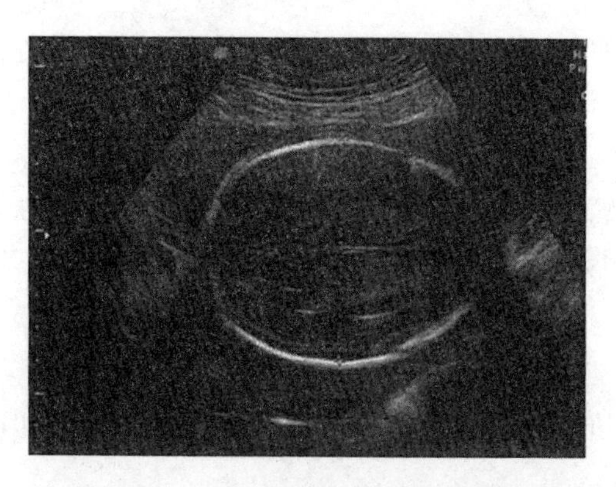

图 14-3 双顶径测量平面声像图

(二)胸部

孕 12 周后胎儿心脏声像图逐渐清晰,胎心占其胸腔的 45%～55%,孕 15 周后,胸部多切面扫查可获得心脏的四腔和大血管短轴及左室长轴等切面,能分辨左、右心室和心房、房间隔、室间隔、房室瓣以及大血管根部等解剖结构。正常胎儿心脏心尖指向左前方,右心室略大于左心室,三尖瓣环略低于二尖瓣环(图 14-4)。正常胎儿心率 120～160 次/分,100～120 次/分为轻度心动过缓,<100 次/分为重度心动过缓,胎心率 161～180 次/分为轻度心动过速,持续 10min 以上>180 次/分为重度心动过速。

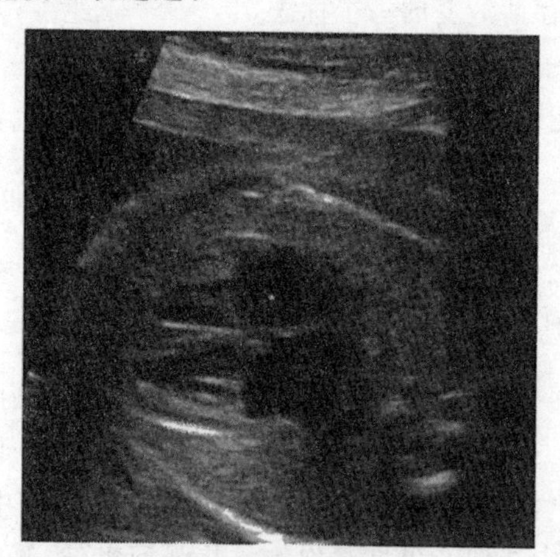

图 14-4 胎儿心脏四腔切面声像图

胎儿肺部位于心脏周围,呈密集暗淡回声,分布均匀,随着胎龄增加,其回声逐渐增强。肋骨断面呈连续排列强回声,斜切面呈椭圆形,后方伴有声影,部分掩盖肺部,形如栅栏。

(三)腹部

胎儿腹部由消化系和泌尿系组成,腹内脏器由腹壁包绕。妊娠 20 周以后胎儿腹部大的器官均可显示,妊娠约 11 周胎儿胃可显示,位于左上腹,比心脏稍低的平面,呈圆形或椭圆形无回声区,称为胃泡。结肠内径随孕龄增加而增宽。足月时接近 2cm,呈较强的腊肠状肠管回声并可见蠕动。肝脏位于胎儿右上腹,呈细小均匀回声,脐静脉在肝脏横切平面。胎儿肾脏紧靠脊柱两旁,形如蚕豆,图像与成人相似,呈低回声。膀胱位于盆腔内,呈圆形或椭圆形无回声区,尿量多少决定膀胱大小,有时可见喷尿现象。

胎儿腹围测量与双顶径测量一样，应用较为广泛，其意义基本相同，两者可互补：测量胎儿腹围的标准切面选择胎儿腹部横断面，要求同时显示脊柱、胃泡、肝脏和脐静脉4个结构图形（图14-5）。推测胎儿体重的超声参数常用腹围测量，腹围与孕周关系见表18-1，其与体重的关系见表18-2。

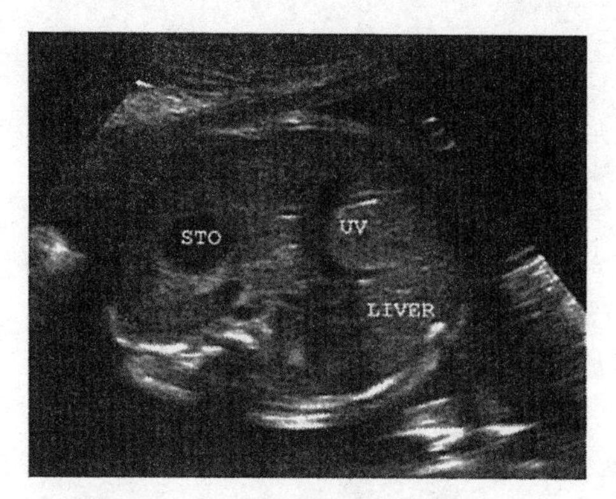

图14-5　腹围测量平面声像图

表18-1　腹围(AC)与孕周之关系

AC(mm)	孕周＋天数	AC(mm)	孕周＋天数
155	20＋0	281	32＋0
166	21＋0	286	32＋3
177	22＋0	291	33＋0
187	23＋0	295	33＋3
198	24＋0	300	34＋0
208	25＋0	305	34＋3
218	26＋0	309	35＋0
227	27＋0	314	35＋3
235	27＋3	318	36＋0
240	28＋0	323	36＋3
246	28＋3	327	37＋0
251	29＋0	332	37＋3
256	29＋3	336	38＋0
261	30＋0	340	38＋3
266	30＋3	344	39＋0
271	31＋0	348	39＋0
276	31＋3	353	40＋0

表 18-2　腹围(AC)与体重之关系

AC(cm)	体重(g)
21	900
22	1030
23	1180
24	1340
25	1510
26	1690
27	1880
28	2090
29	2280
30	2490
31	2690
32	2900
33	3100
34	3290
35	3470
36	3640
37	3790
38	3920
39	4020
40	4100

(四)四肢

超声能分辨胎儿骨骼结构，并可观察到内部骨骼，如颅骨、脊柱、肩胛骨、肱骨、尺骨、桡骨、股骨、胫骨和腓骨等，一般妊娠 15～16 周后多数胎儿骨骼能显示。随着孕龄的增加，胎儿四肢骨骼长度相应增长，因此，测量股骨长径(FL)可估测孕周，FL 与孕周关系见表 18-3。

(五)脊柱

胎儿脊柱超声检查纵切面呈两排整齐排列连续的“串珠状”强回声，至尾椎处两排强回声会合逐渐变细，横切面呈“品”字形，前方结构为椎体，后方为两侧横突，一般在妊娠 14 周后即能显示。

(六)胎盘

胎盘由绒毛板(胎盘胎儿面)、绒毛实质和基底层(胎盘母体面)三部分组成(图 14-6)。其厚度与孕周有关(一般不超过 4cm)。通常胎盘组织在妊娠 6～7 周已开始形成，妊娠约 12 周后完全形成，胎盘随孕周的增长发生一系列变化，根据绒毛板、绒毛实质和基底层孕期变化特点，超声表现可判断其成熟度，临床分为0～4级（表18-3）。超声监测胎盘变化，对监护胎龄、估测分娩时间、决定分娩方式有重要意义。

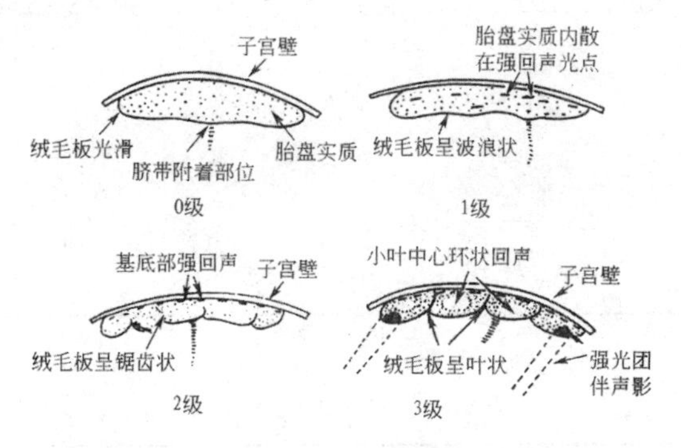

图14-6　胎盘分级二维超声示意图

表18-3　胎儿股骨长径(FL)与孕周之关系

FL(mm)	孕周＋天数	FL(mm)	孕周＋天数
20	16＋6	45	25＋6
21	17＋1	46	26＋3
22	17＋3	47	26＋6
23	17＋5	48	27＋2
24	18＋0	49	27＋5
25	18＋3	50	28＋1
26	18＋5	51	28＋5
27	19＋0	52	29＋1
28	19＋3	53	29＋4
29	19＋5	54	30＋1
30	20＋0	55	30＋4
31	20＋3	56	31＋1
32	20＋5	57	31＋4
33	21＋1	58	32＋1
34	21＋3	59	32＋4
35	21＋6	60	33＋1
36	22＋2	61	33＋4
37	22＋4	62	34＋1
38	23＋0	63	34＋5
39	23＋3	64	35＋2
40	23＋6	65	35＋5

（续表）

FL(mm)	孕周+天数	FL(mm)	孕周+天数
41	24+2	66	36+2
42	24+5	67	36+6
43	25+0	68	37+3
44	25+3	69	38+0
		70	38+4

表 18-4 各级胎盘超声表现

胎盘分级	绒毛板	实质回声	基底层
0 级	光滑	密集低回声，分布均匀	回声无增强
Ⅰ级	小波浪状	有散在强光点	回声无增强
Ⅱ级	呈锯齿状，向胎盘实质凹进，但未与基底层相连	回声增强、增粗，分布不均匀	出现短线条状强回声
Ⅲ级	呈锯齿状，与基底层相连，形成胎盘小叶	小叶中心有环状或团状强回声及声影	大片或有融合的光带回声

（七）羊水

妊娠 4～5 周羊膜腔内可见少许液性暗区即羊水。妊娠早期，胎儿的皮肤是生成和消除羊水的主要途径；伴随妊娠的进展，影响羊水量的因素也很多，羊水量的多少取决于产生与消除之间的平衡。到中、晚期妊娠时，胎儿的胎盘、消化道、呼吸系统、肾脏过滤排出、胎儿吞咽以及脐索等均是羊水主要影响因素。中期妊娠 28 周左右羊水量最大，为 1000～1500ml，在 34 周后开始逐渐减少。超声通过观察羊水的范围、深度可估测羊水量，大于 2000ml 为羊水过多；少于 300ml 为羊水过少，足月妊娠羊水量一般约 800ml。常用测量羊水的方法，过脐作两条垂直线将腹部分为 4 个象限，分别测量各象限羊水最大前后径，均＞7cm 为羊水过多，均＜2cm 为羊水过少，足月妊娠时为 5cm 左右。

（八）彩色多普勒在正常妊娠中的应用

1.子宫动脉

妊娠子宫动脉增粗，血流量增加，阻力指数（RI）和充盈指数（PI）减低，RI 平均 0.50～0.70。

2.妊娠囊

妊娠囊周围血流丰富，常可见到子宫肌层内出现网状彩色血流。

3.脐索

内含两条脐动脉、一条脐静脉，脐动脉内彩色血流在孕 12 周左右开始显示并仅有收缩期峰值，孕 13～18 周舒张期峰值逐渐出现，其 RI、PI 指数随孕周增加逐渐减小，反之则预示血管阻力增大,可能有梗阻或动脉狭窄等。15 周 RI 约为 0.75,20 周约为 0.73,30 周约为 0.65,足月时 0.6 左右,脐动脉血流动力学参数是评价胎盘功能及胎儿发育的重要指征(图 14-7)。

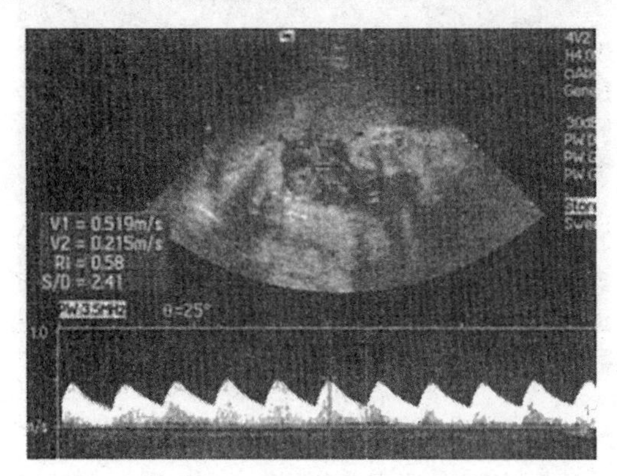

图 14-7　脐动脉超声血流图

4.大脑中动脉

大脑中动脉几乎垂直于脑中线向两侧脑实质走行,探头平行于胎儿颈部切面,向胎儿头颅移动可显示大脑中动脉,其 RI、PI 指数与脐动脉相似,随孕周增加逐渐减小,但较同孕周脐动脉 RI 大(图 14-8)。

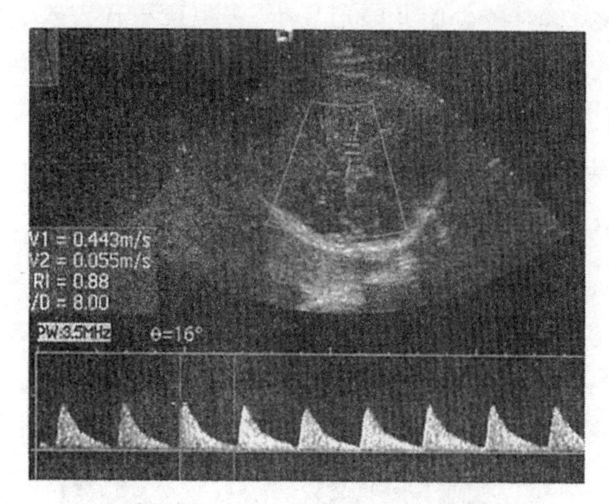

图 14-8　大脑中动脉超声血流频谱

5.其他

胎儿肾动脉、股动脉、腹主动脉、颈内动脉等的彩色多普勒血流参数亦有报道。

五、多胎妊娠

是指在一次妊娠中宫内有多个胎儿生长,常见的以双胎多见,三胎少见,四胎以上极为罕见。

(一)超声表现

(1)早期妊娠子宫各径增大,宫内可见 2 个胎囊,囊间隔以羊膜分隔开,胎儿的解剖结构在孕 9 周前后可显示(图 14-9)。

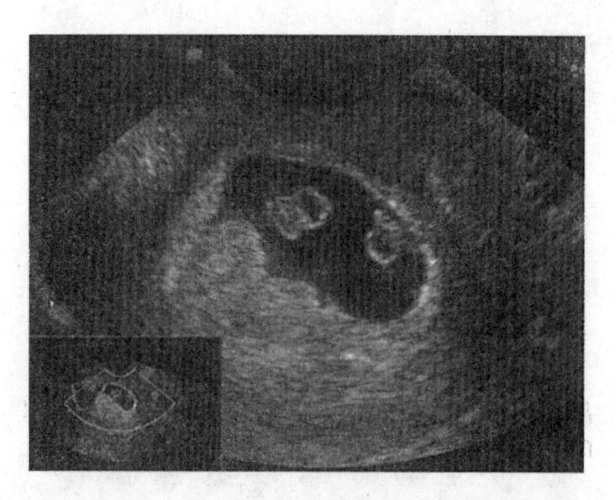

图 14-9　孕 40 天单卵双胎妊娠声像图

(2)中晚期妊娠能显示宫内胎儿完整影像图形。沿各自胎头寻找各自的脊柱、心脏、腹部、四肢等解剖结构，应特别注意检查多胎妊娠时胎儿是否正常，包括联体、联头等畸形。

(3)可见一个大胎盘或分立的 2 个胎盘。

(二)临床意义

超声诊断早期多胎妊娠较其他方法相比具有快速、准确等优点，可作为产科医师监测孕期及产时处理的首选方法之一，对减少胎儿畸形发生、提倡优生优育有着重要指导意义。

六、流产

妊娠时间不足 20 周，胎儿体重小于 500g 而中止妊娠者称为流产，妊娠卵异常是早期流产的主要原因，发生在 12 周以前为早期流产，发生在 12 周以后为晚期流产。约占 80%的流产发生在 8 周以内(图 14-10)。

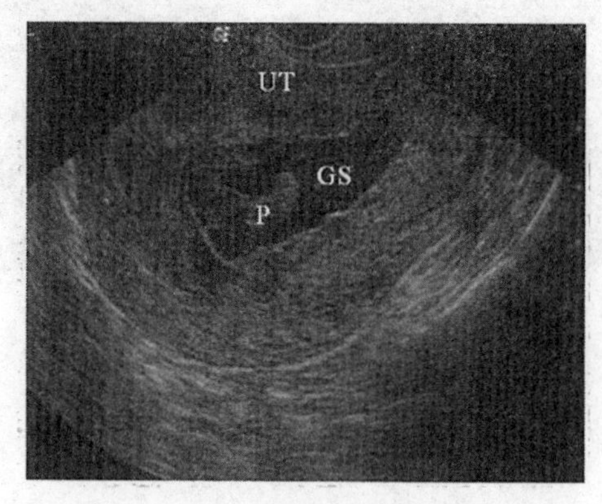

图 14-10　过期流产声像图

(一)超声表现

(1)出现阴道流血，宫内妊娠囊可显示，形态完整。

(2)妊娠囊胚胎组织存活，但发育小于孕周。

(3)妊娠囊位置明显下移，靠近子宫内口。

(4)妊娠囊皱缩、边缘缺落、模糊不清。

(5)妊娠 8 周以上，妊娠囊内无胚胎或胎心搏动消失。

(6)宫腔内可见到液性暗区,形态不一,其范围与出血量多少有关。

(二)诊断标准

超声表现(1)(2)者,可疑为先兆流产,有的病例经治疗后好转。出现(3)(4)(5)则为不可避免流产。

(三)临床意义

超声检查可确定胎儿的妊娠位置、形态以及胎心搏动情况,动态观察早期胎儿不同孕周的发育,了解有无异常妊娠存在,如出现阴道流血等先兆流产现象,可估价预后,为妇科临床医师建立治疗计划提供依据。

七、胎死宫内

是指妊娠中晚期胎儿在宫内死亡。

(一)超声表现

(1)宫内胎儿胎心搏动及胎动均消失。

(2)胎儿颅骨变形,颅缝重叠,全身水肿,皮肤呈双层改变。

(3)内脏结构紊乱不清,羊水浑浊。

(二)诊断标准

符合(1)即可诊断为胎死宫内,出现(2)(3)说明死亡时间较长。

八、异位妊娠

受精卵在子宫腔以外的器官或组织中着床发育称为异位妊娠,俗称宫外孕。是妇产科常见的急腹症,约95%发生于输卵管,最常见于壶腹部,其次为峡部和伞部,间质部少见,腹腔、阔韧带、卵巢和宫颈约占5%,异位妊娠易发生破裂,引起严重内出血,甚至危及患者生命。壶腹部或近伞端妊娠破裂早于间质部妊娠。

(一)输卵管妊娠

1.超声表现

(1)子宫受激素影响可轻度增大,内膜增厚,宫腔内无妊娠囊或有“假妊娠囊”。

(2)患侧附件区未破裂之前可见边界清楚、形态规则的肿块,内为低回声,偶可见其中有妊娠囊及胚芽强回声以及原始心管搏动,每分钟140次。彩色多普勒显示肿块周边部有丰富血流(图14-11)。

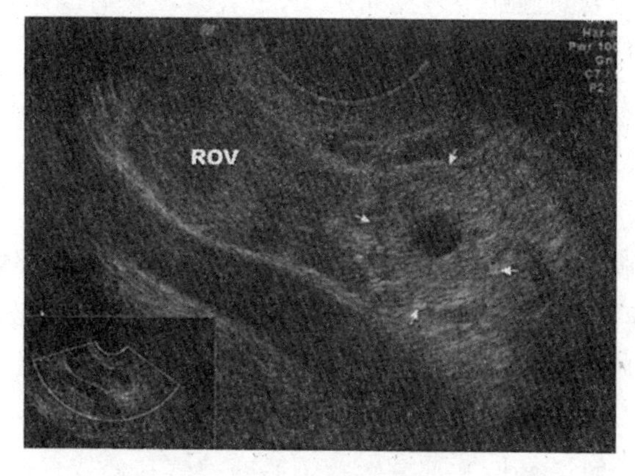

图14-11　宫外孕声像图

(3)宫外孕破裂后附件区超声表现为界限不清楚,形态不规则,内部回声不均匀,常为实性或混合性。

(4)宫外孕破裂常可见子宫直肠窝有游离液体,出血量多的可波及腹腔。

2.鉴别诊断

(1)黄体破裂:无闭经史及早孕反应,腹痛多发生在月经之前,妊娠实验呈阴性,子宫、宫腔无特殊改变,附件区无包块。

(2)宫内妊娠流产:不完全流产时宫内可见变形、下移的妊娠囊,易区别于宫外孕,完全流产时可能难以区别,可检查附件区及盆腔有无包块进行鉴别。

(3)卵巢肿块蒂扭转:无闭经史,附件区可见带蒂的肿块,多数病例超声可以鉴别,当扭转时,腹痛剧烈同时合并子宫直肠窝积液则难以鉴别,应密切注意病情变化,动态观察积液量加以区别。

(二)陈旧性宫外孕

1.超声表现

(1)子宫大小无明显变化,内膜无增厚,子宫直肠窝多无积液。

(2)子宫周围见不规则肿块,边界尚清楚,形态较规则,内部以实质较强回声或以实质性为主的混合性回声,无彩色血流显示(图 14-12)。

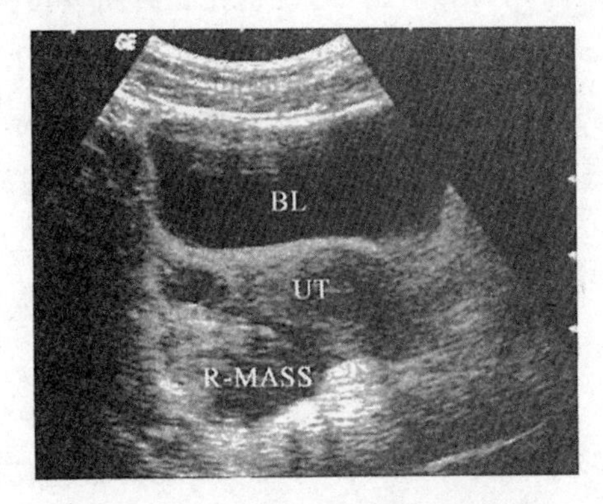

图 14-12　陈旧性宫外孕声像图

2.临床意义

异位妊娠是育龄期妇女急腹症中常见病之一,患者常因腹痛或阴道流血就诊,及时、准确的诊断将给临床治疗赢得时间和减少并发症。超声检查是快速诊断异位妊娠的可靠方法,特别是近年来超声技术的发展以及经阴超声检查的开展,使诊断和鉴别诊断准确率更高,也使该方法成为临床医师的首选。

九、葡萄胎

葡萄胎是由于绒毛膜滋养细胞过度增生,绒毛间质水肿变性,使绒毛变成大小不等的水泡,相互有毛杆和细蒂连接成串,多者充满整个宫腔,酷似葡萄形状,故名葡萄胎或水泡胎,其主要病理变化为绒毛间质水肿,间质血管消失,滋养细胞增生。

(一)良性葡萄胎

良性葡萄胎分为完全性葡萄胎和部分性葡萄胎两类。其病变局限于子宫腔内,子宫肌层不受侵及,不发生扩散性转移。①完全性葡萄胎病灶累及全部绒毛,使绒毛丧失营养吸收功能,早期胚胎死亡并经自溶被吸收,故无胎心、胎盘及其附属物,水泡组织充满整个宫腔。②部分性葡萄胎仅有部分绒毛受累,宫腔内胎盘和胚胎结构存在,胎儿往往能存活一段时间,但常伴有畸形。超声表现如下:

(1)子宫明显大于正常妊娠周数,多见于完全性葡萄胎,少数病例与孕周相当或小于孕周,见于部分性葡萄胎。

(2)宫腔内充满小囊泡样无回声区,似“落雪花状或蜂窝状”,大小不等,0.2～1.0cm,大者形态多不规则,囊泡间回声一般较强(图 14-13)。

(3)完全性葡萄胎宫内无胚胎、胎心、胎盘和羊水等结构回声;部分性葡萄胎于胎儿周围可见大小不等的液性暗区,常与死胎并存,存活的胎儿多伴有异常或畸形。

(4)合并宫内积血时,可显示形态不规则的液性暗区,液区不清晰,可见散在光点漂浮,面积随积血量的多少而变化。

(5)多数患者因绒毛膜雌二醇的作用子宫两侧可见到黄素囊肿。常为双侧性,一般 7～8cm,大者可达 10cm 以上。

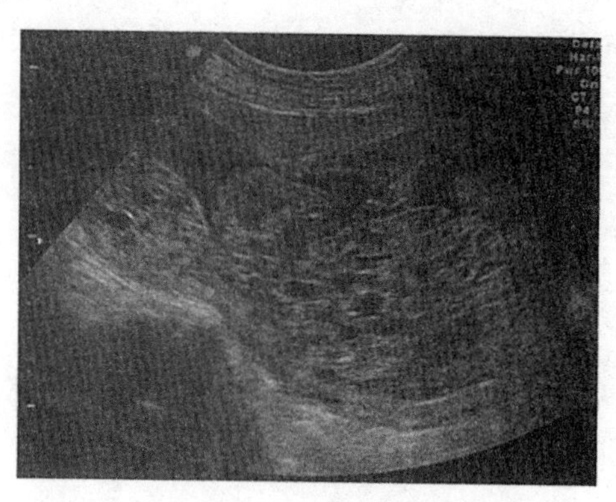

图 14-13　葡萄胎声像图

(二)恶性葡萄胎

指葡萄胎组织极度增生,侵入子宫肌层甚至浆膜层,转移到邻近器官或远处器官。

1.超声表现

(1)宫腔内可见葡萄胎回声,但与肌层分界不清并于肌层内见到单个或多个不规则的暗区。

(2)子宫不同程度增大,轮廓不清,视侵及范围而定。

(3)观察子宫两侧黄素囊肿的变化,多数病例清宫后囊肿反而增大。

(4)如有病灶穿孔,宫腔内可见不规则液性暗区。

2.临床意义

葡萄胎因其图像特异,超声检查可以确诊,并可根据葡萄胎的不同超声特点区分不同类型,能及时、准确发现病灶,为明确病变累及部位和范围提供可靠信息,成为临床有效治疗和术后观察的首选方法。

十、前置胎盘

正常胎盘附着于子宫体部的前壁、后壁和侧壁。如胎盘全部或部分覆盖于子宫颈内口,称为前置胎盘,是妊娠晚期出血的主要原因之一。根据胎盘下缘与子宫颈内口的关系,可将其分为四种类型:

(1)完全性前置胎盘:指子宫颈内口全部被胎盘所覆盖,又叫中央性前置胎盘。

(2)不完全性前置胎盘:胎盘覆盖部分子宫颈内口,又叫部分性前置胎盘,因胎盘的位置不同,又分为前壁性与后壁性。

(3)边缘性前置胎盘:胎盘下缘平子宫颈内口,并未覆盖宫颈内口。

(4)低置胎盘:胎盘最低的位置附着于子宫下段,下缘距子宫颈内口<2cm。

(一)超声表现

1.完全性前置胎盘

子宫峡部以下前壁和后壁均可见到胎盘回声,可见胎盘组织完全覆盖子宫颈内口。胎头或胎体与子宫颈内口之间被胎盘分割距离增加。

2.不完全性前置胎盘

见胎盘部分覆盖子宫颈内口,胎头与绒毛膜板之间常可见羊水回声。

3.边缘性前置胎盘

胎盘下缘紧靠子宫颈内口,未覆盖子宫颈内口,边缘性前置胎盘可分为前壁和后壁。

4.低置胎盘

胎盘下缘附着于子宫壁的下段,未达子宫颈内口,但距离在2cm以内。

5.血流信息

彩色多普勒超声可显示子宫颈内口附近胎盘基底层的动、静脉血流信息,若血流信号丰富是前置胎盘出血的物质基础。

(二)鉴别诊断

(1)前置胎盘需与子宫下段局限性收缩相鉴别。

(2)与膀胱充盈过度子宫下段扭曲变形、宫颈后移产生“前置胎盘”假象相鉴别。

两者均以肌壁增厚或隆起,回声增强,类似胎盘回声,造成覆盖子宫颈内口的假象。应待子宫收缩缓解后和排尿后复查。

(三)注意点

(1)超声检查时要求膀胱充盈应适度,不宜过多充盈。前者可显示前置胎盘与子宫颈内口的关系,后者易造成“前置胎盘”假象。

(2)妊娠中期发生前置胎盘现象少见,若发现前置胎盘征象,应动态随访观察,因孕龄增加子宫下段伸展,胎盘位置将向上“迁移”,故应在妊娠晚期才能定论。

(四)临床意义

超声能明确诊断有无前置胎盘的存在和区分其类型,显示所有病例胎盘下缘与子宫颈内口的位置关系,尤其经阴道彩色超声的临床应用,将更加清晰的显示前置胎盘与子宫颈内口的空间位置和胎盘下缘基底层动静脉血流状况,对优生及围生期保健有重要意义。所以,有条件时对可疑前置胎盘的孕妇最好行经阴道超声探测。

十一、胎盘早期剥离

妊娠20周后至胎儿娩出前，指正常位置胎盘部分或全部从子宫壁分离称胎盘早剥，系晚期妊娠的严重并发症之一。其发病机制尚不清楚，可能与血管病变（如妊高征）、机械性因数（如外伤）等有关。胎盘早剥可根据出血情况分为外出血型和内出血型两种。外出血型其出血由子宫颈口经阴道向外流出，约占80%，又叫显性出血；内出血型是指出血积于胎盘与子宫壁之间，没有外流，又叫隐性出血，约占20%。

（一）超声表现

（1）内出血型，因出血囤积于胎盘与子宫壁之间，该处可见半月形或带状的暗淡回声区即血肿，如新鲜出血，液区为密集暗淡回声，如出血时间较长，内可见点状或斑块状强回声。

（2）剥离处胎盘的胎儿面向羊膜腔突出。

（3）当出血量较大或者胎盘与血肿的界限不清时，可表现为胎盘变形或局部增厚并回声不均匀。

（4）外出血型，因出血大部分已流出宫外，故胎盘与子宫壁之间积血较少。其声像图上有的可无阳性表现，需结合病史或短时间内复查。

（5）严重的胎盘早剥（超过1/3时），出现胎儿窒息，甚至胎死宫内。

（二）鉴别诊断

（1）与胎盘静脉窦相鉴别：位于胎盘与子宫肌层之间的管形暗区，中间可有间隔存在，需行彩色多普勒相鉴别，出血无血流信号，而胎盘静脉窦内为丰富静脉血。

（2）与子宫肌瘤相鉴别：肌瘤位于子宫肌层内。边界清楚呈圆形，对子宫壁或胎盘呈压迫征象，多切面扫查可鉴别。

（三）临床意义

胎盘早剥患者常以下腹部疼痛或阴道流血等临床表现就诊，超声检查是诊断胎盘早剥的一种简便、快速的有效方法，不仅能根据综合判断诊断出血类型，而且能对病情的发展变化进行动态观察，以及对胎儿的预后进行客观评价，为临床医师建立科学治疗方案提供更多的信息。

十二、胎儿畸形

胎儿畸形又称胎儿出生缺陷，是指胎儿形态结构发育畸形。其畸形的类型很多，可发生在胎儿机体的各个部位。超声检查能了解胎儿各部位的大体解剖结构和血流动力学变化规律，是诊断胎儿畸形的首选方法。

（一）脑积水

指脑脊液的产生和吸收功能异常引起循环障碍，致脑室内积液集聚过多称为脑积水。引起该疾病的原因很多，如大脑中央导水管狭窄、Dandy-Walker畸形（小脑蚓部缺乏、第四脑室囊状扩张）及颅内肿瘤压迫、出血、感染等，脑积水是这些疾病的一种表现。

1.超声表现

（1）脑室系统扩大，脑室内可见部分或大部分液性回声区，侧脑室横径＞1.0cm。正常侧脑室横径≤1.0cm，该值在中、晚期妊娠中保持恒定。

（2）正常情况下妊娠中期侧脑室由脉络丛充满，当发生脑积水时，侧脑室壁与脉络丛出现分离，其间为液性回声区，脉络丛将沿重力方向偏移(dangle sigh)，侧脑室中间壁远侧与脉络丛分离，而侧脑室侧壁与近侧脉络丛分离(图 14-14A)。

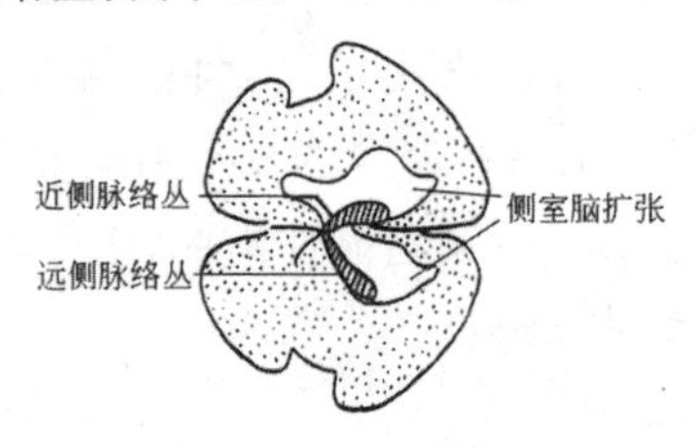

图 14-14A　脑积水超声示意图

(3)脑实质变薄，中、晚期妊娠脑室率＞50％(脑室率＝中线至侧脑室侧壁距离/中线至颅骨内缘距离)，正常脑室率在孕 15 周时为 71％，孕 24 周后脑室率＞50％为异常。

(4)双顶径较正常明显增大，正常 16～32 周双顶径每周约 3mm 增长。

(5)头体比例失调，头围与胸围、腹围之比例明显增大。

(6)脑中线受压变细、走行弯曲或偏移。

(7)正常的颅内解剖结构消失，可见部分或大部分液性暗区(图 14-14B)。

(8)大多数患者羊水量过多。

2.诊断标准

孕 20 周前诊断脑积水须慎重，因大脑发育开始于孕 17～18 周，侧脑室可能有暂时失调的现象，因此需要动态观察。早期脑积水具备上述(1)、(2)指标可诊断。中、晚期妊娠适用于第(3)点评价指标。脑积水中大量时可见第(4)～(8)点超声表现。

(二)无脑儿畸形

无脑儿系中枢神经系统中最常见的胎儿畸形之一。神经管头段未发育或未闭合是其形成的主要原因，常合并其他神经系统畸形如脑脊膜膨出、脊柱裂、羊水量过多等。无脑儿大脑和顶部颅骨多数不发育或发育不全，但颅底骨、脑干、中脑和双眼以下颜面部发育完全，致眼眶平浅、眼球突出，类似“青蛙眼”。

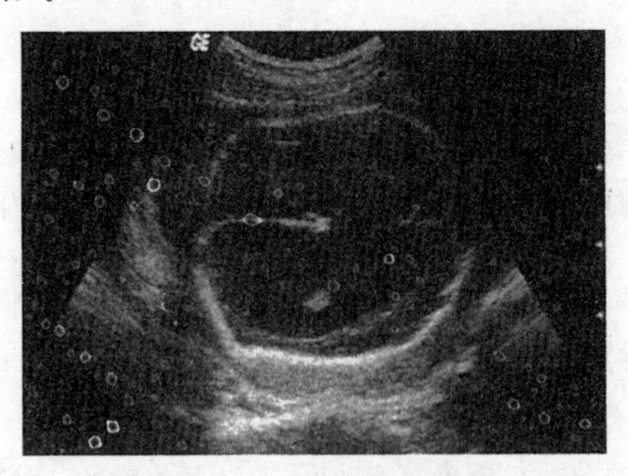

图 14-14B　脑积水声像图

1.超声表现

(1)无正常胎儿颅骨强回声，妊娠 12 周以后，在胎儿头端面部以上不能显示完整的胎头解剖结构，典型可呈“鱼雷形”或“瘤节形”，有时能显示颜面、眼眶结构，但多数形态变异(图 14-

15A、B)。

(2)颅内脑组织缺如。因脑组织萎缩,多数不能探及脑组织回声,少数可见发育不良的脑组织在羊水中漂动,外周有脑膜包绕。

(3)羊水量增大,多见于28周后,胎儿四肢伸展,胎动频繁。

(4)常合并脑脊膜膨出、脊柱裂(颈椎及胸椎段多见)。

2.诊断标准

超声表现符合上述第(1)、(2)点可确诊为无脑儿,早期诊断于妊娠12周后可确诊。羊水量增多多数出现于中、晚期妊娠。

(三)脊柱裂

指胚胎发育时期,脊柱椎板中线缺损,相邻脊柱后部未能闭合或闭合不全发生裂孔。以腰骶椎多见,常合并脑积水,颈、胸段的脊柱裂常合并无脑儿。脊膜自缺损处呈囊状向外突出,轻者内含脊髓膜及脑脊液称为脊膜膨出。重者囊内含有脊髓及神经,称为脊髓脊膜膨出。超声表现如下:

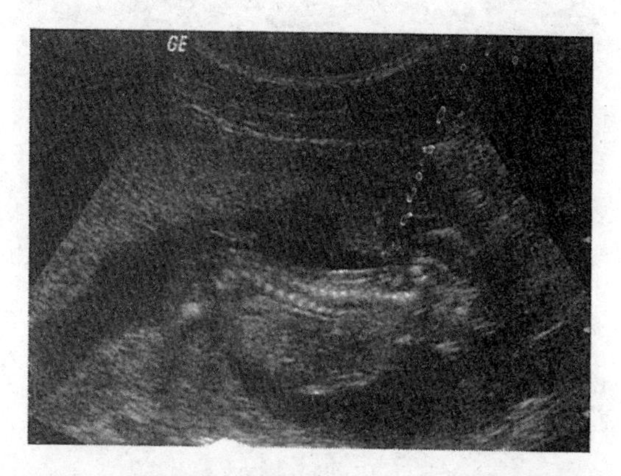

图 14-15A　无脑儿畸形,颅骨回声环消失声像图

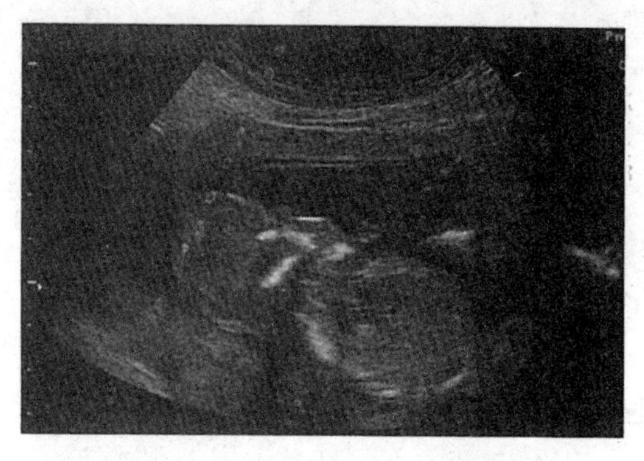

图 14-15B　露脑畸形声像图

(1)脊柱长轴切面连续串珠样结构消失,横切面上椎管呈"V"形或"U"形向外展开。

(2)脊柱缺损部位如有皮肤轮廓线包绕时为隐性脊柱裂;无皮肤轮廓线包绕为显性脊柱裂。

(3)脊柱缺损合并脊膜膨出时,可见囊性组织由胎儿脊柱背侧膨入羊水中;表面光滑完整,内回声暗淡均匀,个别可发生囊膜破裂。

（四）脑膜膨出和脑膨出

缺损处位于颅骨部分，可见脑膜呈囊性包块沿缺损处膨入羊水中，内含脑脊液；若含脑组织或者脊髓组织称为脑膜脑膨出。70％以上发生于枕部，其余发生于额部及顶部，约30％患儿可合并脊柱裂。超声表现如下：

（1）颅骨缺损部颅骨光环连续性中断、回声缺如。

（2）胎头缺损处见囊状物向外突入羊水中，与胎头相连，单纯脑积液为液性回声、清晰；如有脑组织膨出时则为实质性回声（图14-16）。

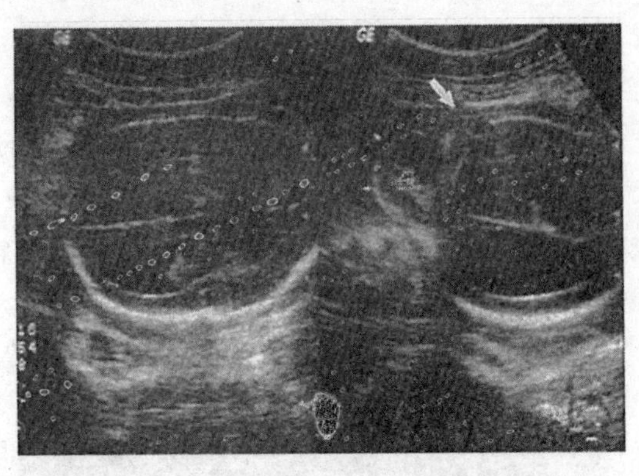

图14-16　脑膜脑膨出（箭头）声像图

（五）露脑畸形

指颅骨完全或大部分缺如，但脑组织发育完全，该畸形极少发生。超声表现如下：

（1）无正常颅骨光环结构，脑组织暴露于羊水中。

（2）因颅骨缺失，脑组织回声暗淡，外形多不规则。

（六）颈部淋巴肿

系淋巴系统梗阻所致淋巴囊不能顺利引流至颈内静脉而扩张，多数合并染色体异常，单体X染色体约占一半。颈部后方及两侧发生率约占80％，腋窝、腹股沟等约占20％。

1.超声表现

（1）颈部周围见一个或两个囊性包块，壁薄，内部有多条强回声分隔。

（2）囊肿通常较胎头大，由胎儿的皮下组织层向外扩展，可延伸至颈前、腋下、纵隔。

（3）一般在中期妊娠之后可检出，有的水囊肿可自行减轻或消失，须动态观察。

（4）合并全身水肿，羊水量过少。

2.诊断标准

超声容易检出水囊肿，符合1、2可以诊断为颈部水囊肿。同时须进一步检查是否有染色体异常。

（七）先天性膈疝

膈肌通常于妊娠8～10周由4个部分发育形成，由于其中的某一组成部分停止发育而未连接形成缺损，腹内脏器通过缺损口上升入胸腔称为膈疝，该畸形较常见。左侧疝约占80％，胸腔内可见有胃泡、肠道和脾脏回声，少数也有肝左叶。胎儿心脏右侧移位。右侧疝则胸腔内有肝脏回声。

1.超声表现

(1)胸腔内可见肠管蠕动、胃泡、肝脏、脾脏回声。

(2)腹腔内脏器位置发生变化或看不到腹腔内容物。

(3)纵隔移位,心脏被挤到右侧胸腔。

(4)舟状腹、羊水过多、胸、腹水。

2.诊断标准

先天性膈疝最早可于妊娠 18 周后确诊,凡符合(1)、(2)点者可诊断为膈疝,符合第 4 点为诊断膈疝的辅助条件。

(八)胃肠道畸形

超声表现如下:

1.食管闭锁

①反复超声检查均找不到胃泡及肠道回声;②羊水过多,动态观察羊水增长迅速。

2.十二指肠闭锁

①"双泡征"是其特有的超声表现,胎儿上腹部出现两个扩大的液区,一个为胃泡,一个为十二指肠球部,两者之间互相连通(图 14-17A、B);②羊水过多。

3.小肠闭锁

近端小肠呈多个长管状液区,显著扩张并蠕动活跃,位置较固定(图 14-17C)。

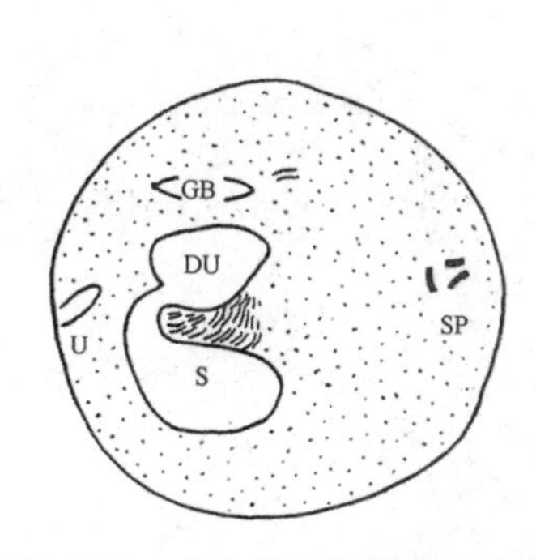

图 14-17A　十二指肠闭锁超声示意图

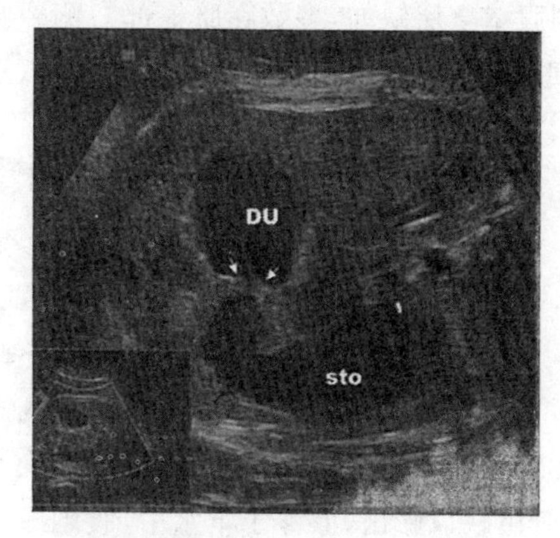

图 14-17B　十二指肠闭锁声像图

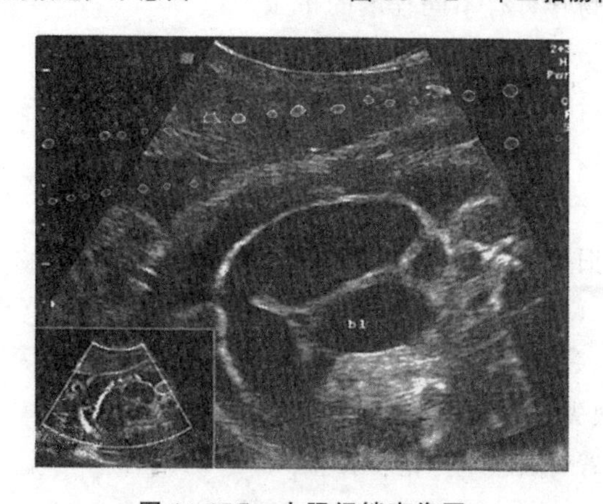

图 14-17C　小肠闭锁声像图

(九)泌尿系统畸形

超声表现如下：

1.肾缺如

(1)双侧肾缺如表现为：①妊娠 20 周后于脊柱两侧仍见不到肾脏图像；②下腹部无膀胱无回声区；③羊水过少或者无；④胎儿发育小于孕周。

(2)单侧肾缺如表现：①脊柱某侧无肾脏图像；②胎儿发育多不受影响，羊水可正常。

2.多囊肾

(1)多为双侧，肾体积增大，外形不规则。

(2)肾正常组织显示不清，内见多个大小不等、互不相通的液性回声区。

(3)可合并羊水过少，膀胱不显示。

3.肾盂输尿管连接部分梗阻

主要超声表现为肾盂肾盏扩张、积水，以肾盂移行部多见。肾盂宽度 6～10mm 为轻度积水；10～15mm 为中度积水；>15mm 为重度积水。

4.尿道梗阻

①下腹见异常增大的膀胱无回声区，呈倒置的梨形；②双侧肾盂肾盏扩张、积水；③常合并羊水过多。

(十)腹裂

腹裂则腹壁全层缺如，多数在脐根部右侧裂开，内脏经此脱出(图 14-18)。超声表现如下：

(1)腹壁全层缺如，位于脐根部右侧者多见，缺损范围在 2～4cm。

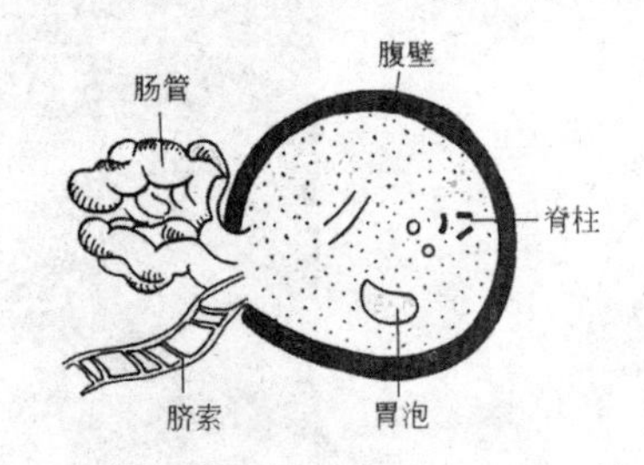

图 14-18　腹裂超声示意图

(2)肠管由缺口膨出，漂浮于羊水中，腹围减小。

(3)膨出和未膨出的肠管可有不同程度的扩张。

(十一)脐膨出

脐膨出也称是脐疝，指腹壁中部缺如，致使腹内脏器膨入脐索内，根据膨出脏器不同分为含肝脐膨出和含肠脐膨出，易破裂(图 14-19)。超声表现如下：

(1)超声见脐根部腹壁缺损。

(2)肝脏或肠管由缺损处膨入脐索，由于有羊膜和腹膜的包裹，膨出肠管无漂浮感。

(3)膨出肠管无扩张，可合并胎儿腹水。

(十二)内脏外翻

指胸壁和(或)腹壁缺失，脏器位移到胸、腹壁以外，漂浮于羊水中。超声表现如下：

(1)内脏失去正常位置，散乱漂浮于羊水中。

(2)胸部、腹部塌陷,边界不清。

(3)常合并神经系统、肢体等多种畸形。

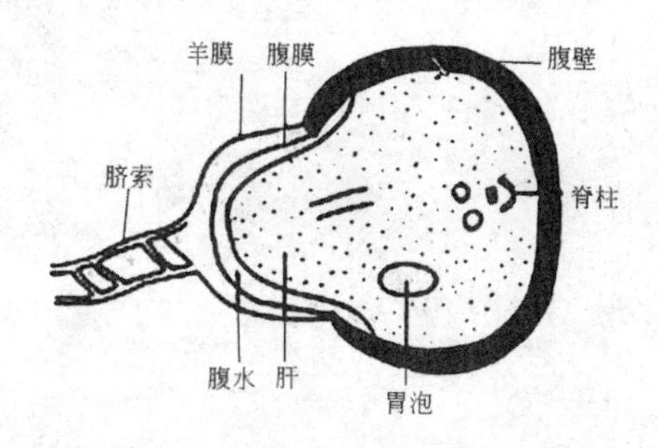

图 14-19A　脐膨出(含肝型)超声示意图

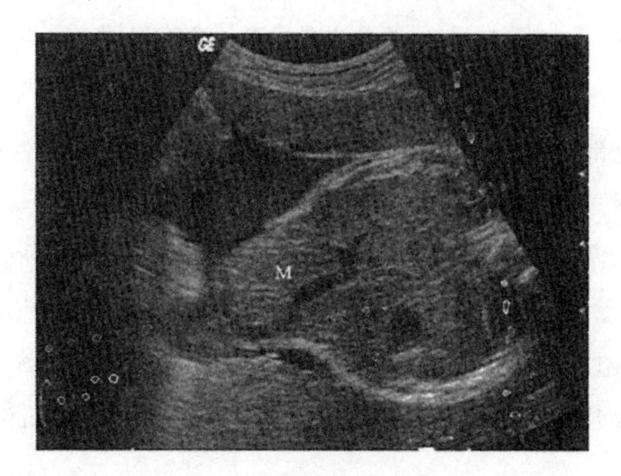

图 14-19B　脐膨出声像图

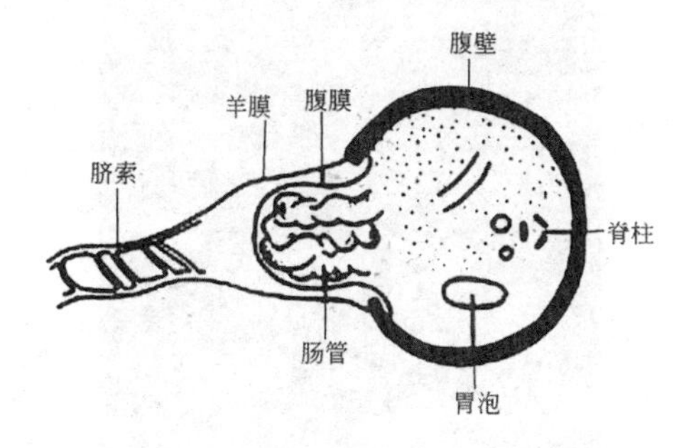

图 14-19C　脐膨出(含肠型)超声示意图

(十三)肢体畸形和骨骼异常

指胎儿全身骨骼发育异常,包括骨发育不全、软骨发育不全、缺肢和肢体畸形等。超声表现如下:

1.成骨发育不全

①四肢骨短、小、弓形弯曲、多处呈角度改变。②颅骨厚度变薄,回声较正常减低,颅内结构显示清晰,局部轻压胎头可见被压处颅骨凹陷。③多发性肋骨骨折,胸骨凹陷,胸围小。

2.软骨发育不全

①四肢骨短小,但无弯曲、成角,回声增强;②胎头双顶径增大;③椎骨回声减弱,椎骨间距离缩小,脊柱变短;④胸廓小,但较少发生骨折(图 14-20)。

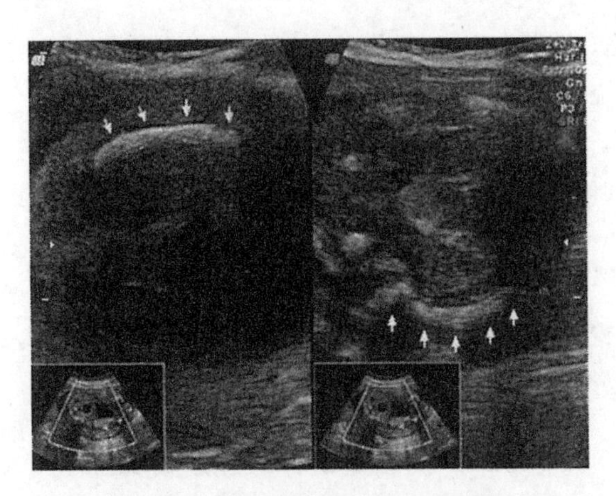

图 14-20　胎儿成骨发育不全声像图

3.缺肢

胎儿某侧肢体完全或部分缺如，应仔细探测双上肢和双下肢是否健全。

(十四)先天性心脏病

先天性心脏病是胎儿常见的畸形之一，种类繁多，早期难以诊断，当血流动力学变化影响到房、室及大血管发生形态、结构改变时，超声检查易诊出。影响胎儿心脏病检出的因素很多，包括胎龄、胎位、羊水量、超声仪器和超声医生的诊断水平。通常妊娠 18 周以后易被发现的畸形有：房、室间隔缺损，心内膜垫缺损，单心室，左、右心室发育不全(图 14-21)，埃勃斯坦畸形，右室双出口等。

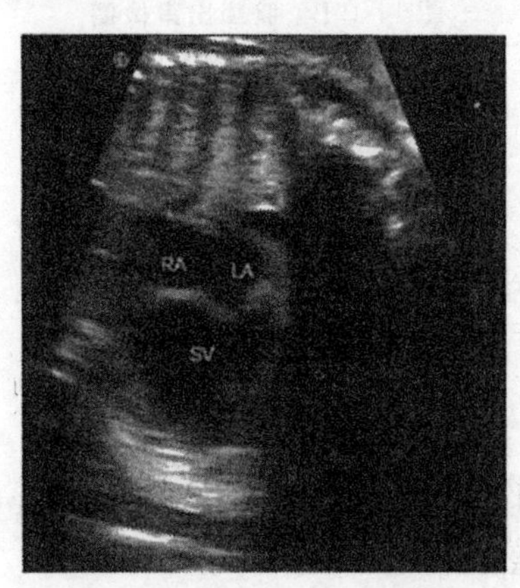

图 14-21　胎儿单心室声像图

胎心检查常用的切面主要有：心尖四腔切面、左室长轴、大血管短轴、右室长轴、主动脉弓长轴等，其中四腔心切面是胎心常规检查切面，也是最重要的切面之一。该切面可以了解心脏的大小，各房室腔比例关系、位置，心轴的方向，房、室间隔的厚度和连续性、房室瓣的发育和开放情况以及心率、心律、血流动力学等心脏解剖及功能的状况。当发现异常后，可通过其他切面互补检查。超声表现如下：

1.房、室间隔缺损

较大或合并其他心脏病的房、室间隔缺损诊断不困难，四腔切面和大血管短轴切面可见室间隔连续中断、回声失落，在诊断房间隔缺损时需慎重，应与卵圆孔鉴别。

2.心内膜垫缺损

分部分型和完全型两种，四腔切面见心脏中央“十字”结构回声失落，以房间隔下部缺失为主，超声表现为共同心房、左室右房通道等特有征象，单一房室瓣膜运动幅度较大。约半数有染色体异常，尤其是21三体。

3.单心室

无室间隔结构或心尖部少许间隔组织，血流动力学表现单心室血流特征，但二尖瓣、三尖瓣存在，按解剖学特点分A、B、C、D四种类型。

4.埃勃斯坦畸形

四腔切面显示三尖瓣离开瓣环附着位置而下移，房化右室与解剖右房扩大，功能右室缩小。

5.左、右室发育不全

前者左室明显小，左房正常或小于正常，二尖瓣缺如或发育不全，主动脉闭锁不能显示。后者右室小，肺动脉根部不能显示或较细。

6.右室双出口

主、肺动脉均发自右室，常合并室缺、肺动脉或主动脉梗阻、房室瓣畸形。

7.左心内膜纤维化

左心内膜肌纤维排列紊乱、回声强，彩色血流(2cm/s)显示左室收缩期排空、舒张期充盈血流消失。

(十五)超声诊断胎儿畸形的价值

胎儿畸形的种类繁多，病因多种多样，难以有效预防，早期明确诊断终止妊娠是降低畸形胎儿出生率，实现优生优育，提高人口素质的有效手段。超声以其简单、方便、经济、无明显副作用等优点，成为妇产科医师及孕妇们的首选检查方法。实时超声不仅能够清晰显示胎儿解剖结构图像，还能了解胎儿心跳、呼吸样运动、胎盘及脐血流参数等综合信息，有的国家已将此检查项目列入孕期检查常规，于妊娠早、中、晚期各查一次，可大大降低畸形胎儿的出生率。

十三、羊水过多和过少

(一)羊水过多超声表现

羊水过多指足月妊娠羊水量超过2000ml。

(1)子宫大于孕龄，胎儿周围出现大片羊水无回声区，前后径≥10cm；或将腹部分为4个象限，各象限内羊水前后径均≥7cm。

(2)胎盘及胎儿界限分明，解剖图像清晰，肢体伸展漂浮于羊水中。

(3)常伴胎儿畸形，如中枢神经系统、消化系统、循环系统畸形等。

(二)羊水过少超声表现

羊水量＜300～500ml称羊水过少。

(1)子宫缩小，羊水暗区过少，其最大前后径≤2cm。

(2)羊水透声性差，胎儿肢体明显聚拢。

十四、脐带异常

脐带是母亲与胎儿的连接纽带，内含有两条脐动脉和一条脐静脉，是胎儿的生命线，妊娠第 7 周可显示。

(一)单脐动脉

指脐带内只有一条脐动脉和一条脐静脉，发病率约 1%(图 14-22A、B)。

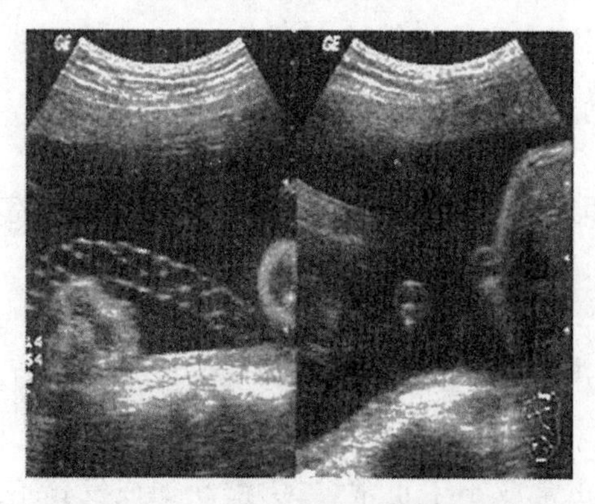

图 14-22A　胎儿单脐动脉异常声像图

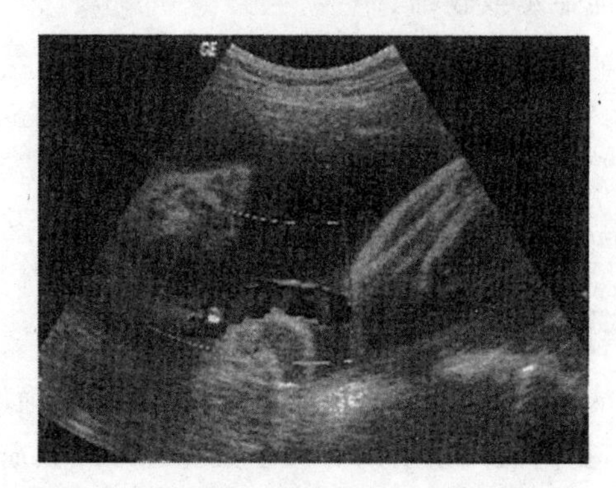

图 14-22B　单脐动脉呈麻花状二维与彩色多普照勒超声图

1.超声表现

(1)脐带多切面显示仅有两个血流断面，一个为脐静脉，一个为脐动脉，脐动脉较正常扩张，内径可与脐静脉相等。

(2)单一切面和单一部位显示单脐动脉要慎重，有假阳性出现，应多切面和多部位及多普勒超声进行补充检查。

2.临床意义

当超声发现单脐动脉时，应注意对胎儿畸形作详细的超声评定。

(二)脐带绕颈

1.超声表现

(1)脐带与胎儿后颈部纵向交叉走行，于颈后见数个小的暗淡区，彩色多普勒显示为动、静脉血流频谱，有的胎儿颈后皮肤出现“U”形压迹。

(2)横切面扫查胎儿颈部，可显示“V”或“O”形状的脐带彩色血流(图 14-23)。

2.临床意义

脐带绕颈在临床较为多见，轻者不影响胎儿血液循环或导致胎儿缺氧危险；但如缠绕过紧，引起脐血循环障碍，可致胎儿缺氧、宫内窘迫，出现胎死宫内或新生儿死亡等。超声检查易诊断脐带绕颈，可使临床医师及早采取相应措施，对减少和预防其并发症发挥积极作用。

十五、经阴道超声诊断方法

阴道探头为高频率(5～10MHz)、多功能，可直接放人阴道内紧贴穹窿或宫颈，使盆腔器官处于声束的近区，图像可清晰显示，对子宫、卵巢血流的探测比经腹部检查更清晰和直观，是经腹检查很好的补充。转动探头360°观察盆腔全面情况。若盆腔脏器部位较高时，左手可在腹壁轻轻向下压，使盆腔器官接近探头。阴道探头局限在焦距区10cm以内，远场区常显示不清，故不宜检查过大包块。未婚妇女、月经期、阴道畸形、炎症等不可采用。

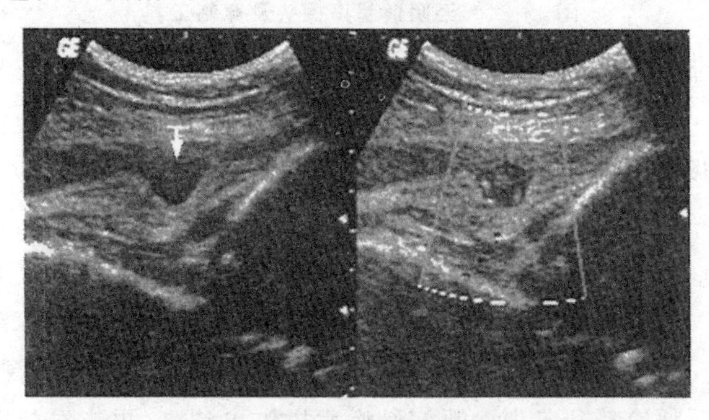

图14-23　胎儿脐带绕颈二维与彩色多普照勒超声图

(一)操作方法

(1)操作者戴上医用手套、帽子、口罩，保持清洁、卫生。

(2)病人取截石位或平位用小枕垫高臀部并屈腿张开。

(3)经阴道探头表面涂抹耦合剂，套上避孕套橡皮筋扎牢末端、前端涂抹润滑剂。

(4)经阴道放入阴道内紧贴穹窿或宫颈可做多切面超声检查。

(二)阴道超声检查的适应证

(1)卵泡监测、早期妊娠诊断。

(2)患者肥胖、肠气大、膀胱无尿等经腹检查困难者均可经阴道检查。

(3)子宫肌瘤。观察后位或后屈位子宫底部有否肌瘤，尤其是对小肌瘤及腺肌瘤或黏膜下肌瘤更易观察。

(4)盆腔肿块。盆腔内边界不清和较小肿块，如卵巢畸胎瘤，内膜囊肿等。可鉴别肿块内部的性质。

(5)绝经后妇女的宫腔内病变。如黏膜下肌瘤，子宫内膜息肉，子宫内膜癌以及了解浸润深度并进行分期。用阴道彩色多普勒更能从血管分布及血流情况加以鉴别诊断。

(6)炎症所致盆腔内渗出液体及周围有无粘连。卵巢、输卵管的积液，盆腔包裹性积液等。

(7)阴道超声多普勒，对子宫动脉、子宫肌壁血流和卵巢血流探测及盆腔肿块、肿瘤内部和周围血流探测等比经腹部血流图像清晰。

(8)经阴道超声可引导穿刺和治疗。如后穹窿液体，卵巢囊肿穿刺抽液，引导子宫肌瘤的治疗等(图14-24)。

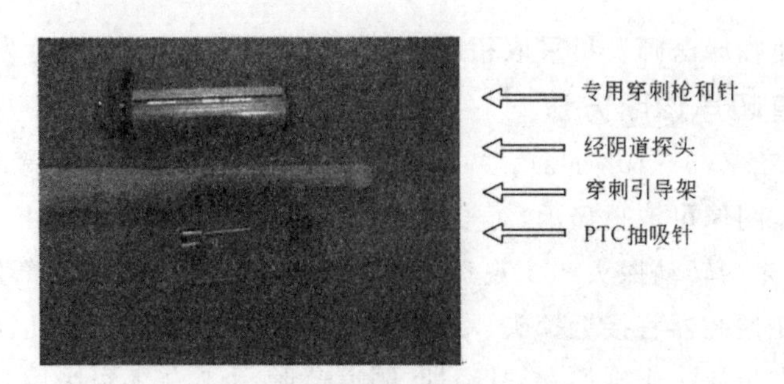

图 14-24　经阴道超声探头及穿刺工具

(9)凡经腹部检查难以显示诊断的妇产科疾病均可采用经阴道超声诊断,可作为经腹超声检查的补充。

(三)阴道超声的禁忌证

(1)未婚妇女。

(2)月经期。

(四)小结

经阴道超声检查不受肠腔气体干扰和膀胱尿液多少影响,其高频率探头成像质量明显好于经腹超声,为超声医师诊断和鉴别诊断妇科疾病提供更清晰、更丰富的图文信息,为帮助和指导临床治疗获取更多有用资料。

参考文献

[1]周永昌,郭万学.超声医学.第5版.北京:科学技术文献出版社,2006.

[2]姜玉新,李建初.周围血管和浅表器官超声鉴别诊断图谱.南昌:江西科学技术出版社,2007:286-335.

[3]王志刚,李增高.超声心动图基础临床解剖学.成都:四川科学技术出版社,1991.

[4]钱蕴秋.超声诊断学.第2版.西安:第四军医大学出版社,2008.

[5]王纯正,徐智章.超声诊断学.第2版.北京:人民卫生出版社,2008.

[6]徐智章.现代腹部超声诊断学.第2版.北京:科学出版社,2008.

[7]李治安.临床超声影像学.北京:人民卫生出版社,2003.

[8]王新房.超声心动图学.第4版.北京:人民卫生出版社,2009.

[9]王新房,张青萍.中华影像医学超声诊断学.北京:人民卫生出版社,2002.

[10]田家玮.心肌疾病超声诊断.北京:人民卫生出版社,2002.

[11]吴在德,吴肇汉,等.外科学.第7版.北京:人民卫生出版社,2009.

[12]陆再英,钟南山.内科学.第7版.北京:人民卫生出版社,2008.

[13]唐红.先天性心脏病围术期超声图谱.北京:人民军医出版社,2006.

[14]许迪,陆凤翔.临床超声心动图速查手册.南京:江苏科学技术出版社,2004.

[15]赵博文.心血管超声诊断学图解.北京:人民军医出版社,2009.

[16]陆凤翔,胡淑芳.超声读片指南.第2版.南京:江苏科学技术出版社,2006.

[17]刘彤华.诊断病理学.北京:人民卫生出版社,2006:290-311.

[18]唐杰,温朝阳.腹部和外周血管彩色多普勒诊断学.第3版.北京:人民卫生出版社,2007.

[19]张青萍,李泉水.现代超声现象鉴别诊断学.南昌:江西科学技术出版社,1999:249-284.

[20]吴恩惠,冯敢生.医学影像学.第6版.北京:人民卫生出版社,2008:184-214.

[21]谢红宁.妇产科超声诊断学.北京:人民卫生出版社,2005:194-230.

[22]李胜利.胎儿畸形产前超声诊断学.北京:人民军医出版社,2004.

[23]朱军,李胜利.中国出生缺陷图谱.北京:人民卫生出版社,2008.

[24]郑宇,华扬.血管超声入门.北京:中国医药科技出版社,2005.

[25]华扬.脑血管超声与卒中防治.北京:人民卫生出版社,2006.

[26]华扬.实用颈动脉和颅脑血管超声诊断学.北京:科学出版社,2002.

[27]凌锋.脑血管病理论与实践.北京:人民卫生出版社,2006:45-51.

[28]唐杰,姜玉新.超声医学(全国专科医师培训教材).北京:人民卫生出版社,2009.

[29]杨文利,王宁利.眼超声诊断学.北京:科学技术文献出版社,2006.

[30]傅先水,张卫光.肌骨关节系统超声检查规范.北京:人民军医出版社,2008.

[31]王金锐,刘吉斌.肌肉骨骼系统超声影像学.北京:科学文献技术出版社,2007.